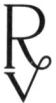

Dr. med. Wolfgang Siegfried
Tim Wanders

Zocken, futtern, Schule schwänzen

Das ISO-Syndrom –
die neue Gefahr
für unsere Kinder

Rowohlt

Originalausgabe
Veröffentlicht im Rowohlt Verlag, Hamburg, Oktober 2019
Copyright © 2019 by Rowohlt Verlag GmbH, Hamburg
Unter Mitarbeit von Judith Schneiberg
Satz aus der Minion 3, InDesign
Gesamtherstellung CPI books GmbH, Leck, Germany
ISBN 978-3-498-06558-4

Inhalt

O

steht für Obesitas

Anhang

Vorwort

Die Insula-Klinik im Berchtesgadener Land ist ein Rehazentrum für adipöse Kinder und Jugendliche. Seit 27 Jahren kommen krankhaft übergewichtige junge Menschen hierher, um in einer Langzeittherapie abzunehmen. Doch in all den Jahren hat sich das Krankheitsbild unserer Patienten drastisch gewandelt: Seit der Jahrtausendwende sind wir so gehäuft mit einem bestimmten Phänomen konfrontiert, dass es unser Ärzte-, Pädagogen- und Therapeuten-Team dazu veranlasst hat, ihm einen Namen zu geben und mit diesem Buch damit an die Öffentlichkeit zu treten. Adipöse Kinder und Jugendliche haben, so stellten wir fest, in vielen Fällen nicht mehr «nur» eine Esssucht, sondern leiden zusätzlich noch an einer Medienabhängigkeit und stehen oft vor einer vorzeitig beendeten Schulkarriere. Wir haben dieses fatale Zusammentreffen der Phänome das ISO-Syndrom genannt (Internetabhängigkeit, schulvermeidendes Verhalten, Obesitas – das medizinische Fachwort für Adipositas). Über viele Jahre hat unser multiprofessionelles Team die einzelnen Erscheinungsformen und ihr Zusammentreffen genau beobachtet und ist überzeugt, es mit einem eigenen Krankheitsbild zu tun zu haben.

Mittlerweile ist unser Klinikalltag darauf eingestellt, unsere jungen adipösen Patienten nicht nur bei der Gewichtsabnahme zu begleiten, sondern ihnen dabei zu helfen, ihren Medienkonsum auf ein normales Maß zu reduzieren und in der Insula-Schule Schritt für Schritt wieder in den Schulalltag zurückzufinden. Unseres Erachtens ist es die einzige Möglichkeit, den Betroffenen wirklich zu helfen und die Chance auf einen Langzeittherapieerfolg zu erhöhen.

Unser Anliegen ist es, in diesem Buch einen möglichst genauen

Einblick in die Thematik zu geben, Eltern dabei zu unterstützen, die digitale Lebenswelt ihrer Kinder besser zu verstehen, und praktische Anhaltspunkte für den Umgang mit Suchttendenzen zu geben. Das Wissen und der Erfahrungshorizont unseres gesamten Ärzte-, Therapeuten- und Pädagogen-Teams, das tagtäglich daran mitarbeitet, dem ISO-Phänomen in jeder einzelnen Leidensgeschichte Herr zu werden, sind dabei eingeflossen.

Mit diesem Buch wollen wir vor allem den betroffenen Familien, aber auch Hausärzten, Psychotherapeuten und Lehrern von den Risiken, Therapiemöglichkeiten und frühen Präventionschancen berichten, ohne den Anspruch zu stellen, dass dies ein wissenschaftliches Lehrbuch über Medienabhängigkeit, Adipositas oder Schulvermeidung ist.

Was ist das ISO-Syndrom?

Erik aus der Parallelklasse hat ihm irre aufgeregt von diesem neuen Spiel erzählt. Till muss es unbedingt sofort testen. Und es macht mega Bock. Außerdem ist es total langweilig, wenn seine Mutter arbeitet. Das WLAN läuft sowieso immer. Und Till bleibt einfach online. Warum auch nicht, läuft ja. Er spielt jetzt täglich. Und findet hier immer mehr Freunde. Mit denen chattet er in den Spielpausen auf Insta oder Facebook. Die Leute sind cool. Und vor allem immer erreichbar. Till muss nicht mal vor die Tür gehen, um was zu erleben. Macht er deshalb auch nicht mehr. Außer, wenn er sich einen Snack vom Kiosk holt, den er gerade in der Werbung gesehen hat. Und weil er nicht mehr zur Schule geht, ist auch mehr Zeit zum Spielen und für seine neuen Freunde. Auf Sport hat Till mittlerweile auch nicht mehr viel Lust. Ist einfach zu anstrengend geworden, seit er dick ist. Und die anderen machen sowieso nur blöde Witze über sein Gewicht. Eigentlich ist sein Zimmer der beste Ort der Welt.

Das ISO-Syndrom ist ein Krankheitsbild, bei dem Internetabhängigkeit, schulvermeidendes Verhalten und Adipositas gemeinsam auftreten. Womit wir es zu tun haben, sind Jugendliche oder junge Erwachsene, die massiv an Gewicht zunehmen, die Schule nicht mehr verlässlich besuchen, ihre sozialen Kontakte verlieren, denen alle Zukunftsperspektiven wegrutschen und die ihre Zeit fast ausschließlich im Internet verbringen.

Die Erkrankung hat verschiedenste Erscheinungsformen, Ausprägungen und Verläufe. Ebenso kann auch die Entwicklung des ISO-Syndroms ganz unterschiedlich aussehen. Und die Übergänge sind fließend: **Kein Kind «erkrankt» von einem Tag auf den anderen**

am ISO-Syndrom. Wie in Tills Beispiel kann alles mit vollkommen gesunder kindlicher Neugier beginnen, mit Spielfreude und der Begeisterung, mit anderen dasselbe Interesse zu teilen. Und was könnte erfreulicher sein, als wenn das eigene Kind all das zeigt und eine Form findet, seine Neigungen auszuleben? Allein die Dosis macht, wie so oft, das Gift. Für Eltern ist es deshalb von zentraler Bedeutung, zu erkennen, wann ein solches Interesse bedenklich wird, wie sie Tendenzen zur Sucht erkennen können und was ein sinnvoller und für alle Seiten zielführender Umgang damit sein kann.

Wenn Kinder stark an Gewicht zunehmen, sind Medienabhängigkeit und Schulvermeidung nicht immer Auslöser oder Folgen. Aber die Frage: «Was spielst du, und was schaust du?» ist heute genauso zentral und unumgänglich im Umgang mit übergewichtigen Kindern und Jugendlichen wie: «Was isst du, was trinkst du und wie oft bewegst du dich?». So zeigt es unser Erfahrungshorizont als Ärzte der Adipositas Reha-Klinik Insula, in der wir in Langzeittherapien mit krankhaft übergewichtigen Jugendlichen arbeiten. Mit anderen Worten: Aus unserer Sicht kann Adipositas nicht erfolgreich behandelt werden, ohne den Umgang mit dem Internet und den Schulbesuch mit in den Blick zu nehmen und wenn nötig zu therapieren.

In der Insula-Klinik wurde über drei Jahre eine Studie mit 135 extrem adipösen Jugendlichen (durchschnittlicher Aufnahme-Body-Mass-Index (BMI): 44,51 kg/m^2) durchgeführt und dazu Daten zu Schulbesuch, Medienkonsum und Ernährung erhoben. Bei auffällig vielen von ihnen zeigte sich dabei eine Online-Spiel-Aktivität, die zeitlich weit über dem Durchschnitt lag. Auch die Beschäftigung mit sozialen Netzwerken war extrem intensiv.

Dabei zeigte sich ein eindeutiger Zusammenhang zwischen dem BMI und der Spieldauer: Je höher das Übergewicht, desto mehr Zeit wurde vor dem Rechner verbracht, speziell bei den männlichen Patienten. Am augenfälligsten aber war die psychische Bindung an die digitale Welt, die in den Aufnahmegesprächen hervortrat. Die Studie zeigt außerdem einen deutlichen Zusammenhang zwischen steigendem BMI und Schulangst: Je höher das Übergewicht, desto häufiger wurde der Gang zur Schule vermieden. Ein Zusammenhang der drei Phänomene ist damit nicht mehr von der Hand zu weisen; die wissenschaftliche Veröffentlichung mit unseren Partnern von der Universität Ulm ist derzeit in Vorbereitung.

Beim ISO-Syndrom kann die verhängnisvolle Kette an jedem Ende beginnen: mit «Internetsucht» oder «Schulvermeidung» oder «Obesitas», also krankhaftem Übergewicht.

Kurz zum Verständnis: Der Begriff «Adipositas» (von lateinisch: Adeps = Fett/-gewebe) ist als Bezeichnung für krankhaftes Übergewicht bei uns in Deutschland zwar verbreiteter als Obesitas. Wir haben uns dennoch für das Wort Obesitas (vom Englischen Obesity = Fettleibigkeit) entschieden, um die internationale Bedeutung der Problematik zu betonen: Denn auch in vielen anderen Ländern kämpfen Kinder und Jugendliche mit diesem Phänomen.

Hat sich eines der drei ISO-Phänomene entwickelt, kommen die anderen Problematiken oft – je nach Leidensgeschichte – in individueller Folge dazu. Die fatale Entwicklung kann mit Übergewicht ihren Anfang nehmen, es folgen Hänselei in der Schule und Schule schwänzen. Mit dem WLAN zu Hause bietet sich bei Langeweile und Einsamkeit dann die abwechslungsreiche Welt der Chatforen und Internetspiele – denn hierfür ist nun gefühlt unendlich viel Zeit. Bestimmte Gilden bei World of Warcraft (WOW) verlangen sogar den Hartz-IV-Nachweis, weil nur ein neuer Mitspieler mit dem Maximum an Zeit für die Spieler-Gruppe interessant ist.

Bei den Therapien wundert es uns immer wieder, dass manche Eltern nicht schon viel früher reagiert haben. Oft wird der Zusammenhang zwischen dem plötzlichen schulischen Abstieg und den steigenden Online-Zeiten gar nicht erkannt. Das erstaunt nur dann nicht, wenn die Kinder, wie es gerne mal vorkommt, vor allem nachts ihrem neuen Interesse nachgehen.

Andere Eltern sehen den Zusammenhang zwischen der massiven Gewichtszunahme, dem übermäßigen Internetkonsum und dem Fernbleiben der Schule. Aber sie wissen nicht, wie sie diese Entwicklung stoppen können. Hinzu kommt, dass es oft extrem großer Anstrengung bedarf, das eigene Kind von der notwendigen Änderung seines Verhaltens zu überzeugen. **Leidet ein übergewichtiger Jugendlicher oder junger Erwachsener am ISO-Syndrom, dann ist es meist nicht einfach, ihn zu einer Therapie zu überreden. Denn sein Problem ist vorerst relativ. Die Jugendlichen fühlen sich häufig über Jahre wohl in ihrer virtuellen Umgebung.** Niemand muss sich dort outen, und notfalls kann man im Netz seine Identität wechseln – in der Schule geht das nicht. Oft muss der Leidensdruck erst extrem hoch werden, bevor Angehörige oder das Jugendamt, das bei Schulvermeidern von der Schulbehörde im besten Falle eingeschaltet wird, auf die dringend notwendige Kooperation des Jugendlichen hoffen dürfen. Oft müssen körperliche Beschwerden, Isolation von der Außenwelt und Perspektivlosigkeit den Jugendlichen erst hartnäckig bedrängen. Manchmal findet er sogar erst wegen Selbstmordgedanken oder eines tatsächlichen Suizidversuchs über eine psychiatrische Behandlung in die Therapie.

Das ISO-Syndrom ist ein sehr komplexes Krankheitsbild. Um es verständlich darzustellen, stellen wir die drei großen Bereiche – Internetabhängigkeit, Schulvermeidendes Verhalten und Obesitas (Adipositas) – einzeln vor. Die Internetabhängigkeit nimmt dabei viel Raum ein, weil sie die zahlreichsten Erscheinungsformen zeigt, hinter denen sich das Kalkül einer ganzen Industrie verbirgt.

In welch engem Zusammenhang die drei Bereiche letztlich immer wieder stehen, zeigen die (anonymisierten) Beispiele von Patienten und Patientinnen, die im Adipositas-Zentrum betreut wurden und werden.

I steht für Internet-abhängigkeit

E s gibt heute kaum ein heikleres Thema in Familien als die Diskussion um Medien- und Handynutzung. Für Eltern ist es angesichts der ungezählten Meinungen und Ratschläge, die dazu kursieren, eine große Herausforderung, einen eigenen Weg zu finden. Nicht selten reißt der Streit um die Medienzeiten eine Kluft zwischen Eltern und Kinder. Und beide Seiten fühlen sich machtlos. Viel fataler ist dies aber für das Kind: Ihm fehlt der Halt, das Verstandensein, letztlich ein wichtiger Schutzraum und Rahmen. Umso mehr besteht die Gefahr, all dies an anderer Stelle zu suchen.

So schwierig es für die so anders geprägte «Generation Internet» ist: Aus unserer Erfahrung ist es für Eltern unumgänglich, die Welt des Kindes – und das heißt heute auch die digitale – besser kennen- und verstehen zu lernen. Denn dies bildet die Grundlage für eine produktive Kommunikation und kann helfen, das Verhalten des Kindes und die dahinterliegenden Gründe wirklich zu begreifen und an der Stelle anzusetzen, wo es nötig ist.

Kaum eine andere technische Errungenschaft der Menschheit hat sich in so kurzer Zeit so rasant weiterentwickelt wie die der neuen Medien im Zusammenhang mit dem Internet. Stellt man sich die Entwicklung bildlich vor, preschen die multimedialen Entwickler in einem getunten Rennschlitten vor, gefolgt von den Jugendlichen, den «Digital Natives», in einem schnittigen Sportwagen, während die Eltern und Pädagogen in der Familienkutsche kaum hinterherkommen und gar nicht so schnell die Richtung wechseln können. Kurz gesagt, es ist kaum möglich, mit dieser rapiden Entwicklung Schritt zu halten, wenn man nicht täglich mit den Jugendlichen im Austausch ist und sich mitnehmen lässt.

Für den folgenden Teil haben wir daher mit zahlreichen Patienten unserer Klinik gesprochen. Es war uns wichtig, sich dem Thema gemeinsam mit ihnen authentisch anzunähern; sie haben die sie betreffenden Passagen gelesen und uns dazu Rückmeldungen gegeben. Aus Datenschutzgründen wurden Namen und persönliche Daten verändert.

Um es gleich vorweg so deutlich zu sagen: Mediennutzung ist nicht per se gefährlich. Und es gibt aus unserer Sicht keinen Anlass, sie zu verteufeln. Im Gegenteil, das wäre weltfremd und destruktiv. Mit unserer Arbeit versuchen wir vielmehr auf bestimmte Zusammenhänge hinzuweisen, suchtfördernde Mechanismen zu erkennen und mögliche Wege aufzuzeigen, wie vom Internet Gebrauch gemacht werden kann, sodass es der Entwicklung junger Menschen nutzt und nicht schadet.

Was versteht man unter Internetabhängigkeit?

Das zunehmend flächendeckende Internetangebot in Verbindung mit dem mobilen Zugang über das Handy prägt die Mediennutzung junger Menschen. Heute ist es für Kinder und Jugendliche extrem wichtig, von allen denkbaren Geräten Zugriff aufs Netz zu haben und immer mit allen Teilnehmern eines Spiels oder einer Social-Media-Gruppe vernetzt zu sein. Es gehört für sie zum Standard. Für nicht wenige von ihnen bedeutet das 24/7-Verfügbarkeit: rund um die Uhr.

Unter bestimmten Bedingungen kann aus der Internetnutzung eine Internetabhängigkeit entstehen. Eine vom Bundesministerium für Gesundheit 2013 in Auftrag gegebene Studie[1] bestätigt das: Laut dieser Studie, in der Personen in der Altersspanne von 14 bis 64 Jahren befragt wurden, sind hochgerechnet ca. 800 000 Menschen in Deutschland internetabhängig. Differenziert man die Altersgruppen, wird deutlich, dass die Zahl der Internetabhängigen bei Jugendlichen sowie jungen Erwachsenen weiter ansteigt. 2,4 % der 14- bis 24-Jährigen erfüllten die Kriterien einer Internetabhängigkeit. In der Altersgruppe der 14- bis 16-Jährigen waren es sogar 4 %.

Aus diesen Zahlen ist sicher auch der mediale Hype um das Thema Internetabhängigkeit zu erklären. Dabei polarisiert er. Die einen sagen, es betreffe doch nur eine kleine Gruppe aller Deutschen, andere Probleme seien viel dringlicher. Die Gegenseite sieht es als eine bedrohliche Entwicklung, dass gerade die jungen Menschen in Deutschland, also die Zukunft unseres Landes, vermehrt mit den Folgen eines erhöhten Medienkonsums zu kämpfen haben.

In der aktuellen wissenschaftlichen Literatur wird derzeit eher defensiv von «Internetnutzungs-Störung» oder «Internet-Spielstörung» gesprochen, da nicht immer «echte» Suchtkriterien vorliegen. Was macht also eine Abhängigkeit bzw. Sucht aus? In der Medizin bzw. Psychologie unterscheidet man zwischen substanzgebundenen und substanzungebundenen Abhängigkeiten. Bei einer substanzgebundenen Abhängigkeit handelt es sich um eine körperliche und psychische Abhängigkeit von einem Stoff, z. B. Alkohol oder Drogen. Bei einer substanzungebundenen Abhängigkeit spricht man von einer Verhaltensabhängigkeit. Das starke Verlangen, ein Verhalten immer wieder zu wiederholen und die zeitliche Intensität immer weiter zu steigern, kann z. B. eine Sport- oder Arbeitssucht sein. Auch die Internetabhängigkeit ist demnach eine Verhaltensabhängigkeit. Vergleichbar mit einem Sportabhängigen, der exzessiv Sport treibt und seinen Körper immer weiter zu Höchstleistungen treibt, erweitert auch der Computerspielabhängige die Spielzeit der Videospiele ständig und vernachlässigt seinen Alltag. Obwohl der körperliche und psychische Leidensdruck irgendwann enorm hoch ist, wird das Verhalten aufrechterhalten. Diese zwei Faktoren müssen gegeben sein, um von einer Abhängigkeit zu sprechen: Obwohl der Betroffene Schaden nimmt, kann er mit dem schädlichen Verhalten nicht aufhören.[2] Eine Verhaltensabhängigkeit entwickelt sich häufig schleichend, ohne zunächst von den Betroffenen wahrgenommen zu werden.

Viele Patienten, mit denen wir arbeiten, haben bis zu ihrer Aufnahme in der Adipositas-Klinik nicht bemerkt, dass sie unter einer Abhängigkeit oder einem problematischen Nutzungsverhalten leiden. Das klingt vielleicht überraschend, ist aber u. a. der Tatsache geschuldet, dass das Hineinrutschen in die Abhängigkeit ein Prozess ist, oft über einen längeren Zeitraum hinweg, sodass sich die Betroffenen schlichtweg daran gewöhnen.

Im Adipositas-Zentrum Insula wurden in den letzten drei Jahrzehnten über 3000 Patienten behandelt. Die Geschlechterverteilung ist ungefähr ausgeglichen. Bei den Befragungen zum Mediennutzungsverhalten, die wir seit drei Jahren bei den Neuaufnahmen durchführen, konnte ein zum Teil massiver Konsum von Videospielen festgestellt werden. Besonders auffallend erscheint, dass von den männlichen Patienten ungefähr jeder dritte nicht nur einen hohen Konsum zeigt, sondern auch die Kriterien für eine Computerspielabhängigkeit erfüllt. Außerdem stellten wir bei unseren Befragungen fest, dass das Streamen von Videos neben den Online- und Offline-Spielen immer wichtiger für die männlichen Jugendlichen wird.

Weibliche Patienten zeigen einen anderen Schwerpunkt: Bei den Mädchen und jungen Frauen geht es – neben dem Videostreaming – vorwiegend um Aktivitäten in sozialen Netzwerken. Videospiele nehmen einen beachtlichen, aber deutlich geringeren Stellenwert ein. Ca. jede 15. Befragte erfüllt die Kriterien einer Computerspielabhängigkeit.

Es gibt neben diesen drei Bereichen (Videospiele, soziale Netzwerke, Streamen von Videos) noch weitere, die – bei einem entsprechenden Nutzungsverhalten – der Internetabhängigkeit zugeordnet werden können: Beispielsweise, wenn es um Internetpornographie, Online-Glücksspiel sowie zeitintensives Surfen und Downloaden im Internet geht. Sie kommen jedoch in unserer täglichen Arbeit mit den Patienten viel seltener vor, weswegen wir im Folgenden den Schwerpunkt auf die drei am häufigsten mit Medienabhängigkeit verbundenen Bereiche (Videospiele, soziale Netzwerke, Streamen von Videos) legen wollen. Zahlreiche Fallgeschichten sollen einen Einblick in die verschiedenen Vorlieben der Jugendlichen und deren Hintergründe geben und dabei auch zeigen, wie und warum eine Sucht entsteht.

Wann spricht man von Computerspielabhängigkeit (Internet Gaming Disorder)?

«Manchmal schaffte ich es nicht mehr rechtzeitig zur Toilette.»

Stefan ist bei seiner Ankunft in der Insula-Klinik 18 Jahre alt. Im psychologischen und ärztlichen Aufnahmegespräch wird deutlich, dass er seit 5 Jahren sehr viel Zeit vor dem Computer verbringt, in den letzten 6 Monaten täglich bis zu 15 Stunden. Er beschreibt einen mit der Zeit wachsenden inneren Druck, den er tagtäglich erlebt habe, der ihn zum Computerspielen animierte und von der realen Welt fernhielt: «Ich *muss* weiterspielen». Seine Gedanken kreisten nur noch um die Spielinhalte; wenn er nicht spielte, wurde er unruhig. Durch das exzessive Spielen isolierte er sich zunehmend und verbrachte seinen Tag in seinem Kinderzimmer, sein Schlafwach-Rhythmus kam völlig durcheinander. Für die Körperhygiene: «Keine Zeit.» Manchmal schaffte er es nicht einmal, rechtzeitig zur Toilette zu gehen, weil ihn das Spiel so fesselte. Das alles belastete ihn, es entstand ein zunehmender Leidensdruck, der aber nicht zu einer Verhaltensänderung führte: «Was soll ich machen?» Die gutgemeinten Argumente seiner Eltern: in seinen Augen «Bullshit». Schulabschluss, Ausbildung: Fehlanzeige: «Geht halt nicht.» Essen tat er nur noch unregelmäßig, nebenbei beim Spielen: «Fast Food passt.» Lieblingsgetränke: «Energydrinks.» Damit könne er wach und reaktionsschnell bleiben. Seine Bewegung reduzierte sich auf das Klicken der Maus: «Keine Zeit für Sport.» Eine rasante Gewichtszunahme auf 245 kg war die Folge.

Laut einer Studie der DAK-Gesundheit und dem Deutschen Zentrum für Suchtfragen (2019)[3] sind 465 000 Jugendliche zumindest Risiko-Gamer. 92 Prozent der Jungen und 62 Prozent der Mädchen spielen digitale Games am Computer, Tablet, an der Spielkonsole oder am Smartphone. Die Hälfte der befragten Kinder und Jugendlichen männlichen Geschlechts zocken an mindestens fünf Tagen pro Woche – bei den weiblichen Teilnehmerinnen spielt nur jede fünfte ähnlich oft. Diese Zahlen empfinden wir als äußerst bedenklich. Natürlich bedeutet das nicht, dass alle Risiko-Gamer süchtig sind – aber, wie das Wort schon sagt, laufen sie Gefahr, es zu werden. Dabei steht die Diagnose «Computerspielabhängigkeit» immer wieder in der Diskussion; verschiedene Parteien versuchen dabei, ihre Interessen durchzusetzen: Die Gamingbranche befürchtet z. B., dass alle Spieler mit einem ausgeprägten Spielverhalten als süchtig abgestempelt werden und Computerspiele in Verruf geraten – und das wäre schädigend fürs Geschäft.

Nichtsdestotrotz hat die WHO am 21. Mai 2019 nun Fakten geschaffen und die «Gaming Disorder» offiziell als eigenständige Krankheit anerkannt und in den weltweiten Katalog der Gesundheitsstörungen (ICD 11) aufgenommen.[4] Ähnlich wie bei den später im Buch beschriebenen Kriterien der «Internet Gaming Disorder» nach dem diagnostischen und statistischen Leitfaden psychischer Störungen der Amerikanischen Psychiatrischen Gesellschaft (DSM-5)[5], wird auch hier das Spielverhalten über einen längeren Zeitraum mit Hilfe festgelegter Kriterien analysiert. Die Problematik beginnt, wenn der Betroffene länger als 12 Monate wichtige Aspekte des Lebens dem Computerspielen unterordnet. Dazu gehören z. B. die Vernachlässigung der Familie, Leistungsabnahme in Schule und Ausbildung sowie Auswirkungen auf das Ess- und Schlafverhalten.

Die offizielle Anerkennung der «Gaming Disorder» im ICD 11 müsste Gesundheitsminister Jens Spahn zufolge bedeuten, dass entsprechende Therapien durch die gesetzlichen Krankenkassen finanziert würden.[6] Wir hoffen zumindest, dass die Anerkennung als eigenständige Krankheit in den nächsten Jahren zu einem deutlichen Anstieg der Hilfsangebote in Form von ambulanten und stationären Therapien führt und Forschung und Präventionsangebote weiter ausgebaut werden.

Die Problematik ist also inzwischen nicht mehr wegzudiskutieren und gewinnt an Aufmerksamkeit, was wir sehr begrüßen. Wichtig ist und bleibt natürlich, dass vonseiten des Fachpersonals keine vorschnellen Diagnosen verteilt, sondern die festgelegten Kriterien zur Beurteilung herangezogen werden.

Bei der Diagnose «Internet Gaming Disorder» wurden von der Amerikanischen Psychiatrischen Gesellschaft 9 Kriterien formuliert, die bei einer Beurteilung zugrunde gelegt werden. Dabei wird das Spielverhalten der vergangenen zwölf Monate bewertet.[7] Folgende von uns formulierte Fragen zu den 9 Kriterien dienen der Veranschaulichung und ermöglichen eine erste Einschätzung in Bezug auf eine mögliche Computerspielabhängigkeit.

Kriterium	Frage: Hast du im letzten Jahr ...
Gedankliche Vereinnahmung	... regelmäßig das Gefühl gehabt, dass du an nichts anderes denken kannst als an den Moment, wenn du wieder Videospiele spielen kannst?
Entzugserscheinungen	... dich häufig schlecht gefühlt, wenn du keine Videospiele spielen konntest?
Toleranzentwicklung	... dich regelmäßig unzufrieden gefühlt, weil du mehr Zeit mit dem Spielen verbringen wolltest, als es dir möglich war?
Kontrollverlust	... erfolglos versucht, weniger Zeit mit dem Spielen zu verbringen?
Verhaltensbezogene Vereinnahmung	... regelmäßig Freizeitaktivitäten vernachlässigt, weil du lieber Videospiele spielen wolltest?

Fortsetzung trotz psychosozialer Probleme	... regelmäßig Diskussionen mit anderen geführt, weil du Videospiele spielst?
Lügen / Verheimlichen	... regelmäßig deine Freunde oder Eltern in Bezug auf deine Spieldauer belogen?
Dysfunktionale Gefühls- regulation	... öfter Videospiele genutzt, um negative Gefühle zu verdrängen?
Gefährdungen / Verluste	... ernsthafte Konflikte mit deinen Eltern oder Geschwistern aufgrund deines Videospiel- verhaltens gehabt?

Treffen 2 bis 4 Kriterien zu, kann man von einem riskanten Spielverhalten mit einer möglichen Gefährdung sprechen. Treffen 5 bis 9 Kriterien zu, kann das Spielverhalten pathologisch, also krankhaft, genannt werden. Es kann eine «Internet Gaming Disorder» vorliegen. (Wichtig ist, an dieser Stelle festzuhalten, dass die Diagnostik viel Zeit und Raum benötigt und nur von entsprechend geschultem Fachpersonal durchgeführt werden kann. Die aufgeführten Fragen bieten nur eine erste Orientierung.)

Die große Problematik besteht darin, dass die verschiedenen Faktoren einander verstärken. Bei Stefan, den wir am Anfang des Kapitels kennengelernt haben, zeigte sich eine ganz deutliche Negativspirale: Er erlebte Misserfolge. Seinen Schulabschluss schaffte er nicht. Es fehlte ihm die Zeit für Hausaufgaben, morgens war er übermüdet und konnte nicht aufstehen und zur Schule gehen (Gefährdungen, Verluste). Seine Konzentration ließ nach, seine Gedanken kreisten immer wieder um die Spielinhalte (gedankliche Vereinnahmung). Aufgrund seines Übergewichts war er zunehmend Zielscheibe von

Mobbing auf dem Schulhof und in der Freizeit. Seine Eltern teilten ihm immer wieder ihre Enttäuschung über seinen Misserfolg mit. Also machte Stefan das, was er gut konnte: spielen. Am Anfang noch gelegentlich, dann immer mehr (Toleranzentwicklung). Denn hier war er ein starker Charakter, mit gutem Aussehen gesegnet, athletisch und respekteinflößend (dysfunktionale Gefühlsregulation). Niemand traute sich, ihn anzugreifen. Er hatte ein starkes Team hinter sich: Leute, mit denen er regelmäßig über sein Headset kommunizierte, denen er als Anführer Befehle gab, bei denen er angesehen war. Er wurde täglich gebraucht, er war wichtig! Freunde, mit denen er sich privat treffen konnte, gab es bald schon nicht mehr (Fortsetzung trotz psychosozialer Probleme). Unter Verabredungen verstand er Onlinetreffen, er kam kaum noch aus seinem Kinderzimmer (verhaltensbezogene Einengung). Wenn er nicht spielen konnte, fühlte er sich schlecht (Entzugserscheinungen).

Und noch ein weiteres wichtiges Anzeichen für eine Abhängigkeit zeigte sich bei Stefan: eine zunehmende Aggression gegen andere oder sich selbst, wenn nicht gespielt werden kann oder darf.

Stefan berichtet, dass er bei Misserfolg im Spiel oder den anfänglichen Versuchen der Eltern, die Spielzeit zu begrenzen, wütend wurde, schrie und seine Eltern unter Druck setzte. Er könne seine Spielzeit selbst einschätzen, dafür brauche er sie nicht, teilte er seinen Eltern mit. Auf die kritische Rückfrage unsererseits, ob er seine Spielzeit während des Spielens wirklich realistisch einschätzen könne, erzählt Stefan rückblickend, dass er zum einen seine Eltern angelogen habe (Lügen, Verheimlichen), ihm eine Stunde intensives Spielen aber auch tatsächlich nur wie ca. 10 Minuten vorgekommen sei (Kontrollverlust). Außerdem beschreibt er Situationen, in denen er sich selbst verletzte. Einmal sei er am Computer vor Erschöpfung eingeschlafen. Als er aufwachte, bemerkte er, dass sein Avatar (sein Spielcharakter) Schaden genommen hatte. Aus Frust schlug er mit der Hand mehrfach gegen die Wand, sodass er wochenlang

Schmerzen hatte. Andere Male drückte er sich brennende Zigaretten auf dem Arm aus: Das Adrenalin, das durch den Schmerz ausgeschüttet wurde, machte ihn wieder wach.

Stefan erfüllt 9 von 9 Kriterien des Fragebogens. Die Diagnose «Internet Gaming Disorder» kann also nach den genannten Kriterien angenommen werden.

Wann spricht man von einer Abhängigkeit von sozialen Netzwerken (Social Media Disorder)?

«Papa, du weißt gar nicht, wie schlimm das ist ohne Handy!»

Sylvia ist bei der Anreise zur Adipositas-Langzeittherapie 15 Jahre alt. Im Erstgespräch, das wir gemeinsam mit ihren Eltern führen, zeigt sich, dass sie viel Zeit mit Medien verbringt. Auf die Frage, welche Inhalte sie nutzt, antwortet sie: «Computer und Handyspiele interessieren mich nicht. Instagram und Snapchat sind so meins. YouTube und Netflix eigentlich auch.» Ihr Vater erzählt: «Sylvia gibt es nur zusammen mit ihrem Handy. Als wären sie siamesische Zwillinge. Egal, worum es geht, das Handy muss mit **(gedankliche Vereinnahmung)**. Wenn wir z. B. gemeinsam essen, liegt das Handy neben ihr auf dem Tisch. Wir haben es mal zwei Tage probiert, das Handy vom Esstisch zu verbannen. Dafür musste Sylvia es in ihrem Zimmer lassen. Sie hatte keine Ruhe, verließ mehrfach den Tisch und kam dann kurz später wieder **(Entzugserscheinungen)**. So war das auch keine Lösung. Dann lieber Handy auf dem Tisch und Ruhe beim Essen.» Sylvia verteidigt sich: «Papa, du weißt gar nicht, wie schlimm das ist ohne Handy. Es ist so sinnlos, das beim Essen im Zimmer zu lassen» **(Toleranzentwicklung)**.

An den Erklärungen und Alltagsbeschreibungen von Eltern und Jugendlichen ist oft deutlich eine psychische Abhängigkeit abzulesen. Wie im Beispiel von Sylvia kreisen die Gedanken ständig um das Handy und die Nutzung von sozialen Netzwerken. Sie hat Angst, etwas zu verpassen, und verspürt innerlich einen großen Druck, durchgängig online zu sein.

Auch beim Thema Schule häufen sich die Probleme. Die Mutter berichtet: «Im letzten halben Jahr sind Sylvias Leistungen stark gesunken. In vielen Fächern hat sie sich verschlechtert. Vor einem Monat war Elternsprechtag. Ihre Klassenlehrerin meinte, Sylvia wirke lustlos und müde. In der letzten Woche rief sie dann an, was denn mit Sylvia los sei, sie würde schon seit drei Tagen unentschuldigt fehlen» **(Gefährdungen, Verluste)**. Der Vater ergänzt: «Vom Schuleschwänzen haben wir gar nichts mitbekommen. Wir glauben, dass das Handy und die sozialen Netzwerke an allem schuld sind, aber davon will Sylvia nichts wissen. Die Diskussion brauchen wir gar nicht erst anfangen, dann gibt es sofort ein Riesentheater» **(Fortsetzung trotz psychosozialer Probleme)**. Sylvia hatte drei Tage nicht die Schule besucht. Stattdessen hatte sie sich mit einer Freundin getroffen, um die neue Staffel von «Game of Thrones» im Internet zu schauen. Im Gespräch wird deutlich, dass das stunden- und eventuell sogar tagelange Schauen von Serien neben der Nutzung von Snapchat und Instagram zu Sylvias Alltag gehört. Irgendwann bricht Sylvia plötzlich in Tränen aus: «Mir wird das alles zu viel. Ich will doch alles einfach nur gut machen. Ich möchte einfach nur dünn sein, gut aussehen, möchte gut in der Schule sein und nicht mit euch streiten» **(dysfunktionale Gefühlsregulation)**.

Entsprechend der Definition von Internetabhängigkeit hält Sylvia ihr Verhalten trotz der negativen Konsequenzen aufrecht: Sie wird immer schlechter in der Schule, die Konflikte mit ihren Eltern nehmen zu, und sie leidet vermehrt darunter.

Zur Diagnose einer Abhängigkeit von sozialen Netzwerken wird eine Skala benutzt, die sich an den Kriterien der «Internet Gaming Disorder» orientiert – ganz eigenständige Kriterien gibt es noch nicht. Die sogenannte Social Media Disorder Scale[8] bewertet auch hier wieder das Verhalten der letzten 12 Monate anhand folgender Fragen:

Kriterium	Frage: Hast du im letzten Jahr ...
Gedankliche Vereinnahmung	... regelmäßig das Gefühl gehabt, dass du an nichts anderes denken kannst als an den Moment, wenn du wieder soziale Medien nutzen kannst?
Entzugs-erscheinungen	... dich häufig schlecht gefühlt, wenn du keine sozialen Medien nutzen konntest?
Toleranz-entwicklung	... dich regelmäßig unzufrieden gefühlt, weil du mehr Zeit in den sozialen Netzwerken verbringen wolltest, als es dir möglich war?
Kontrollverlust	... erfolglos versucht, weniger Zeit in sozialen Netzwerken zu verbringen?
Verhaltens-bezogene Vereinnahmung	... regelmäßig Freizeitaktivitäten vernachlässigt, weil du lieber soziale Netzwerke nutzen wolltest?
Fortsetzung trotz psychosozialer Probleme	... regelmäßig Diskussionen mit anderen geführt, weil du soziale Medien genutzt hast?
Lügen / Verheimlichen	... regelmäßig deine Freunde oder Eltern in Bezug auf deine Nutzungsdauer von sozialen Netzwerken belogen?
Dysfunktionale Gefühlsregulation	... öfter soziale Medien genutzt, um negative Gefühle zu verdrängen?
Gefährdungen / Verluste	... ernsthafte Konflikte mit deinen Eltern oder Geschwistern aufgrund deiner sozialen Mediennutzung gehabt?

Sind 2 bis 4 Kriterien erfüllt, kann man von einem riskanten Nutzungsverhalten mit einer möglichen Gefährdung sprechen. Wer mindestens 5 der 9 Fragen mit «Ja» beantwortet, bei dem kann eine «Social Media Disorder» (problematisches Nutzungsverhalten der sozialen Medien) angenommen werden. (Wichtig ist, an dieser Stelle festzuhalten, dass die Diagnostik viel Zeit und Raum benötigt und nur von entsprechend geschultem Fachpersonal durchgeführt werden kann. Die aufgeführten Fragen bieten lediglich eine erste Orientierung). Silvia erfüllt 6 der 9 Kriterien für eine «Social Media Disorder».

Was können wir angesichts dieser Fallbeispiele zusammenfassend festhalten? Viele Jugendliche und junge Erwachsene fühlen sich dem Druck des Arbeitslebens oder der Schule heute nicht gewachsen. Sie erleben sich in den sozialen Netzwerken und der Spielewelt erfolgreicher als in der realen Welt. Sie sind außerdem Mitglied einer Gruppe: Eine Erfahrung, die ihnen in ihrem Alltag oft fehlt. Sie erleben im Netz endlich das Gefühl von Stärke und erhalten Anerkennung. So wird die subjektive Empfindung erhöht, gebraucht zu werden. Diese Ursachen zeigen sich deutlich in unserem Alltag in der Arbeit mit Patienten, werden aber auch durch zahlreiche größer angelegte Studien gestützt, wie den Bericht des Bundesministeriums für Familie, Senioren, Frauen und Jugend zur Entwicklung von Computerspielsucht, der ähnliche Beobachtungen festhält.[9]

Was Stefan und Sylvia berichten, ist heute leider nicht mehr außergewöhnlich. Viele Jugendliche und junge Erwachsene zeigen die beschriebenen Tendenzen bzw. erfüllen Kriterien der Internetabhängigkeit. Jungen zeigen dabei tendenziell mehr Interesse an Computerspielen, während Mädchen soziale Netzwerke übermäßig nutzen.

Es wird viel um dieses Phänomen diskutiert, geforscht und beobachtet. Dabei wird eines in jedem Fall deutlich: Die «neuen

Medien», wie sie so oft genannt werden, sind gar nicht mehr «neu». Sie sind schon jetzt fest in unseren Alltag integriert. Die heutigen Kinder und Jugendlichen sind mit ihnen aufgewachsen. Es gibt also kein «Zurück» mehr.

Aus unseren täglichen Erfahrungen mit den Patienten geht hervor, wie wichtig es ist, einen gesunden Umgang zu erlernen, sich aktiv und kritisch mit den Medien auseinanderzusetzen und ganz besonders die reale Welt nicht aus den Augen zu verlieren.

Dazu wollen wir mit diesem Buch beitragen.

Was macht Videospiele so reizvoll?

«Bis ich 11 Jahre alt war, habe ich Fußball gespielt. Bis 13 dann Wasserball. Und dann bekam ich meinen Computer.»

Laut der bereits erwähnten DAK Studie «Geld für Games» (2019)[10], bei der 1000 Kinder und Jugendliche im Alter von 12 bis 17 Jahren in Deutschland befragt wurden, ist der am häufigsten genannte Grund für den Konsum von Videospielen, der Spaß am Spiel. Daneben geben 75 % der Befragten an, beim Spielen gut abschalten zu können. Knapp 30 % der Befragten nannten als Grund, währenddessen nicht an «unangenehme Dinge» denken zu müssen.

Diese Ergebnisse decken sich ebenfalls mit unseren Beobachtungen: Zunächst steht der Spaß für die Spieler im Vordergrund. Doch gleichzeitig ergibt die Auswertung unserer Fragebögen, dass das am häufigsten erfüllte Kriterium die dysfunktionale Gefühlsregulation ist, also das Vergessen oder Verdrängen von Problemen sowie negativen Gefühlen. Viele Jugendliche ersetzen mit dem Spielen andere Freizeitaktivitäten. An die Stelle von Sport treten Videospiele. Während Sport allerdings meist tatsächlich bei der Stressbewältigung hilft, hat das Spielen eine überwiegend eskapistische Wirkung. «Ich spiele eigentlich immer, um meine Probleme zu vergessen», berichtet Jennie. «Im Spiel kann ich dann gut abschalten und alles um mich herum vergessen.» Bei Frust im realen Leben, durch Übergewicht oder Misserfolg in der Schule, bieten Computerspiele eine ideale Fluchtmöglichkeit.

Weil die Gefühlsregulation beim Spielen so gut funktioniert, assoziieren Kinder und Jugendliche diese Aktivität dann logischerweise mit einer positiven Wirkung. Die gedankliche Vereinnahmung spielt daher ebenfalls eine große Rolle. Selbst wenn nicht gespielt wird, denken die Betroffenen daran. Der Wunsch, das Spiel zu spielen, steigt, die Konzentration, z. B. in der Schule, lässt nach, da die Gedanken um das Spiel kreisen. «Natürlich muss ich an das Spiel denken», sagt Omar. «Ich muss ja schon planen, wie ich später weitermache.» Matheunterricht wird so zu einer weit weniger attraktiven Nebensache, und für Freunde bleibt immer weniger Zeit.

Eine weitere Studie namens «Game Over»[11] aus dem Jahr 2016 hat Zahlen zur Computerspielabhängigkeit erhoben. Laut dieser Studie, bei der 1531 Jugendliche und junge Erwachsene zwischen 12 und 25 Jahren in Deutschland befragt wurden, gab mehr als jeder vierte männliche Befragte (26 %) an, sich unglücklich zu fühlen, wenn er nicht spielen konnte. Insgesamt erfüllte jeder zwölfte befragte Junge oder junge Mann in Deutschland (8,4 %) die Kriterien für eine Computerspielabhängigkeit nach der «Internet Gaming Disorder Scale».[12]

Unter den (schwer) adipösen Bewohnern des Adipositas-Zentrums zeigt sich im Verhältnis eine Computerspielabhängigkeit prozentual noch viel öfter: Vor allem die männlichen Befragten verbringen am Wochenende ihre Freizeit mit Videospielen. Die männlichen Patienten, die die Kriterien einer Computerspielabhängigkeit erfüllen, gaben ihre Spielzeit am Wochenende mit durchschnittlich 8 Stunden und 40 Minuten täglich an. Im Vergleich dazu spielten die männlichen Befragten, die keine oder nicht alle Kriterien der «Internet Gaming Disorder» erfüllten, «nur» ca. 5 Stunden am Wochenende. Diese Werte liegen insgesamt sehr hoch und lassen erahnen, dass bei vielen männlichen Patienten, egal ob nach den Kriterien computerspielabhängig oder nicht, Videospiele die einzige Freizeitbeschäftigung am Wochenende sind. Die Spielzeit des 15-jährigen Enrico, der früher Fußball und Wasserball spielte, beträgt nach seinen Angaben heute an Wochentagen 6 Stunden. Am Wochenende schätzt er sie auf 11 Stunden pro Tag.

Das Bedürfnis, aus dem belastenden Alltag zu fliehen, scheint einer der stärksten Anreize für das intensive Spielen im Netz zu sein.

Aber wie kommt es dazu, dass Videospiele so immens viel Raum im Leben der (vor allem männlichen) Jugendlichen und jungen Erwachsenen einnehmen?

Neben der sogenannten Coping-Funktion, in diesem Fall dem Spielen als Verdrängungsmechanismus für Probleme, wird der große Spielreiz durch aufrechterhaltende Faktoren erzeugt: spielinterne und spielexterne Faktoren. Dazu zählen zum Beispiel diverse Belohnungssysteme, die völlig gesunde psychische Grundbedürfnisse des Spielers, z. B. die nach Anerkennung und Beschäftigung, ausnutzen. Solche Faktoren werden von der Spieleindustrie bewusst geschaffen, um den Spieler dazu zu animieren, sehr schnell viel Zeit und früher oder später auch Geld in das Spiel zu investieren. Sowohl bei «Pay-to-play Games», also Spielen, die gekauft werden müssen, als auch bei «Free-to-play Games», die kostenfrei gespielt werden können, werden Mechanismen angewandt, um eine Abhängigkeit zu erzeugen. Und diese führt zu weiteren Investitionen.

Das folgende Kapitel setzt sich mit solchen spielinternen und spielexternen Faktoren auseinander, um bestehende Zusammenhänge besser verstehen zu können. Damit wollen wir möglichst detailliert über die Vielfältigkeit dieser Mechanismen aufklären – und wie perfide die Spielindustrie sie für ihre Zwecke nutzt.

Welche Faktoren können zu Computerspielabhängigkeit führen?

«Mein 5-jähriger Bruder kümmert sich mit Mamas Handy um seine Welpen.»

Johannes erzählt uns, dass er sich gar nicht mehr erinnern kann, dass sein kleiner Bruder irgendwann nicht mit dem Handy gespielt habe. Eine seiner Beschäftigungen sei es, sich am Smartphone um Hundewelpen zu kümmern. Die Welpen müssen täglich mehrfach gefüttert, gepflegt und bespielt werden, und seine Mutter stellt dem kleinen Bruder dafür ihr Handy zur Verfügung.

Durch die Art und Weise, wie die Großzahl der Online-Spiele aufgebaut ist, werden bereits junge Kinder systematisch an den Mediengebrauch gewöhnt. Kinder in diesem Alter finden es schön, sich um etwas zu kümmern. Und die Bilder und Geräusche im Handy wirken für sie sehr real. Wenn, wie im Beispiel von Johannes, Tiere oft versorgt und bespielt werden, geht es ihnen gut, ist das nicht der Fall, folgen negative Konsequenzen. Regelmäßiges Handyspielen wird durch dieses Belohnungssystem gefördert, trainiert und positiv verstärkt. Zusätzlich werden die Kinder animiert, durch «In-App-Käufe» Geld auszugeben. Denn noch besser geht es den Welpen, wenn schmackhaftes Hundefutter oder eine besondere Bürste gekauft werden.

Eltern werden dann gerne mal vor vollendete Tatsachen gestellt, wenn sie am Ende des Monats hohe Rechnungen zahlen müssen. Einige investieren jedoch auch eigene Zeit in die Versorgung digitaler Tiere, um zu vermeiden, dass das Kind traurig ist. Eine fatale Falle, denn so wird die Abhängigkeit legitimiert und noch verstärkt.

Spielen ohne Ende: Free-to-play-Games

«Ich war erfolgreich und wurde immer besser. Da hatte ich richtig Bock, weiter zu zocken.»

Bei «Free-to-play-Games» besteht aus Sicht der Spieleindustrie besonders zu Beginn die Gefahr, dass der Spieler zum nächsten Spiel wechselt, weil er ja nicht für das Spiel bezahlt hat. Ist die Absprungrate hoch, verdienen die Hersteller kein Geld. Also ist es zunächst oberstes Ziel, den Spieler möglichst schnell in das Spiel einzuführen und ihm gleich zu Beginn positive Erlebnisse zu schaffen, sodass er Interesse gewinnt und das Spiel weiter ausprobiert. «Free-to-play-Games» sind daher meist so angelegt, dass sie für den Spieler leicht zu erfassen sind und schnelle Erfolge bieten. Was die Spieler häufig nicht wissen – die Spiele haben in der Regel kein Ende. Denn gäbe es ein Ende, würde kein Geld mehr verdient werden. An den Verkaufszahlen von Spiele-Apps zeigt sich z. B. deutlich, dass das Geld im Spiel verdient wird. Für den Kauf einer Spiele-App gaben die Nutzer im Jahr 2018 etwa 15 Millionen Euro aus. Für Käufe innerhalb eines Spiels dagegen 1491 Millionen Euro.[13] An diesen Zahlen wird sehr deutlich, wie lukrativ es ist, den Spieler so lange wie möglich an das Spiel zu binden.

Ralf, 23 Jahre, berichtet, dass auch er zuletzt eigentlich ausschließlich «Free-to-play-Games» gespielt hat. «Ich habe viel zwischen den Spielen hin und her gewechselt. Runterladen, anspielen und wenn es mir nicht gefiel, das nächste ausprobieren. Wenn ich es mir so überlege, hat sich bei mir eigentlich schon in den ersten 10 bis 15 Minuten gezeigt, ob ich das Spiel weiterspielen werde.» Ralf beschreibt im Zusammenhang mit dem Spiel «Clash of Clans», wie sein Interesse aufrechterhalten wurde: «Ich konnte mich superschnell in das Spiel reindenken und wurde richtig schnell erfolgreich. Ich habe Kämpfe gewonnen, und mein Bar-

barendorf wuchs schnell weiter. Alles lief supergut, da gab es für mich keinen Grund, das Spiel wieder zu wechseln. Ich war erfolgreich und wurde immer besser. Da hatte ich richtig Bock, weiter zu zocken.»

Glücksgefühle – Belohnungen mit System

«Wenn es bei ‹League of Legends› richtig gut lief, hatte ich immer richtiges Bauchkribbeln. Ein total angenehmes Gefühl. Bei guten Erfolgen hat es 20 bis 30 Minuten angehalten.»

Bei Erfolgserlebnissen wird das Belohnungssystem im Gehirn aktiviert, und die Person empfindet Freude oder gar Euphorie. Das menschliche Gehirn speichert das Glücksgefühl und seinen Auslöser. Und wir suchen rein biologisch bedingt erneut nach genau diesem Erlebnis. Es ist ja durchaus sinnvoll, Dinge zu wiederholen, die einem guttun, und die, die diese Reaktion nicht auslösen, zu meiden. Im Grunde ist das ein überlebenssichernder Mechanismus, den wir gar nicht verändern können. Allerdings können wir als erwachsene und reflektierte Menschen in der Regel unsere Reaktion auf solche Reize bewusst steuern. Wir müssen diesen Impulsen nicht automatisch folgen und können unsere Reaktion darauf steuern. Problematisch wird es, wenn wir dazu nicht mehr in der Lage sind – wenn uns dieser Mechanismus kontrolliert und unbewusst alle Handlungen nur noch das Glücksgefühl zum Ziel haben, obwohl uns diese schaden. Beim Spielen sind diese Anreize extrem hoch, und das Bedürfnis, die Erfolge zu steigern, nimmt ebenfalls zu. Jugendliche und junge Erwachsene sind für diese Impulse anfälliger. Ihr Stirnhirn ist noch nicht vollständig entwickelt, Reflexionsvermögen und rationalisiertes Handeln – auch entgegen bestimmten Impulsen – sind daher noch nicht so stark ausgeprägt. Hinzu kommt, dass heutzutage viele Jugendliche und junge Erwachsene in der realen Welt häufig erfolglos auf der Suche nach diesen Erfolgserlebnissen sind, die gute Gefühle schaffen. Der Leistungsdruck in der Schule ist hoch, die täglichen Vergleiche mit unzähligen Altersgenossen durch das Checken der Profile im Netz frustrieren ebenfalls. Wenn Jugendliche und junge Erwachsene dann keine stärkende Bezugsgruppe haben, sie in den Eltern keine vertrauenswürdigen Ansprechpartner sehen und nicht imstande sind, sich selbst auf gesunde Weise positive Gefühle zu verschaffen, wirken Online-Spiele besonders einladend.

Patientinnen und Patienten, die im Adipositas-Zentrum behandelt werden, sind zudem aufgrund des starken Übergewichts oft ausgegrenzt und mit Vorurteilen konfrontiert. Dann bleibt immer wieder auch der Erfolg in Schule, Ausbildung und Beruf aus. Frustration macht sich breit. Hier bieten digitale Spiele dann schnelle Erfolgserlebnisse, die im echten Leben kaum noch oder nicht mehr stattfinden bzw. nur schwer zu erreichen sind.

Wenn Christian, 19 Jahre, beschreibt, dass er in dem Spiel «Call of Duty» (COD) innerhalb von 10 Minuten 20 «Kills» hatte, also innerhalb von 10 Minuten 20 Glücksmomente erlebt hat, dann stellt sich nicht ohne Grund die Frage, wie das echte Leben da noch mithalten kann. Welche realen Situationen ermöglichen es schon, in 10 Minuten 20 Glücksmomente zu erleben? Selbst ein vom Glück verwöhnter Mensch kann so was wohl kaum von sich behaupten. Und wo kein Alltag mehr mithalten kann, scheint genau dieses positive Erleben einer der Hauptfaktoren dafür zu sein, dass Jugendliche Videospiele spielen.

Dieses Wissen um die Wirkung von Belohnungen wird bewusst bei der Konzeption von Computerspielen eingesetzt und hat sich in der Glücksspielindustrie schon reichlich bezahlt gemacht.

Ein Gutachten des Psychologen Hans-Jürgen Rumpf von der Universität Lübeck im Auftrag des Bundesministeriums für Gesundheit von 2017[14] bestätigt unsere Beobachtungen. Darin legt er den Fokus auf «suchtfördernde Faktoren von Computer- und Internetspielen». Rumpf beschreibt dabei einerseits das soziale Miteinander im Spiel als Grund für eine entstehende Abhängigkeit. Andererseits seien es aber eben auch die besagten Belohnungen, die einem sehr ausgeklügelten Prinzip folgen: Wie bereits beschrieben, erhält der Spieler zu Beginn kontinuierlich Belohnungen, um den Spielreiz zu erhöhen und die Spielhandlungen zu verfestigen. Alles gelingt ihm hervorragend, es blinkt und glitzert, und überall wird ihm suggeriert, wie großartig er ist. Durch das ständige Loben für sein Verhalten wird der Spieler motiviert, dieses zunächst immer weiter zu wiederholen. Würde jedoch das Belohnen auf immer genau dieselbe Art fortgesetzt, könnte es passieren, dass der Spieler irgendwann die Lust verliert. Also wird nach der kontinuierlich belohnungsreichen Einstiegsphase auf gelegentliche Belohnung umgestellt. Sie wird in der Psychologie auch als intermittierende Belohnung / Verstärkung bezeichnet. Dadurch wird beim Spieler eine höhere Bereitschaft erzeugt, etwas immer wieder neu auszuprobieren. Das folgt dem Prinzip, durch Herausforderung Interesse zu erhalten. Der Spieler wird also bei gelegentlicher Belohnung hartnäckiger weiterspielen als bei ständiger unmittelbarer Belohnung – denn an die würde man sich gewöhnen, sie ist irgendwann nichts Besonderes mehr. Wer allerdings nicht weiß, ob und wann er die nächste Belohnung erhält, bleibt am Ball. Der 18-jährige Simon berichtet: «Ich mag die Spiele, in denen ich lange herumprobieren muss, bis ich das Ziel erreiche. Dabei investiere ich richtig viel Zeit, aber das Gefühl, wenn ich es dann z.B. nach 4 Stunden endlich geschafft habe, entschädigt mich.»

Jetzt ein paar Drachenmünzen, später hohe Schulden: In-Game-Währungen

«Endlich kam ich weiter, und es hat wieder richtig Bock gemacht. Das gab ein gutes Gefühl. Und irgendwie dachte ich immer weniger darüber nach, wenn ich dann Geld investiert habe.»

Ziel der Anbieter von «Free-to-play-Games» ist es, nach dem schnellen und erfolgreichen Einstieg in das Spiel möglichst direkt viel Geld am Spieler zu verdienen. Geld, das Kindern und Jugendlichen häufig gar nicht zur Verfügung steht, sodass unter Umständen später hohe Schulden für sie selbst oder die Familie entstehen. Um die Bereitschaft zur Investition zu erzeugen, werden verschiedene subtile Mechanismen eingesetzt. Unter anderem kann in den Spielen echtes Geld in eine spielinterne Phantasiewährung eingetauscht werden, sogenannte In-Game-Währung. In der Regel fällt diese Phantasiewährung um einiges höher aus als der Eurobetrag, der vom Gamer investiert wird. Für 10 Euro erhält er zum Beispiel umgerechnet 10000 digitale Coins (Wertmünzen). Ein scheinbar lohnendes Geschäft – so wird es dem Spieler zumindest suggeriert. Mirko, 16 Jahre alt, sagt dazu: «Ich hatte kein Problem, immer wieder 10 Euro zu investieren. Ich bekam ja schließlich 10000 Coins dafür, die im Spiel mehr als die 10 Euro wert waren. Je mehr ich investiert habe, umso mehr Vorteile hatte ich, denn für 5 Euro gab es z. B. nur 4000 Coins. Für 20 Euro dagegen sogar 25000.» Ist der Spieler also bereit, viel zu investieren, erhält er günstigere Umtauschbedingungen. Mit dieser «In-Game-Währung» ist es dann möglich, sich z. B. Erfolg zu erkaufen. Denn nach dem anfänglichen Superstart sieht sich der Spieler nach einiger Zeit mit langen Wartezeiten oder unüberwindbaren taktischen Hindernissen konfrontiert. Die gewohnten Belohnungen bleiben aus. Mit Geldeinsatz können diese allerdings wiedererlangt werden. Ralf beschreibt, dass der weitere Ausbau seines Dorfes bei «Clash of Clans» mit der Zeit immer schwieriger wurde: «Ich kam nicht richtig weiter. Jetzt hatte ich aber schon so viel Zeit und Energie in das Spiel gesteckt, dass ich dann angefangen habe, echtes Geld zu investieren.» Sobald der Spieler das tut, wird er innerhalb des Spieles wieder belohnt, z. B. durch erneuten Erfolg.

Mirko schwärmt: «Ich kaufte mir für die Coins eine neue Waffe. Mit der habe ich dann richtig abgeräumt». Noch heute kann man Mirko ansehen und anhören, wie positiv besetzt diese Erfahrung ist. Durch den eintretenden Erfolg wird der Spieler in dem Gefühl bestärkt, dass sich die Investition gelohnt hat und sie ihm nur Vorteile verschafft. Die betroffenen Patienten beschreiben, dass mit zunehmender Spielzeit die Hemmschwelle, echtes Geld zu investieren, immer weiter abnimmt.

Es gibt auch Spiele, in denen kein direkter Spielvorteil erkauft werden kann, sondern es stattdessen die Option gibt, den Spielcharakter zu individualisieren, beispielsweise durch eine bestimmte Ausstattung: Dazu zählen häufig käuflich erwerbbare «kosmetische Produkte». Stefan gibt zu: «Ich habe ungefähr 500 Euro in meinen Fortnite-Account gesteckt. Nicht einen Spielvorteil habe ich davon gehabt. Aber ich fand es einfach cool, wenn ich meinen Charakter immer wieder neu ausstatten konnte.»

Viele Hersteller bieten auch Abo-Funktionen an. Das bedeutet, dass zum Beispiel monatlich eine feste Summe in das Spiel investiert wird. Diese Summen liegen in der Regel unter 10 Euro und ermöglichen es so vor allem vielen jüngeren Spielern, sich diese Investition z. B. von ihrem Taschengeld zu leisten. Allerdings ist die Kostenstruktur gar nicht so übersichtlich, wie es zunächst scheint. Da am Anfang gar kein oder wenig Geld ausgegeben wurde, ist die Bereitschaft hoch, es während des Spiels zu tun. In der Regel investiert der Spieler in solchen Fällen insgesamt viel mehr, als wenn er ein Spiel gekauft hätte. Diese These unterstützen auch die Ergebnisse der Studie «Geld für Games» (2019)[15]: Mehr als die Hälfte der befragten regelmäßigen Spieler gaben an, in den vergangenen sechs Monaten innerhalb der Spiele Geld investiert zu haben. Dabei lagen die Ausgaben durchschnittlich bei ca. 110 Euro. Auch unsere Patienten berichten immer wieder, dass sie weit mehr als 100 Euro in den Spielen ausgegeben haben. Häufig geht das ganze Taschengeld dafür drauf, aber die Jugendlichen zögern auch nicht, bei den Großeltern nach Geld zu fragen oder die Eltern so lange zu überreden, bis noch mal ein zusätzliches Geld ausgezahlt wird. Gespart wird eher nichts. Geburtstagsgeld, Geldgeschenke zur Konfirmation – die Gamer tauschen Geld online ein oder wünschen sich gleich Wertkarten für die Spiele. Schließlich, so die häufige Argumentation, habe der Account ja auch einen Wert, und das Geld sei somit gut angelegt. So etwas nennt man dann wohl «moderne, virtuelle Geldanlage», bei der nicht Geld auf einem Führerscheinkonto gespart wird, sondern es in virtuelle Währungen, neue Tänze und tolle Kostüme investiert wird. Die Weitsicht, dass sie das investierte Geld wohl nie wiedersehen werden, fehlt den Kindern und Jugendlichen. Somit werden für nicht wenige Patienten die Spiele zu einer Geldvernichtungsmaschine, die unaufhörlich weitergefüttert wird.

Interessant sind in diesem Zusammenhang die Erfahrungen von Stefan und Bastian. Stefan erzählt: «Ich habe eigentlich nie Kohle auf meinem Konto. Aber jetzt vor Weihnachten habe ich extra noch den ganzen Monat 90 € übrig gelassen, denn ich hoffe noch auf gute Angebote kurz vor den Feiertagen.» Teilweise hatte er am Monatsende nicht mal mehr Geld für Essen – aber für die Games gelang es ihm zu sparen.

Auch Bastian hatte im Monat nicht viel Geld zur Verfügung, also musste er sich es immer gut einteilen. Während seines Aufenthaltes im Adipositas-Zentrum fragten wir ihn, ob er Lust hätte, mit zum Bowling zu gehen, es würde ca. 10 Euro kosten. Darauf antwortete er, dass 10 Euro ja ein «Season Pass» bei Fortnite wäre und er also sicher nicht mitkommen würde. Bastian rechnete alle Ausgaben in spielinterne Angebote um. Das Geld war in seinen Augen also deutlich besser für das Spiel angelegt als für einen Abend in der realen Welt mit anderen Jugendlichen. Diese beiden Beispiele zeigen, welchen Stellenwert die Spiele im Alltag der Gamer einnehmen können und wie ihre Freizeitgestaltung und ihr Verhalten insgesamt durch die Spiele beeinflusst werden.

Die Art der von den Spieleherstellern angebotenen Zahlungsmittel vereinfacht es gerade auch für Kinder und Jugendliche, Geld in Online-Spiele zu investieren. Benötigte man früher Kreditkarten zum Bezahlen, findet sich mittlerweile in fast jedem Supermarkt ein Ständer mit Aufladekarten für einzelne Spiele, Plattformen oder Bezahldienste. Noch einfacher ist die Bezahlung über den Mobilfunkvertrag. Ist diese Funktion nicht gesperrt, lässt sich «kinderleicht» bezahlen. Luke erzählt: «Mit zwei Klicks kann ich ohne groß nachzudenken etwas kaufen. Da wird nicht viel gefragt oder so. Meine Mutter hatte die Funktion eigentlich bei meinem Anbieter gesperrt, weil ich es vor zwei Jahren mal übertrieben habe. Jetzt habe ich in der App von meinem Mobilfunkanbieter nachgeschaut und konnte es dort wieder aktivieren und in meinem neuen Spiel ein Paket kaufen. Nächste Woche muss ich es ihr beichten, denn dann kommt die Monatsrechnung.»

Für die Sorgeberechtigten wird es heute immer schwieriger zu kontrollieren, ob und wie ein Kind Geld investiert. Das kann schnell hochproblematisch werden. Manfred Schwarzenberg, Teamleiter «Marktwächter Digitale Welt» der Verbraucherzentrale Rheinland-Pfalz, warnt in diesem Zusammenhang: «Hohe Beträge bei In-App-Käufen in Spiele-Apps sind keine Seltenheit. Die Anbieter nutzen die geschäftliche Unerfahrenheit und den Spieltrieb der Kinder offenbar schamlos aus.» Weiter sagt er: «Es kann nicht sein, dass in einer für Kinder gestalteten Spiele-App mit einem Klick hundert Euro oder mehr ausgegeben werden können. Uns werden immer wieder Fälle gemeldet, in denen Kinder schnell mehrere tausend Euro in Spiele-Apps ausgegeben haben.»[16] Dass die Politik den Markt regulieren würde, liegt jedoch in weiter Ferne. Die politischen Reaktionen auf diesen Umstand sind, vor allem in Deutschland, zum Verzweifeln spärlich.

In Gesprächen mit Eltern wird auch im Adipositas-Zentrum deutlich, wie die Auswirkungen von Spielen, in denen es um augenscheinlich «harmlose» Inhalte geht, unterschätzt werden. Dies erlebte zum Beispiel die Familie des 15-jährigen Oliver. Sein Lieblingsspiel ist Fifa im Onlinemodus auf der Playstation. Die Mutter von Oliver beschreibt, dass sie nie damit gerechnet hätte, dass das überall bekannte und gerade bei Kindern und Jugendlichen so beliebte Fußballspiel solch einen finanziellen Schaden anrichten könnte. Fifa ist ein sogenanntes Pay-to-Play-Spiel. Das bedeutet, dass das Spiel zunächst käuflich erworben werden muss. Auch diese Spiele bieten mittlerweile Online-Features an, in denen es die Möglichkeit gibt, mehr Geld zu investieren. Und das tat Oliver. Um sein Fifa Ultimate Team stetig zu verbessern und weiter online mithalten zu können, spielte er nicht nur exzessiv jede freie Minute, sondern nutzte auch die Kreditkartennummer seiner Mutter ohne deren Wissen und belastete sie mit 3000 Euro. Ein horrender finanzieller Schaden für die alleinerziehende Mutter mit drei Kindern. Olivers zeitintensives Spielen hatte noch einen anderen Effekt: Er hatte sich sozial fast komplett zurückgezogen.

«Ich hatte ja gar keine Zeit für Freunde. Ich musste jedes Wochenende 30 bis 40 Spiele absolvieren, um 18 bis 20 Siege zu erreichen. Die brauchte ich, um im Online-Ranking hoch zu bleiben und um nächste Woche wieder in der Weekend-League mitspielen zu dürfen. Ein Spiel dauert ja so 20 Minuten, mit Verlängerung sogar 30 Minuten. Zur Schule habe ich mich jeden Morgen hingequält, sonst hätte Mama Stress gemacht. Ich war aber auch während des Unterrichts gedanklich immer bei dem Fifa-Spiel, und wartete auf den Gong am Ende des Schultages. Zu Hause habe ich dann sofort gespielt. Eigentlich jeden Tag, jede freie Minute. Nicht mal zum Fußballtraining bin ich in der letzten Zeit noch hingegangen», erzählt Oliver.

Ein vermeintlich so harmloses Videospiel, das in vielen deutschen Kinderzimmern zu finden ist, kann für einen Jugendlichen und die gesamte Familie zur Kosten- und Sozialfalle werden. Wer nicht mit Geld bezahlt, zahlt häufig alternativ mit seinen Daten oder schaut Werbung. Jeder mit einem Facebook-Account kennt wahrscheinlich Spieleanfragen von befreundeten Nutzern. Was dahintersteckt, wird schnell klar: Demjenigen Spieler, der Einladungen an seine Facebook-Kontakte verschickt, wird als Gegenleistung spielinterne Währung offeriert. Die Hemmschwelle, dies zu tun, ist für viele Nutzer niedriger, als echtes Geld zu investieren. Dass sie damit nicht nur ihre Freunde nerven, sondern viele private Daten preisgeben, ist vielen nicht bewusst. Schon beim Herunterladen der Apps sichern sich die Hersteller umfangreiche Berechtigungen. Mit einem Klick werden diese, häufig ohne nachzudenken, akzeptiert. **Wofür aber braucht eine Spiele-App Berechtigungen wie z. B. den Zugriff auf den Standort, das Mikrophon, die Kontakte oder auf die Daten wie Fotos und Videos? Mit diesen Zugriffsrechten geben die Nutzer den Herstellern die Erlaubnis, diese Daten auslesen zu dürfen. Ob sie das tun und wenn ja in welchem Umfang, kann für den Nutzer nicht nachvollzogen werden.** Wenn allerdings ein Spiel kostenfrei gespielt werden kann und diese Nutzungsrechte nicht in einem Zusammenhang mit dem Spiel stehen, dann liegt die Vermutung nahe, dass die Hersteller diese Daten sammeln und verkaufen, um damit Geld zu verdienen.

Einige Spiele arbeiten zusätzlich mit Werbeeinblendungen, z. B. Bannern oder kleinen Videoclips. Es kommt vor, dass Werbungschauen mit spielinternen virtuellen Belohnungen verknüpft wird. Teilweise ist die Werbung sogar so gut in die Spiele integriert, dass der User nicht mehr zwischen spielinternem Inhalt und Werbung unterscheiden kann. Beispielhaft ist das bei dem Handyspiel «Sim City BuildIt». Auf der Homepage www.app-geprüft.de werden Apps auf die Risiken für Kinder geprüft. So auch dieses Spiel. Die Prüfer kritisieren in ihrer Bewertung unter dem Punkt Werbung, dass sie als Teil des Spiels erscheint und gerade für Kinder optisch kaum vom Spielinhalt zu unterscheiden ist.[17]

Verlockende Schätze für Spielhelden – Lootboxen

«Ich habe mit einem Freund gezockt. Plötzlich fand der eine Lootbox. Ich hab noch gesagt, dass er sie nicht öffnen soll. Ich wusste ja von mir, welche Auswirkungen das haben kann. Er hat sie trotzdem aufgemacht. Und es war ein ganz besonderes Messer drin, so umgerechnet 800 Euro wert. Das hat mich ganz wahnsinnig gemacht. Ich ziehe nur kleine Dinge, und er zieht das besondere Messer. Danach habe ich wie besessen Boxen geöffnet.»

Lootboxen – ein Thema, dem inzwischen viel Aufmerksamkeit zuteilwird. Lootboxen sind in vielen Spielen zu finden und zu kaufen. Loot bedeutet übersetzt Beute, es geht dabei um eine Art Schatzkiste. Inhalt dieser Boxen sind virtuelle Items, also Gegenstände, die im Spiel verwendet werden können. Das klingt erst einmal ziemlich harmlos. Der Spieler findet eine Kiste und wird mit einem Spielgegenstand, der sich in der Kiste befindet, überrascht. Bei genauerem Hinsehen wird jedoch die Nähe zum Glücksspiel ziemlich deutlich: Dem Spieler ist häufig nicht bewusst, was in der Box steckt. Es könnte ein wertvolles Schwert sein, mit dem er Spielvorteile hat, es könnte aber auch ein weniger wertvolles neues Shirt sein, das ihm keinen Spielvorteil verschafft. Das Öffnen der Lootboxen wird durch die Anbieter häufig zelebriert. Die Box wackelt aufmunternd, als könne sie es kaum erwarten, vom Spieler geöffnet zu werden. Öffnet er sie, erscheint mit viel Show ein Gegenstand. Der Reiz, mehr von diesen geheimnisvollen Boxen zu finden, steigt beim Spieler. Nachdem zu Beginn oft keine Bezahlung notwendig ist, sinkt im Verlauf des Spiels die Hemmschwelle, dafür echtes Geld zu investieren – was dann auch immer öfter verlangt wird. Tobias erzählt: «Ich war so verrückt nach den Boxen, ich hab mein ganzes Geld nur dafür ausgegeben. Aber die Items waren ja auch was wert.» Der Spieler hat das Gefühl, etwas für sein Geld zu bekommen. Mal etwas Gutes mit hohem Wert, mal etwas mit nicht so hohem Wert. Es ist die Möglichkeit, etwas Wertvolles bekommen zu können, die den Reiz, ähnlich wie beim Glücksspiel, ausmacht. Auch hier handelt es sich um eine Form von intermittierender Verstärkung.

Auffällig ist dabei, dass die Patienten in Gesprächen nicht darüber berichten, zwanzigmal etwas Unnützes bekommen zu haben. Das eine Mal, als sie das tolle Schwert ergatterten, überstrahlt alles.

Ähnlich berichten auch hier wieder Glücksspieler, die am Automaten spielen: zwanzigmal nichts, oder nur fast gewonnen. Und dann kommt der Gewinn, der die Nullrunden vergessen lässt. Diesem Prinzip des «fast Gewonnen» folgen auch einige Spiele. Mit großem Zauber wird eine Box geöffnet, es laufen die Bilder – ähnlich wie beim Glücksspielautomaten – dann wird der Ablauf langsamer, bleibt fast auf dem wertvollen Gegenstand stehen, springt allerdings meistens in letzter Sekunde noch ein Bild weiter. Dem Spieler wird vermittelt, ganz knapp vor einem tollen Gewinn gestanden zu haben, und er wird dadurch animiert, weitere Boxen zu öffnen. Dieses System existiert bereits seit ca. 10 Jahren in Computerspielen. Es wurde von den Herstellern immer weiter optimiert, sodass immer mehr Anreize geschaffen werden, Geld zu investieren. In einigen Spielen ist man sogar auf die Inhalte der Boxen angewiesen. Sie müssen also geöffnet und gekauft werden, um Spielvorteile zu erlangen. War das lange Zeit nur in den kostenlosen «Free-to-Play-Games» der Fall, gibt es mittlerweile auch viele Vollpreisspiele, die durch Lootboxen zusätzlichen Gewinn erwirtschaften.

Viele Jahre wurde von allen Seiten tatenlos zugeschaut, wie sich dieses System mehr oder weniger unreglementiert weiterentwickelte. Immer mal wieder gab es kritische Stimmen, doch erst seit Beginn des Jahres 2018 wird auch in der Politik und in vielen anderen Gremien vermehrt darüber diskutiert. So sagte Dr. Wolfgang Kreißig, Vorsitzender der Jugendschutz-Kommission: «Ich halte es für denkbar, dass Lootboxen gegen das Verbot von Kaufappellen an Kinder und Jugendliche verstoßen könnten.»[18]

An der vorsichtigen Formulierung wird deutlich, dass das Prinzip noch in der Diskussion steht. Andere Länder sind konkreter. Im September 2018 gaben die Glückspielbehörden aus 16 Ländern, darunter viele unserer Nachbarländer, wie Frankreich, die Niederlande oder Österreich, eine gemeinsame Erklärung ab. Darin heißt es: «Wir sind zunehmend besorgt darüber, dass die Grenzen zwischen Glücksspiel und anderen Formen digitaler Unterhaltung wie Videospielen verschwimmen.» Die Glücksspielbehörden verpflichteten sich außerdem dazu, gemeinsam diese Spiele zum Schutz der Kinder zu analysieren und in den Austausch mit den Spieleentwicklern zu gehen.[19] Deutschland fehlt als Teilnehmer und Unterzeichner dieser Erklärung. Die rechtliche Situation scheint unklar zu sein. Die freiwillige Einrichtung der Computerspielewirtschaft in Deutschland, die «Unterhaltungssoftware Selbstkontrolle» (USK), vergleicht Lootboxen z. B. mit dem Loseziehen auf einem Jahrmarkt und sieht deswegen keinen Handlungsbedarf – das sei schließlich auch nicht verboten.[20]

Die Verantwortlichen der Niederlande und Belgiens sind da einige Schritte weiter und haben die Lootboxen in Spielen kurzerhand verboten. Die belgische Glücksspielkommission kam bei einer Überprüfung der Lootboxen in den bei Jugendlichen beliebten

Spielen Fifa 18, Overwatch und Counter-Strike: Global Offensive zu dem Schluss, dass diese gegen das belgische Glücksspielgesetz verstoßen.[21] Zu ähnlichen Ergebnissen kam die Kommission in den Niederlanden.[22] Alle 10 getesteten Spiele mit Lootboxen wurden von der Spieleaufsicht als problematisch eingestuft. Die Spiele Fifa 18, Dota2, PubG und Rocket League wurden sogar als nicht gesetzeskonform bewertet. In diesen beiden Ländern haben die Spieleentwickler nun reagiert und die Lootboxen aus den Spielen entfernt – während hier in Deutschland noch über die Zuständigkeiten diskutiert wird. **Ein Eingriff ist nicht absehbar und aus Sicht der Autoren ein Versagen der deutschen Behörden und Politik.**

Ferngesteuert vom Smartphone – Pushnachrichten

«Wenn mein Handy vibriert oder leuchtet, muss ich es in die Hand nehmen.»

Jeder Handynutzer kennt sie – Pushnachrichten, die auf dem Bildschirm erscheinen. Häufig werden sie weggeklickt, und trotzdem erinnern sie uns in regelmäßigen Abständen an die entsprechende App. Auch auf der Playstation erscheinen Mitteilungen für den Nutzer. Dabei gehen die Apps und Spiele ganz unterschiedlich vor, aber mit demselben Ziel: Die Anwendungen sollen in jedem Fall geöffnet werden. Sascha, 14 Jahre alt, zeigte bei einem Medienkompetenzseminar, dass er allein über 1000 Benachrichtigungen von YouTube auf seinem Handy hatte. Viele Apps machen täglich mehrfach mit Pushnachrichten auf sich aufmerksam, mittlerweile unterstützt durch die Anpassung von Smartphones, bei denen, selbst wenn das Smartphone dunkel ist, ein kleines buntes Licht die Ankunft einer Nachricht signalisiert.

Wie oft reagieren wir ganz automatisch, wenn wir einen Signalton vom Handy hören oder etwas aufleuchtet? Nur mal kurz checken. Und genau diese kurze Unterbrechung holt uns bereits aus unserer aktuellen Aktivität heraus und fordert Aufmerksamkeit. Wir stoppen das Gespräch, die Arbeit oder das konzentrierte Zeitunglesen. Zahlreiche Studien zeigen, welch enorme Anstrengung dieses Verhalten für das Gehirn darstellt. Es muss permanent zwischen verschiedenen Themen und Reizen wechseln. Und anders als manche Menschen glauben, sind wir leider nicht tatsächlich multitaskingfähig. Das schnelle Handy-Checken wirkt, als ob wir einen weiteren Tab im Browser oder ein weiteres Programm auf dem PC öffnen – es verbraucht schlicht Arbeitsspeicher.

Das Switchen zwischen den verschiedenen Themen und Tätigkeiten erzeugt Stress im Gehirn. Und wir entziehen der bewusst ausgeführten Tätigkeit Aufmerksamkeit. Denn oft genug folgen wir den Aufforderungen unseres Smartphones dann auch und lesen zum Beispiel die eingetroffene WhatsApp-Nachricht oder prüfen die Facebook-News. Und das selbst dann, wenn uns die eigentlich gerade ausgeführte Tätigkeit wichtig ist. Wir lassen uns von einem Handysignal steuern anstatt von unseren bewussten Entscheidungen.

Die Pushnachrichten von Spielen erzielen ihre Wirkung ebenfalls. Ralf beschreibt sehr eindrücklich, wie sie sein Spielverhalten beeinflusst haben: «Immer diese Pushnachrichten. Bei dem Spiel «Clash of Clans» haben sie mich wahnsinnig gemacht. ‹Dein Dorf wird angegriffen› war z.B. so eine Nachricht. Wenn mein Handy nur vibriert hat oder leuchtete, musste ich es in die Hand nehmen und anschauen. Ich hatte immer Angst, etwas zu verpassen.»

Das Spiel macht sich einen besonderen Spielaspekt zunutze: Solange der Spieler online aktiv handelt, ist sein Dorf, das er sich mühsam aufgebaut hat, geschützt und nicht angreifbar. Das ändert sich, wenn er das Spiel verlässt, der Spieler offline ist. Wenn Ralf also nicht aktiv spielen konnte, weil er z. B. schlafen ging, konnte jederzeit ein Angriff erfolgen. Im schlechtesten Fall würde seine Verteidigung nicht ausreichen, und sein Dorf würde geplündert. Maja, die das Spiel auch spielte, erzählt: «Ich habe mir sogar nachts den Wecker gestellt. Denn nach so ungefähr 45 Minuten, in denen man nicht aktiv gespielt hat, war man wieder angreifbar. Also bin ich immer wieder aufgestanden und habe kurz gespielt.»

Bei Ralf und Maja sorgten die Pushnachrichten, gekoppelt an diesen Spielaspekt, für eine gedankliche Vereinnahmung, die starke Auswirkungen auf ihr Alltagsverhalten hatte. Für sie stand viel auf dem Spiel. Sie wollten das, was sie sich vorher aufgebaut hatten, nicht verlieren.

11 Millionen Menschen beim Konzert – Events und Quests

«Das war so hammer. Das ging so ab – richtig geil!»

Spiele, die online gespielt werden oder über einen Online-Modus verfügen, bieten den Spielern Unmengen an Möglichkeiten. Für die Hersteller haben sie vor allem den Vorteil, viel über ihre Kunden in Erfahrung zu bringen und sie dann beeinflussen zu können. Durch die Online-Verbindung lassen sich die Nutzerprofile hervorragend auslesen und Daten über die Vorlieben der Spieler gewinnen: Ob sie zum Beispiel bereit sind, Geld zu investieren, und was sie dabei besonders interessiert.

Außerordentlich beliebt sind in diesem Zusammenhang «Events» und «Quests». Diese Aktionen werden häufig im Vorhinein über Pushnachrichten angekündigt, z. B. auf der Spielekonsole oder direkt im Spiel. Sie nutzen den Online-Modus der Spiele, um den Spielern Abwechslung und Spannung zu bieten und so den

Anreiz zu erhöhen, dranzubleiben und möglicherweise Geld zu investieren. «Events» sind (häufig zeitlich begrenzte) Aktionen zu bestimmten Anlässen (z. B. Halloween) oder festgelegte Zeitpunkte, an denen in regelmäßigen Abständen zu bestimmten Uhrzeiten neue Spielinhalte vorgestellt werden, in einem Rennspiel zum Beispiel ein neues Auto.

«Quests» stellen eher Aufgaben innerhalb des Spiels dar. «Es kann zum Beispiel ein Bankraub sein, der gemacht werden muss», beschreibt David. Werden diese Aufgaben erfolgreich gelöst, wird der Spieler unmittelbar dafür belohnt. «Vielleicht ist es die Aufgabe, 10 000 Meter mit dem Auto zu driften. Und wenn man das geschafft hat, dann bekommt man vielleicht neue Felgen oder blauen Reifenqualm.»

Marcel berichtet, dass ihn die Aufgaben täglich beschäftigt haben: «Ich hatte richtig Stress, wie ich meine Aufgaben lösen sollte. Meine Schule ist oben auf einem Berg, da ist kaum Empfang. Nach der Schule ist dann ja kaum Zeit, denn die Aufgaben in den Spielen sind umfangreich. Ich habe mich die ganze Zeit gefragt, wie ich das machen soll. Ich habe dann meiner Freundin das Handy gegeben, damit sie Aufgaben für mich löst.» David investierte auch öfter Geld im Rahmen von Events. «Mich reizen die neuen Dinge in den Spielen, und ich will sie unbedingt haben. Da kauf ich mir dann auch öfter mal was. Gerade, weil es die Sachen dann häufig auch nur ganz kurz zu kaufen gibt.»

David und Marcel beschreiben – und mit ihnen viele andere Patienten in der Insula-Klinik –, wie sehr sie sich darauf freuen, Nachricht für ein Event eines ihrer Lieblingsspiele zu bekommen: «Ist Abwechslung und macht mehr Spaß», kommentiert Marcel.

So sind die Spielehersteller immer wieder auf der Suche nach neuen Möglichkeiten, die Spieler zu ködern. Dabei gehen sie durchaus ungewöhnliche Wege. Im Februar 2019 sorgte ein Konzert des bekannten DJs Marshmello für große Aufmerksamkeit. Dieses Konzert wurde nämlich nicht in einem Club oder auf einem Festival gespielt, sondern auf einer virtuellen Bühne in dem Spiel Fortnite. Die Spieler hatten die Möglichkeit, ihre Figuren des Konzerts angemessen zu individualisieren, und dann ging es ab vor die Bühne. Dort wurde ausgiebig getanzt, gesprungen, mit Leuchtstäben zum Takt geschwungen, über das Headset mit seinen Freunden kommuniziert, also alles fast wie bei einem realen Konzert. David war total begeistert: «Das war so hammer. Das ging so ab – richtig geil!» Mit dieser Meinung war er nicht allein. 11 Millionen Spieler weltweit nahmen live an diesem Event teil.[23] An dieser Zahl wird deutlich, welche Möglichkeiten sich den Herstellern aufgrund der Online-Spiele bieten, aktiv das Spielverhalten zu beeinflussen und virtuelle Erlebnisse zum Teil des alltäglichen Lebens der Spieler zu machen.

Statt realer Treffen – Gemeinschaft in Videospielen

«In meinem Clan habe ich viele Freunde.»

Welche Bedeutung die sozialen Interaktionen in den sogenannten Online-Rollenspielen haben, zeigt auch das bereits erwähnte Gutachten «Suchtfördernde Faktoren von Computer- und Internetspielen» im Auftrag des Bundesministeriums für Gesundheit, in dem soziale Interaktionen sogar als ein Hauptfaktor für die Entstehung von Abhängigkeit benannt werden.[24]

Unsere Adipositas-Patienten bestätigen diese Studie. Gerade für die, die einen hohen Medienkonsum aufweisen, spielen die sozialen Aspekte in den Spielen eine sehr große Rolle, besonders die Kommunikation mit anderen Mitspielern. Was zunächst positiv klingt, denn Interaktion mit anderen ist das, worauf wir Menschen als soziale Wesen ausgelegt und angewiesen sind. Und natürlich wünschen wir unseren Kindern die Möglichkeit zu Austausch und Gespräch. Doch dieser Aspekt ist im Kontext der Computerspiele genau jener Faktor, der das Ganze so fatal macht. Denn die Computerspielwelt, in der diese Interaktion stattfindet, bleibt eine eigene, nicht an das wirkliche Leben angebundene Welt. Die Menschen, mit denen man spricht, wird man in 98 % der Fälle nie zu Gesicht bekommen. Die Aufgaben, die hier gemeinsam bewältigt werden, lösen keine der Herausforderungen in der realen Welt. Sie üben einen auch nicht zwingend im sozialen Miteinander in Familie, Schule und Gesellschaft.

Bei Spielen, die gemeinsam in Gruppen, sogenannten Gilden und Clans, gespielt werden, fällt der soziale Aspekt besonders stark ins Gewicht. Die Spieler bewegen sich innerhalb dieser Gruppe, fühlen sich zugehörig und nehmen unterschiedliche Rollen ein. So beschreibt Simon, 21 Jahre: «In meinem Clan hatte ich viele Freunde. Jeden Tag haben wir miteinander gespielt und über Teamspeak miteinander geschrieben und gesprochen. Es war wie meine Familie. An guten Tagen haben wir Späße gemacht und zusammen gelacht. An schlechten Tagen konnte ich mich auskotzen und meine Sorgen loswerden.» Ähnlich wie Simon beschreiben viele Jugendliche, dass sie zahlreiche Freunde in den Spielen haben, mit denen sie regelmäßig in Kontakt stehen. Dabei wird sich nicht nur über Spielinhalte ausgetauscht, es werden auch private Gespräche oder Diskussionen über gesellschaftliche Themen geführt.

Tristan, 24 Jahre, kommt aus Bayern und träumt davon, einige von seinen Online-Freunden im echten Leben zu treffen: «Wir sind jetzt seit knapp 8 Jahren im Kontakt. Damals hat alles mit «World of Warcraft» angefangen, und es hat echt bis heute gehalten. Leider hatte ich bisher das Geld noch nicht, um mal nach Heidelberg zu fahren. Aber sobald es geht, werde ich das machen.» Tristan hatte eine Phase, in der er sich sozial sehr isolierte: «Ich brach die Schule ab, und aus lauter Langeweile habe ich dann immer mehr gezockt. Ich bin dann auch nicht mehr so viel rausgegangen, um mich mit meinen alten Schulfreunden zu treffen. Irgendwie verlief sich das dann so, es hat nach einiger Zeit auch keiner mehr nach mir gefragt. Im Spiel habe ich dann nette Leute kennengelernt, mit denen ich auf einer Wellenlänge war. Der Kontakt wurde immer intensiver, und wir haben uns täglich im Spiel getroffen. Bestimmt hat das rückblickend auch dazu beigetragen, dass ich nicht mehr rausgegangen bin.»

Tristan beschreibt hier treffend einen Zusammenhang, den man bei vielen Jugendlichen mit zeitintensivem Spielverhalten beobachten kann: **Die Spieler ziehen sich aus ihrer realen Alltagswelt zurück und finden über die Spiele andere Menschen, mit denen sie ohne jede Hürde oder Anstrengung – und auch ohne jedes offensichtliche Risiko – in Kontakt treten können. Jeder Mensch hat das Bedürfnis nach sozialem Austausch, so ist das Erleben dieser Onlinekontakte zunächst ein Weg, dieses Bedürfnis zu erfüllen.**

Immer wieder erzählen uns Patienten, dass sie nur noch wenige soziale «Face-to-face-Kontakte» hatten. Meist ist es kaum noch nachvollziehbar, ob der Mangel an Freunden aus dem Umfeld zum übermäßigen Internetspielen geführt hat oder das übermäßige Online-Spielen zur Verhinderung der sozialen Kontakte. Beide Faktoren bedingen sich gegenseitig und erschweren letztlich das Zurechtkommen im realen Leben.

An dieser Stelle ist es interessant, die Arbeit des Journalisten und Autors Sebastian Junger einzubeziehen, der jahrelang als Kriegsreporter tätig war, unter Posttraumatischen Belastungsstörungen (PTBS) litt und u. a. dem Phänomen nachging, warum Soldaten unter PTBS leiden, die gar nicht in Kriegshandlungen verwickelt gewesen waren. Und warum nicht wenige der Betroffenen beschließen, sich trotzdem erneut für einen Einsatz im Kriegsgebiet zu melden. Junger zeigt in seinem Buch «Tribe: Das verlorene Wissen um Gemeinschaft und Menschlichkeit»[25], dass die Sehnsucht nach dem intensiven Zusammenhalt innerhalb der eigenen Truppe mitverantwortlich für die PTBS-Symptome wie Depressionen, Schlafstörungen oder Suchtverhalten ist. Die Betroffenen verspüren «Heimweh» nach den Kameraden im Kriegsgebiet. Einer der Veteranen erklärte gegenüber Junger: «Wir trinken nicht, weil wir so viel Schlimmes erlebt haben, sondern weil wir die guten Dinge von dort vermissen».[26] Die Anonymität und scheinbare Nutzlosigkeit, welche die Soldaten, zurück in ihrem Heimatland, empfinden, lösen bei vielen von ihnen die Störung aus, nicht die Erlebnisse im Krieg.

Junger vertritt die Ansicht, dass die moderne Gesellschaft den Menschen zunehmend das Gefühl gibt, nutzlos zu sein. Seine Botschaft ist, dem ein Ende zu setzen und zu einer «Stammeskultur» zurückzukehren, in der mehr Gleichheit und Gemeinsinn herrschen, wie sie etwa die Ureinwohner Amerikas leben. Wie eine Rückkehr zur Stammeskultur aussehen sollte, bleibt offen, aber sein Appell an mehr Mitmenschlichkeit in unserer Gesellschaft trifft sicherlich einen Nerv und ist außerordentlich wichtig.

Auch wenn es nicht um existenzielle Kriegs- oder Krisenerfahrungen geht: Die Erfahrung von Zusammenhalt und Gemeinschaft, wie sie ein junger Mensch in den virtuellen Welten wie z.B. bei «World of Warcraft» erlebt, erscheint auf dieser Ebene vergleichbar mit den Erlebnissen der Soldaten. Wenn der Spieler im Teamspeak mit Kameraden, die allerdings irgendwo auf diesem Planeten (natürlich unter Auflösung von Tag und Nacht) mit ihm spielen, immer neue Abenteuer erlebt und Aufgaben bestehen muss, hat er möglicherweise ein ähnliches Verbundenheitsgefühl, wie es Kriegskameraden erleben. **Nach diesem Gefühl der Verbundenheit sehnt sich der Mensch offenbar so stark, dass er sich sogar in** hochgefährliche Kriegsgebiete zurückwünscht. Denn nur dort hat er bedingungslose Kameradschaft und Zusammenhalt erlebt. Welch eine immense Auswirkung dieses psychologische Bedürfnis auf die Spieler von Rollen-Onlinespielen hat, weiß die Spieleindustrie, und sie nutzt das offensichtlich.

Angst vor dem Rausschmiss – Soziale Zwänge in Online-Spielen

«Wer nicht (mit)spielt, verliert alles!»

Innerhalb der Clans und Gilden gibt es soziale Strukturen, wie wir sie aus der realen Gesellschaft kennen. So gibt es auch Spieler, die führende Rollen einnehmen. Tristan erzählt: «Ich bin dann echt irgendwann aufgestiegen. Das habe ich mir hart erspielt, und ich hatte dann den Respekt von allen Mitspielern. Die haben zu mir aufgeschaut, und ich hatte ein gutes Gefühl, wenn ich die Gruppe geleitet habe.» Dass Tristan im echten Leben die Schule abgebrochen und gerade perspektivlos, ohne Kontrolle seinen Alltag verbrachte, blieb den anderen Spielern verborgen. Im Spiel ein Anführer – im wahren Leben eher auf der Verliererseite.

Ahmed, 17 Jahre, kam eines Tages zu den pädagogischen Mitarbeitern unseres Teams. «Ich habe ein großes Problem. Ich muss mich unbedingt bei meinem Clan melden, sonst werde ich rausgeschmissen. Bitte helft mir!» Ahmed war verzweifelt, er wusste nicht mehr, was er machen sollte. Er hatte keinen Laptop dabei und auch nicht ausreichend Datenvolumen, um sich mit einem geliehenen Laptop mobil einzuloggen. Damals war der Medienraum, der den Patienten sonst zur Verfügung steht, gerade nicht nutzbar. Ahmeds Verzweiflung wuchs, er bot sogar Geld an, um an einen Computer zu dürfen. Er erklärte einem Mitarbeiter: «Wenn ich mich nicht bis morgen melde, dann schmeißen die mich raus. Und wenn die mich rausschmeißen, dann verliere ich alles, was ich mir erarbeitet habe.»

Für die weitere Therapie war es wichtig, von Ahmed zu erfahren und zu sehen, was diesen Druck auslöste. Also sorgten wir dafür, dass er sich mit therapeutischer Begleitung in seinem Spiel anmelden konnte. Seine Erleichterung war riesig. Der soziale Druck der Gruppe, alles zu verlieren, war für ihn kaum auszuhalten gewesen. Dass Ahmed im wahren Leben gerade gegen seine Kilos kämpfte und neben der Therapie und dem Schulbesuch eigentlich keine Zeit zum Spielen hatte, konnte im Spiel keiner wissen. Hier ging es nur um das Einhalten der Regeln, und Abwesenheit oder Spielpausen hätten zu negativen Konsequenzen für ihn geführt. Dies als Therapeut zu beobachten und zu verstehen war sehr wichtig für die weitere Arbeit mit Ahmed. Wäre Ahmed zu diesem Zeitpunkt der Reha-Maßnahme der Zugang zu seinem Spiel verweigert worden, hätte das womöglich den Abbruch seiner Therapie bedeuten können.

Diese Art der Spielmotivation und der damit einhergehende Druck sind kein Einzelfall bei unseren Patienten. Für Eltern sind dieser Druck und die damit einhergehende Angst und Verzweiflung oftmals sehr irritierend. Nachvollziehbarer wird der Zusammenhang erst, wenn die Hintergründe – wie im Fall von Ahmed – bekannt sind. Dazu bedarf es Offenheit und des stetigen Bemühens, die Welt des eigenen Kindes zu begreifen. Ohne Bewertung und Verurteilung nachzufragen, kann eine Möglichkeit sein, in einen echten Austausch zu kommen und wichtige Gründe für das Verhalten und das Empfinden des Kindes bzw. des Jugendlichen zu erfahren. So kann neues Vertrauen entstehen und eventuell ermutigt werden, im Gespräch auch selbst problematisches Verhalten zu erkennen und die Bereitschaft zur Veränderung zu entwickeln.

Niemand ist gerne ein Verlierer –
Rankings in Konkurrenzspielen

«Beleidigen kann ich mittlerweile auf vielen Sprachen.»

Neben den Gruppenspielen gibt es viele Spiele, die zwar ebenfalls soziale Kommunikationsmöglichkeiten und -strukturen nutzen, in denen es allerdings nicht darum geht, innerhalb einer Gruppe zu interagieren, sondern darum, Konkurrenz zu schaffen. In diesen Spielen treffen die Spieler «echte» Spielgegner und nicht computergesteuerte Bots. Der Spieler wird einem Wettbewerb ausgesetzt und in ein Ranking eingeordnet. Er kann sich messen und erfährt kontinuierlich, wo er im Vergleich mit anderen Spielern steht. Oleg, 22 Jahre alt, erzählt: «Angefangen habe ich mit Gruppenspielen, also gemeinsam mit einer Gruppe zu agieren. Doch ich wollte mehr und habe mir dann Spiele gesucht, in denen ich immer eins zu eins gegen andere kämpfen musste. Hier habe ich sofort gewusst, ob ich gut oder schlecht war. Wenn ich gut war, ging's mir gefühlsmäßig top, wenn ich verloren hab, bin ich manchmal ausgeflippt. Ich verrate jetzt nicht, wie viele Controller ich geschrottet habe.» Beleidigende Kommentare gehören bei einem solchen «Battle» dazu. Mit einem Lächeln im Gesicht fügt Oleg hinzu: «Also, beleidigen kann ich mittlerweile auf vielen Sprachen.»

Den Reiz, sich einer Konkurrenz zu stellen, nutzen viele Spielemacher, indem sie den Spielern Ranking-Listen mit den User-Namen präsentieren. Die Spieler werden animiert, sich zu verbessern und damit im Ranking zu steigen. Um das zu erreichen oder seinen Stand zu halten, muss der Spieler immer weiterspielen. Je höher ein Spieler im Ranking steigt, umso mehr muss er spielen. Zusätzlich werden in vielen Spielen Pausen, von z. B. einer Woche, mit Punktabzügen bestraft, was eine Herabstufung im Ranking zur Folge haben kann. Das möchten die Spieler natürlich um jeden Preis vermeiden. Denn niemand ist gerne ein Verlierer – jeder möchte oben stehen! Und das gilt besonders für Kinder und Jugendliche, die im realen Leben vielleicht nicht so viele Erfolgserlebnisse haben.

Endlich ein anderer sein – Der Avatar in einer risikofreien Welt

«Im Spiel bin ich Chef. Wenn ich Stress habe oder es nicht läuft, dann geh ich halt.»

Eine große Rolle spielen auch die Avatare (wörtlich übersetzt Götterboten), die die User in den Spielen für sich auswählen. Als virtuelle Stellvertreter sind sie meist mit Eigenschaften ausgestattet, die das genaue Gegenteil von dem sind, was die Spieler, vor allem im Falle unserer Patienten, in der Wirklichkeit ausmacht. Überdurchschnittlich oft wird ein athletischer, schlanker Charakter ausgewählt. Das erzählt auch Tristan: «Natürlich war ich in dem Game ein starker Typ. Groß und schlank. Irgendwie alles Dinge, die ich eigentlich gar nicht war. Aber meine Haarfarbe hat gestimmt», lacht er.

Die Möglichkeit, jemand Großartiges zu sein, der man im echten Leben nicht ist, übt einen starken Reiz aus. Pascal, 15 Jahre, berichtet: «In der Schule haben sie über mich gelacht – ich war immer das fette Opfer. Ich hab mich auch nie gewehrt und alles in mich hineingefressen. Im Spiel war ich stark. Da konnte ich meinen Frust rauslassen und alle umhauen. Ich habe mir vorgestellt, dass das meine Mitschüler sind. Das war dann irgendwie mein Ausgleich.»

Die Identifikation mit den Avataren ist in vielen Fällen sehr hoch. Mit ihnen gehen die Spieler im Falle unserer Adipositas-Patienten im wahrsten Sinne «durch dick und dünn».

Sich als Gewinner-Typ durch «die Welt» zu bewegen, Lob und

Anerkennung zu bekommen für seine Leistungen, ist das, was für Menschen, die durch intensives Computerspielen die Kontrolle über ihr reales Leben abgegeben haben, nicht mehr stattfindet. In der virtuellen Welt ist das Leben im Gegensatz dazu noch zu bewältigen und kontrollierbar. Die Risiken, die der Spieler eingehen muss, erscheinen zunächst eher gering: Außer investiertem Geld gibt es nicht viel zu verlieren. Gerät er in Situationen, in denen es schwierig wird, hat er jederzeit die Möglichkeit, abzubrechen und sich zu entziehen. Im realen Leben, das mehr und mehr vermieden wird, ist das anders: Da müssen sich die Spieler Situationen stellen, die auch real Konsequenzen nach sich ziehen: Diskussionen und Ärger mit den Eltern, schlechte Noten in der Schule, Ausgelacht-werden auf dem Schulhof. Tarek, 16 Jahre alt, beschreibt: «Im Spiel bin ich Chef. Wenn ich Stress habe oder es nicht läuft, dann geh ich halt.» Und der 14-jährige Christian sagt: «Im Spiel bin ich richtig mutig. Da traue ich mich richtig und gehe auch mal voll ins Risiko.» Im realen Leben war Christian vor seinem stationären Aufenthalt im Adipositas-Zentrum monatelang nicht mehr in die Schule gegangen, weil er dort aufgrund seines Übergewichts ausgegrenzt und beleidigt wurde. Mit der Zeit hatte er sich nicht mehr getraut, auch nur einen Schritt in die Schule zu setzen. Im Spiel konnte er allerdings weiter mutig sein und Anerkennung bekommen, ohne dabei ein Risiko einzugehen.

8 bis 12 Stunden online am Tag – Vermeidung von Langeweile

«Ich habe mich zwei- bis dreimal beworben, aber mit meinem Über-gewicht hab ich doch eh keine Chance.»

Die Zeiten, in denen ausschließlich an fest installierten Rechnern und Automaten gespielt werden konnte, sind schon lange vorbei. Spätestens mit der Nutzung der leistungsstärkeren Handys, die in jede Hosentasche passen, kann immer und überall gespielt werden. Es ist mittlerweile ein ganz alltäglicher Anblick, dass Menschen an der Bushaltestelle, beim Arzt, im Park oder sogar in Gemeinschaft mit anderen sitzen und irgendein Spiel zocken. Langeweile kommt nicht mehr auf. Und für jede Vorliebe und jeden Intellekt ist etwas dabei. Spiele zum Zeitvertreib für zwischendurch gibt es wie Sand am Meer, die Schwierigkeitsgrade sind verschieden, und auf die Spiele, die früher hauptsächlich zu Hause im Sessel vor dem Bild-schirm gespielt wurden, hat man übers Internet von jedem Gerät und somit überall Zugriff. Selbst, wenn man mal rausgeht, muss man nicht wirklich einsteigen in die reale Welt.

«Was sollte ich auch anderes machen, als mit meinem Handy zu spielen?», fragt Miriam, 16 Jahre alt. Miriam machte ihren Haupt-schulabschluss und verlor danach die Perspektive. «Ich habe mich zwei- bis dreimal beworben, aber mit meinem Übergewicht hab ich doch eh keine Chance.» So verbrachte Miriam Tag für Tag immer mehr Zeit mit Handy und Computer. Die Medien nahmen eine immer größere Rolle ein – aus lauter Langeweile. Es klingt banal, aber die Folgen sind real: Je weniger ein junger Mensch mit Schule, Ausbildung und Hobbys beschäftigt ist, desto wahrscheinlicher ist es, dass Computer und Handy zur alleinigen Beschäftigung werden.

Fast alle Patienten mit hohem Medienkonsum geben an, aus Langeweile viel Zeit mit den Medien zu verbringen. Wenn Patienten erzählen, dass sie zu Hause 8 bis 12 Stunden am Tag mit Medien interagieren, wird schnell deutlich, dass es an Tagestruktur und Aufgaben mangelt. Oleg, 22 Jahre alt, erzählt: «Ich war mal auf 6 Wochen Kur. 6 Wochen alles gut, ich komme nach Hause, bam, ich spiele wieder. Ich brauche einfach was zu tun.»

Verzerrte Realitätsvorstellungen – Der Einfluss von Werbung und Streamern

«Ich will auch ein erfolgreicher E-Sportler sein und mein Geld mit meinem Hobby verdienen. Den ganzen Tag League of Legends zu zocken wäre schon geil.»

In sozialen Netzwerken und auf Streamingportalen betreibt die Computerspieleindustrie großflächig Werbung. Nicht nur, dass soziale Netzwerke wie Facebook oder Instagram die Vorlieben ihrer Mitglieder kennen und Werbung für Spiele schalten. Influencer (Personen, die unter den Nutzern besonders bekannt sind und damit großen Einfluss haben) stellen in sozialen Netzwerken oder über Streamingportale wie YouTube oder Twitch gezielt aktuelle und beliebte Spiele vor. Besonders beliebt sind die sogenannten Let's-play- oder Gameplay-Videos, in denen Influencer sich dabei filmen, wie sie die Spiele spielen und diese währenddessen kommentieren. Mirko erzählte, dass er ein Spiel heruntergeladen, angespielt, als nicht interessant befunden und wieder gelöscht hatte. Als er jedoch später ein Video von einem seiner Lieblings-Streamer über genau dieses Spiel sah, wurde er doch neugierig. Er installierte das Spiel wieder und spielt es bis heute regelmäßig. Tobias berichtet: «Letztes Mal hat jemand bekanntgegeben, dass bald das neue Autorennspiel rauskommen könnte, da freu ich mich jetzt schon total drauf. Jetzt zeigt der in seinen Videos immer, was vielleicht für

Sachen in dem Spiel sein könnten.» Dabei strahlt er, und die Vor-
freude ist ihm sichtlich anzumerken.

Eine besondere Rolle unter den Streaming-Plattformen spielt
Twitch.tv: Sie hat sich fast ausschließlich auf die Übertragung
von E-Sport (Elektronischer Sport-Wettkampf zwischen Spielern
in einem Videospiel) und Live-Streamings von Computerspielen
spezialisiert. Es besteht dort die Möglichkeit, anderen Kanälen zu
folgen, im Live-Chat zu kommentieren oder selber einen Kanal zu
bespielen. Die erfolgreichen Streamer sind Stars in der Szene, sie
sind beliebt und verdienen mit ihren Gameplays viel Geld durch
Werbung – für die Spiele, aber auch für externe Produkte. So ver-
riet einer der erfolgreichsten Streamer auf Twitch mit dem Namen
«Ninja», dass er im Monat über 500 000 Dollar mit dem Veröffentlichen von Spielevideos verdienen würde.[27] Seinen Erfolg führt er
zurück auf ein hochklassiges Gameplay, das er auf witzige Art und
Weise den Usern präsentiere.

Wie viel Interesse größere Events im E-Sports-Bereich auf
sich ziehen, wie zum Beispiel das World Championship 2018 von
«League of Legends» (LOL), machen die Zahlen des Webportals
«E-Sport Charts» (2018)[28] deutlich: Insgesamt schauten ca. 205 Millionen Zuschauer das Finale live im Internet, der Großteil davon
(203 Millionen) aus China. Die Preisgelder hatten einen Gesamt-
wert von 225 000 Dollar. Nicht ohne Grund wurde sogar über eine
Aufnahme des E-Sports bei den Olympischen Spielen diskutiert,
die letztlich aber abgelehnt wurde.

Auch in Deutschland ist der E-Sport im Aufwind. Deutsche Fuß-
ballvereine haben in den letzten Jahren begonnen, E-Sport-Teams
aufzubauen. So gibt es z. B. von Red Bull Leipzig, Wolfsburg oder
Schalke 04 E-Sport-Teams in verschiedenen Spielen. Die Vereine
versprechen sich eine große Werbewirkung und setzen dabei auf
weltbekannte Spiele wie Fifa oder League of Legends. Schalke 04 hat
laut der Westdeutschen Allgemeinen Zeitung im November 2018

8 Millionen Euro dafür ausgegeben, um mit seinem E-Sports-Team an der neugegründeten «League of Legends European Championship» teilzunehmen. Den Startplatz erhalten sie für die kommenden 5 Jahre. Schalkes Chief Gaming Officer (CGO), Tim Reichert, erzählt stolz: «Wir haben uns mit League of Legends bewusst für einen Titel entschieden, der weltweit Popularität genießt. Mit unserem Bekenntnis zu League of Legends wollten wir zeigen, dass wir uns intensiv mit dem elektronischen Sport auseinandergesetzt haben und überzeugt sind von dieser jungen Sportart – überzeugt auch von dem Weg, den wir damit eingeschlagen haben.»[29]

Auch die Fußballstars selbst mischen inzwischen teilweise schon mit: Mesut Özil zum Beispiel hat mittlerweile ein eigenes E-Sports-Team mit dem Namen «The M10 eSports Team» gegründet.[30] Ein Teil der Jugendlichen versucht also nicht mehr, wie noch vor ein paar Jahren, die Fußballtricks der bekannten Spieler auf dem grünen Rasen auszuprobieren, sondern ihnen online vor dem Bildschirm nachzueifern: E-Sportler zu werden ist für Kinder und Jugendliche mittlerweile ein ernsthafter Berufswunsch – ein weiterer Hinweis darauf, wie sehr die Online-Welt Teil der erlebten Realität geworden ist und wie wenig einige junge Erwachsene heute in der Lage sind, zu abstrahieren, was real und realistisch ist. Der Erfolg, der viele Siege verspricht, und die Ausschüttung hoher Preisgelder machen den «Beruf» zu einem Traumjob. Kai, 17 Jahre, erzählt: «Ich will auch ein erfolgreicher E-Sportler sein und mein Geld mit meinem Hobby verdienen. Den ganzen Tag League of Legends zocken wäre schon geil.»

Neben Fußballclubs bemerken auch bekannte Marken die Reichweite des E-Sports. Auf ihrer Website schreibt Red Bull (2018), nach einem Street Fighter Turnier namens «The Pit», das der Energydrink-Produzent sponsert: «Es war laut. Es war rough. Es war Red Bull The Pit im Odonien in Köln.»[31] Neben dem Nachbericht können spielentscheidende Videos und Bilder angesehen werden. Alles professionell zusammengeschnitten und dem User bestens präsentiert. So geht gutes Marketing im Rahmen von E-Sports, angepasst auf eine bestimmte Zielgruppe, die dafür extrem empfänglich ist und am Ende leider in einigen Fällen einen hohen Preis bezahlt.

Fazit

Die Welt der Computerspiele konkurriert für Jugendliche mit ihren Angeboten, Möglichkeiten und psychologischen Strukturen längst mit der realen Lebenswelt. Mit Hilfe eines ausgefeilten Systems von suchtfördernden Faktoren werden durch die Spieleindustrie auf der einen Seite Bedürfnisse geschaffen und auf der anderen Seite gedeckt. Bereits im Vorschulalter wird versucht, Kinder an einen regelmäßigen Medienkonsum heranzuführen. Ein niedrigschwelliger Zugang, gerade bei «Free-to-play-Games», suggeriert den Spielern, dass kostenfrei gespielt werden kann. Ausgaben, z. B. über «In-App-Käufe» oder «In-Game-Währung» ergeben sich in der Regel erst im Verlauf, wenn der Spieler bereits in das Spiel eingebunden ist: Spielvorteile können erkauft werden, der persönliche Avatar kann immer weiter ausgestattet werden, Lootboxen verleiten über Glücksspielelemente zum Kauf. Parallel erinnern Pushnachrichten den Spieler permanent an das Spiel, und «Events» und «Quests» versprechen zusätzliche Abwechslung. Das differenzierte Angebot sowie die gezielt eingesetzten komplexen Belohnungssysteme führen zu einem erhöhten Suchtrisiko, egal ob der Spieler Lernschwierigkeiten hat oder überdurchschnittlich begabt ist.

Die Spieleindustrie nutzt und schürt gezielt die Bedürfnisse der Spieler nach Beschäftigung gegen die Langeweile, nach Erfolgserlebnissen, nach Kontakten, nach Gefordert-Werden und Sich-Messen, um sie immer wieder neu an die Medien zu binden. Die virtuelle, von der Computerspieleindustrie geschaffene Welt bietet einen Ersatz für jeden, dessen Grundbedürfnisse im Alltag nicht ausreichend erfüllt werden. Unsere Adipositas-Patienten sind von daher besonders gefährdet: Durch ihr starkes Übergewicht sind sie oft schon längst aus der Gruppe ausgegrenzt. Computerspielabhängigkeit entwickelt sich oft, aber nicht immer, aus einer verarmten Lebenswelt, in der wenig Aktivitäten stattfinden, es wenig sozialen Austausch sowohl mit Freunden als auch mit Familienmitgliedern gibt – aus einer Welt, die wenig Erlebnis bietet und in der menschliche Grundbedürfnisse ungestillt bleiben.

Viele Eltern sind tief verunsichert und haben das Gefühl, ihr Kind immer weniger zu erreichen. Sie spüren, dass die Entwicklung nicht gut läuft, trauen sich aber nicht, das exzessive Spielen zu verbieten oder zu begrenzen. Sie befürchten, ihr Kind würde dann zu sehr leiden, sie möchten ihm «nicht auch noch das wenige wegnehmen, was es noch hat und was ihm Spaß macht». Viele haben auch große Angst, dass die Beziehung zu ihrem Kind noch mehr leiden könnte, wenn sie – gegen den Wunsch des Kindes – eine unpopuläre Entscheidung treffen.

In Gesprächen mit betroffenen Eltern haben wir die Erfahrung gemacht, dass sie sicherer handeln können, wenn sie über Hintergrundinformationen verfügen. Mit dem Wissen um die große Macht der hier dargestellten suchtfördernden Mechanismen kann es Eltern vielleicht eher gelingen, konsequenter Erziehungsverantwortung zu übernehmen und so ihren Kindern Orientierung und Schutz zu geben und Alternativen zum Medienkonsum aufzuzeigen und anzubieten.

Eltern, deren Kinder Ansätze von Suchtverhalten zeigen, überfordern ihre Kinder, wenn sie Einsicht und Einverständnis erwarten. Passives Gewährenlassen ist keine Unterstützung der Kinder. Im Gegenteil, es stärkt ihr Suchtverhalten, legitimiert den übermäßigen Konsum und ist daher als Co-Abhängigkeit einzuordnen. Was wie Hilfe aussieht, schadet.

Doch aktiv zu werden, am Ball zu bleiben, auch gegen Widerstände, stellt für Eltern eine Riesenherausforderung dar: Kinder und Jugendliche, die dabei sind, ein Suchtverhalten zu entwickeln, und psychisch bereits sehr vereinnahmt sind, grenzen sich von den Eltern ab, reagieren aggressiv und sind oft nur noch schwer zugänglich. Oftmals scheuen Eltern dann die immer wiederkehrenden Konflikte. Dabei ist eine Kommunikation mit dem Kind – und sei sie noch so herausfordernd – der entscheidende Schritt. Wenn Eltern wieder in Kontakt kommen mit den tiefer liegenden Bedürfnissen ihres Kindes, wenn echter Austausch stattfindet in einem Schutzraum, wenn Kinder Ängste offen benennen können, besteht eine Chance, gemeinsam das Problem anzugehen. Erst dann können Eltern oft auch erfassen, wie ernst die Lage ist und welche Unterstützung das Kind benötigt. Dazu sind ein vorurteilsfreies Fragen, eine Ansprache ohne Vorwürfe und uneingeschränkter Respekt für die Beweggründe des Kindes Basis und Ausgangspunkt.

Worin liegt der Reiz
sozialer Netzwerke?

Soziale Netzwerke dienen dazu, mit anderen Menschen in Kontakt zu treten und durch Austausch von Inhalten interagieren zu können. Sie sind zum festen Bestandteil der täglichen Kommunikation geworden, insbesondere in westlichen Industrienationen. Wir tauschen uns über soziale Medien aus, informieren uns hier über Themen und knüpfen neue Kontakte – völlig ortsunabhängig. Darüber hinaus schließen wir uns in sozialen Netzwerken Gruppen an, weit schneller und einfacher, als dies früher der Fall war. Wir können mit Menschen in Kontakt treten, die an anderen Orten und in anderen Zeitzonen leben, die aber dieselben Interessen haben wie wir – und denen wir ohne diese Online-Optionen niemals begegnet wären. Das eröffnet ganz neue Möglichkeiten und birgt parallel dazu viele Risiken.

Zu den am meisten verbreiteten sozialen Netzwerken gehören Facebook, Instagram, Snapchat und auch die Video-Plattformen YouTube und Vimeo. Die bekannten Messenger-Dienste wie WhatsApp und Twitter sind streng genommen keine sozialen Netzwerke, erfüllen aber den gleichen Zweck des sozialen Austauschs. Mittlerweile nutzt fast jeder Mensch, der ein Smartphone oder einen Rechner im Online-Modus besitzt, einen dieser Dienste.

In einer Studie der DAK (2018)[32] wurden 12- bis 17-jährige Jugendliche nach ihrer Nutzung von sozialen Netzwerken befragt. 85 Prozent gaben an, täglich ein soziales Netzwerk zu nutzen. In dieser Umfrage lag die Anzahl der täglichen Nutzer bei den Mädchen im Vergleich zu den Jungen höher. Während die Jungen eine durchschnittliche Nutzungszeit von 151 Minuten am Tag angaben, lag der

Wert bei den Mädchen um gute 30 Minuten höher, bei 182 Minuten. Das entspricht also einer Nutzung von über drei Stunden am Tag. In der Altersgruppe der 16- bis 17-Jährigen gaben sogar 30 Prozent der Mädchen an, täglich mehr als 4 Stunden in sozialen Netzwerken aktiv zu sein. Bei den Jungen waren es im Vergleich 20 Prozent. Der renommierte Forscher im Bereich der Internetabhängigkeit Dr. Bert te Wildt vermutet, dass Frauen allgemein einen höheren Wert auf soziale Kontakte legen und sie diese Tatsache häufiger davor bewahrt, eine Abhängigkeit in Bezug auf Videospiele zu entwickeln.[33] «Mit der unglaublichen Erfolgsgeschichte der sozialen Netzwerke wie Facebook oder WhatsApp ist allerdings zu befürchten, dass dieser vermeintliche Schutzfaktor zum Suchtfaktor geworden ist.»[34] Bei der JIM-Studie von 2017[35] wurde ebenfalls deutlich, welche wichtige Rolle die Kommunikation im Internet für Mädchen spielt. Die befragten Mädchen, zwischen 12 und 19 Jahren, gaben an, dass 46 % ihrer Internetnutzung sich auf den Bereich der Kommunikation bezieht. Im Vergleich lag der Wert der Kommunikation bei den Jungen bei 31 %.

Ähnlich wie bei den Videospielen gibt es auch unter den Nutzern von sozialen Netzwerken einige, deren übermäßiges Nutzungsverhalten negative Konsequenzen auf ihr Leben hat. Laut der zuvor genannten DAK-Studie (2018)[36] sind hochgerechnet etwa 100 000 Jugendliche in der Altersgruppe von 12 bis 17 Jahren von einer «Social Media Disorder» betroffen (siehe Kriterien im vorherigen Kapitel). In ihrer Studie schreiben die Forscher, dass die betroffenen jungen Menschen eine durchschnittliche Nutzungszeit von 3,61 Stunden täglich angaben. Patienten der Insula berichten sogar von einer noch deutlich höheren Online-Verweildauer. Ebenfalls kommt es laut der DAK-Studie aufgrund der Nutzung von sozialen Netzwerken vermehrt zu Streit mit den Eltern und einem insgesamt schlechteren Schlaf. Außerdem wird deutlich, dass die Betroffenen mit einem größeren Anteil ihrer Freunde nur über soziale Netzwerke im Kontakt sind.

In der Insula-Klinik nutzen nach Ergebnissen einer Umfrage unter den Patienten (November 2018)[37] 100 % aller Patienten soziale Netzwerke und Messenger-Dienste. Es ist also für alle von ihnen selbstverständlich, sich online zu bewegen. Während mehr als die Hälfte der männlichen Patienten angeben, sie meist nur kurzzeitig als Kommunikationsmittel zu nutzen, gehören bei immer mehr weiblichen Patienten lange Nutzungszeiten zum Alltag und zur Gestaltung des Tagesablaufs.

Insula-Patienten haben uns in Gesprächen deutlich gemacht, was sie als so reizvoll an sozialen Netzwerken empfinden. Sie sollen im folgenden Part wieder zu Wort kommen.

Jeder hat es – WhatsApp als Austauschmedium Nummer eins

«Wenn ich nicht dabei bin, bekomme ich gar nichts mehr mit.»

«Alle in meinem Bekanntenkreis nutzen soziale Netzwerke» ist eine gängige Antwort von Jugendlichen auf die Frage, was den Reiz von Social Media ausmacht. So entsteht ein hoher Druck. Sarah, eine Insula-Patientin, kam einmal weinend in das Mitarbeiterzimmer. «Alle sind in einer Gruppe bei WhatsApp, nur ich nicht. Jetzt sind alle zusammen in die Stadt gegangen, und ich wusste nicht Bescheid. Die haben mich einfach nicht gefragt.»

Terminabsprachen, Verabredungen und Freizeitgestaltung werden heutzutage in der Regel über soziale Netzwerke organisiert, direkte Absprachen werden da gerne mal vernachlässigt. Die anderen Patienten äußerten sich später, dass sie Sarah nicht verletzen wollten. «Sie war halt einfach nicht in der WhatsApp-Gruppe.»

Ein anderes Beispiel ist das von Yasin: Ihm fiel sein Handy herunter, und es ließ sich nicht mehr starten. Beim Mittagessen unterhielten sich alle über ein Video, das in der Insula-WhatsApp-Gruppe herumgeschickt worden war. Yasin konnte nicht mitreden und die Scherze nicht verstehen. Noch dazu wurde er von den anderen ausgelacht, weil er gerade ohne Handy klarkommen musste und das Video noch nicht gesehen hatte.

Diese Alltagsbeispiele machen deutlich, welche große Rolle die Gruppendynamik spielt und dass Jugendliche, die nicht verlässlich über Onlinepräsenz verfügen, unter Umständen die Erfahrung machen, ausgegrenzt zu werden.

Schnell und unkompliziert – Vermeidung von realen Begegnungen

«Total easy, ich muss gar nicht erst zu Tobi gehen.»

Rübergehen und anklopfen ist nicht mehr nötig: Einfach eine Nachricht schicken, und schon darf man mit Antwort rechnen – und kann selbst auch mal nicht antworten, wenn einem nicht danach ist. Die sozialen Netzwerke ermöglichen einen sehr schnellen, unkomplizierten Austausch. In der Klinik beobachten wir, dass selbst bei realen Treffen in der Gruppe die Mehrzahl der Patienten ihr Handy nicht aus der Hand legt. Manchmal wird sogar geschrieben, obwohl der Kontaktpartner gegenübersitzt. Jessi sagt dazu: «Geht genauso schnell wie reden.»

Auch wenn diese Entwicklung irritieren mag: Im Büroalltag erleben auch Erwachsene dieses Phänomen seit langem. Mitarbeiter schreiben sich E-Mails, anstatt den Kollegen anzusprechen, der im selben Raum oder gleich gegenüber im Büro auf der anderen Flurseite sitzt. Möglicherweise ist es schlicht die Folge einer neuen Gewohnheit: Je öfter wir online kommunizieren, desto vertrauter ist dieser Kommunikationsweg und umso sicherer fühlen wir uns hier. Parallel kann dadurch eine immer größere Hürde entstehen, Menschen direkt anzusprechen. Das Gespräch erscheint als unsicherere Variante, weil der Betreffende direkt mit dem Gesprächspartner und seiner Reaktion konfrontiert ist und ebenfalls gefordert ist, sofort zu reagieren.

Auch um in Kontakt mit Familie und Freunden in der Heimat zu bleiben, haben die sozialen Netzwerke für die Insula-Patienten eine große Bedeutung. Es werden Nachrichten ausgetauscht, Bilder verschickt, Videoanrufe geführt oder Videos versendet. So entsteht das Gefühl, Unterstützung von der Familie und den Freunden zu erhalten. Dies ist sehr wichtig für die Patienten, genauso, wie weiter Anteil daran nehmen zu können, was in ihren Freundeskreisen los ist. Giovanni erzählt: «So fühle ich mich nicht ganz ausgeschlossen und weiß immer ein bisschen, was daheim abgeht.»

«Am Anfang, bevor ich zur Therapie gefahren bin, hatte ich große Sorgen, meine Freundin zu verlieren. Aber wir haben direkt abgemacht, uns jeden Tag über WhatsApp zu schreiben. Da hatte ich schon wieder ein besseres Gefühl», berichtet Steffi.

«Jeden Sonntag nach dem Wiegen schicke ich meinen Eltern sofort mein aktuelles Gewicht. Die freuen sich dann immer total, wenn ich wieder abgenommen habe. Mama hat sich sogar extra ein Smartphone gekauft und sich WhatsApp runtergeladen, um nicht immer auf die Info von Papa warten zu müssen», lacht Josefine.

Über alle Grenzen hinweg – Chancen und Risiken von Online-Freundschaften

«Ich habe sogar Freunde in Amerika.»

Soziale Netzwerke sind eine einfache Möglichkeit, um mit anderen Menschen in Kontakt zu treten, das wird immer wieder deutlich. «Früher hatte ich nur mit meinen Freunden aus der Schule zu tun, seitdem ich Instagram habe, schreibe ich regelmäßig mit Leuten aus ganz Deutschland», berichtet Rafaela. Und Tom erzählt: «Ich habe sogar Freunde in Amerika.»

Der Medienexperte Philippe Wampfler sieht die sozialen Netzwerke als Ergänzung zu den realen sozialen Kontakten: «Letztlich erhalten Jugendliche ein größeres Handlungsrepertoire, weil sie Social Media meist als eine Ergänzung und Erweiterung bei der Pflege von Freundschaften erleben. Mit den damit verbundenen Möglichkeiten gehen junge Menschen heute in der Regel selbstbewusst und selbstbestimmt um.»[38] Viele Jugendliche beschreiben, dass sie online das Gefühl haben, am Leben anderer teilhaben zu können. Doch was Wampfler hier beschreibt, setzt ein hohes Maß an sozialer Kompetenz voraus, u. a. die Fähigkeit, zwischen realen und Online-Freundschaften zu unterscheiden. Viele Jugendliche haben jedoch die Angewohnheit, Freundschaften auf Facebook oder Instagram mit echten Kontakten, z. B. auf dem Schulhof, gleichzusetzen. In Gesprächen mit unseren Patienten wird dies immer dann deutlich, wenn von vielen Freunden die Rede ist und sich dann herausstellt, dass es ausschließlich um Online-Freunde geht.

Soziale Netzwerke bieten Jugendlichen die Möglichkeit, soziale Kontakte zu knüpfen, auch wenn sie z. B. gänzlich isoliert in ihrem Kinderzimmer sitzen, die Schule nicht mehr besuchen und das Haus nicht mehr verlassen. Miriam, die ein Jahr zu Hause geblieben war, nachdem sie ihren Schulabschluss gemacht hatte, beschreibt:

«Ich habe mich dann nicht mehr so allein gefühlt, als ich andere im Internet kennengelernt habe. Ich bin in eine Gruppe zum Thema Mangas und Animes auf Facebook eingetreten, da ich mich für das Zeichnen interessiert habe. Dort habe ich dann schnell andere gefunden, die auch gerne gezeichnet haben. Ich habe dann viel gezeichnet und auch meine Bilder hochgeladen. Da habe ich dann gute Kommentare von denen bekommen. Ich würde sagen, ich habe mich da wohl und gut aufgehoben gefühlt.»

Eine Studie der Psychologen Fenne Große Deters und Matthias Mehl (2013)[39] belegt, dass allein ein Post in einem sozialen Netzwerk das Gefühl von Einsamkeit reduzieren kann. Te Wildt weist in diesem Zusammenhang auf die negativen Auswirkungen hin: «Eine Gefahr der Abhängigkeit vom Internet besteht für diejenigen, die kaum oder keine Freunde und Partner haben. Es sind vor allem Menschen, die sich ausgegrenzt und einsam fühlen. Häufig haben sie aufgrund von negativen Erfahrungen sogar Angst vor unmittelbaren sozialen Kontakten.»[40]

Meike erzählt: «In der Schule haben sie irgendwann angefangen mich auszulachen, weil ich dick war. Das habe ich lange ausgehalten. Als dann irgendwann meine einzige Freundin Rebekka auch mitgemacht hat, bin ich zusammengebrochen. Ich habe tagelang geheult und keinen Fuß mehr in die Schule gesetzt. Seitdem war ich krankgeschrieben aufgrund von Depressionen. Ich wollte niemanden mehr sehen, außer meiner Mutter. Ich habe mich nicht mal mehr getraut, mit meinem Hund Bella spazieren zu gehen. Ich habe immer gedacht, gleich treffe ich jemanden aus der Schule. Ich habe mich richtig in meinem Zimmer versteckt. Bei Instagram habe ich dann Leonie aus Berlin kennengelernt. Sie zeigt dort, wie sie abnimmt. Mit ihr habe ich dann angefangen zu schreiben, und sie wurde meine Freundin. Von da an, war ich nicht mehr allein. Sie konnte mich auch viel besser verstehen als alle anderen.» Te Wildt (2015) schreibt entsprechend: «Zumindest in Chats oder Foren

Kontakt zu anderen Menschen zu haben, bietet den Betroffenen die Möglichkeit, sich trotz ihrer Hemmungen mit anderen auszutauschen und als Teil einer Gruppe zu fühlen. Die virtuelle Gemeinschaft funktioniert dann mehr oder weniger als Ersatz für die nicht gelingenden unmittelbaren Kontakte.»[41]

Was also zunächst gut klingt – die Möglichkeit, mit anderen Menschen in Kontakt zu treten und sich auszutauschen –, kann in seiner extremen Form negative Folgen haben: Im Adipositas-Zentrum werden Kinder und Jugendliche behandelt, bei denen überdurchschnittlich häufig die Online-Freundschaften die realen Freundschaften im Alltag nicht ergänzen, sondern ersetzen. 58 % der Patienten geben an, eine Onlinefreundschaft mit Menschen zu führen, die sie im «echten Leben» noch nicht gesehen haben. Aber können virtuelle Freunde einen tatsächlichen Ersatz für reale Kontakte darstellen? Meike hat der Kontakt zu Leonie zunächst einmal gutgetan, sie fühlte sich nicht mehr so einsam. Weitere Erzählungen von psychisch stark belasteten Jugendlichen bestätigen ebenfalls, dass der virtuelle Austausch oft eine unterstützende Wirkung hat. In den letzten Jahren wurde vielfach diskutiert, ob Instagram und Co. einen sogenannten «safe space» für Jugendliche mit psychischen Problemen bieten kann.[42] Denn hier können sie sich eventuell weit offener äußern als in ihren realen Freundeskreisen, gegenüber Eltern oder Lehrern. Parallel müssen Risiken gesehen werden. Ein stark belasteter Jugendlicher kann auch sehr empfänglich sein für das Imitieren von problematischem oder krankhaftem Verhalten. Bisher wurden diese Risiken von den bekannten sozialen Netzwerken nicht ausreichend untersucht und aufgezeigt.

Fraglos für uns Therapeuten ist, dass das Fehlen realer Kontakte das soziale Erleben von Kindern und Jugendlichen generell stark einschränkt. Ohne direkte Freundschaften und den damit verbundenen Austausch nehmen sich junge Menschen die Chance, zu lernen und zu erleben, wie z. B. in der Realität Kontakt aufgenommen, gestaltet und gehalten werden kann. In der virtuellen Welt nehmen sie Gefühle außerdem nicht mehr unmittelbar wahr – weder bei sich selbst noch beim Gegenüber. Sie erleben Zuneigung oder Ablehnung nicht mit Augen- oder Körperkontakt. Jede Reaktion auf eine Äußerung ist verzögert und unter Umständen uneindeutig. Die Sinne – und damit unsere sensibelsten Rezeptoren und Wegweiser – bleiben in solchen Kontakten so gut wie ungenutzt. All die sozialen Fähigkeiten, die verbunden sind mit aktiven Bemühungen und dem Umgang mit Frusterlebnissen, werden im geschützten Kinderzimmer nicht entwickelt.

Scheinbare Nähe – Besonderheiten der Online-Fanwelt

«Ich weiß immer, wann Justin Bieber aufsteht.»

«Ich folge vielen Stars und Influencern, mit einigen habe ich sogar schon über Instagram geschrieben», erzählt Stefanie. Die sozialen Netzwerke bieten den Prominenten Möglichkeiten, Fannähe zu suggerieren. Was früher über den Postweg mit Autogrammkarten lief, läuft heute online. Nahezu jede berühmte Persönlichkeit bespielt Accounts auf mehreren der angesagten Plattformen. Eine Plattform reicht in der Regel gar nicht aus, um alle User erreichen zu können. Besonders erfolgreich sind die Stars, die ihre Fans mit vielen Informationen und Updates aus ihrem Künstlerleben versorgen.

Caro z. B. war ein riesiger Justin Bieber-Fan. Er war ihr Idol, und sie saugte jede Information von ihm auf. Sie trug Kleidungsstücke mit seinem Namen und schlief in Bettwäsche mit seinem Konterfei. Ein solches Verhalten von Fans ist nicht neu. Auch vor 25 Jahren waren diese Phänomene schon zu beobachten. Neu ist, dass mittlerweile durch die sozialen Netzwerke die Möglichkeit besteht, in

Echtzeit neue Informationen zu erhalten, ohne, wie früher, auf den nächsten Bericht in der «Bravo» warten zu müssen. Das erzeugt das Gefühl, ganz nah dran zu sein, sogar zum intimsten Kreis zu gehören. Und dieses Nah-dran-Sein findet zudem meist gar nicht mehr live statt, zum Beispiel vor einer Konzertbühne. Jugendliche suchen dieses Gefühl vielfach ausschließlich virtuell. Während Teenager früher ohnmächtig wurden, weil sie die «New Kids On The Block» endlich live sahen, gehen sie heute oft gar nicht mehr zum Auftritt, sondern suchen «Nähe» nur noch auf Instagram oder Facebook. Natürlich rissen sich Jugendliche auch in früheren Zeiten schon um jede private Information über einen Star. Aber weil die News rar waren, entwickelten sie ihre Vorstellungen von diesem Menschen hauptsächlich in der eigenen Phantasie. Heute bieten die Accounts der Stars bereits alles nötige Material hierzu im Übermaß: Ganz gezielt wird ein scheinbar vollständiges Bild erzeugt und immer weiterentwickelt. So folgte Caro Justin Bieber mit Hilfe der sozialen Netzwerke durch seinen Alltag, immer wieder auf der Suche nach neuen Updates. Sie tauschte sich mit anderen Fans in aller Welt aus. Ihr Alltag geriet dabei zunehmend aus dem Gleichgewicht. Denn bedingt durch die Zeitverschiebung zwischen den USA, wo Justin Bieber lebt, und Deutschland, wo Caro ihr Zuhause hat, war es für sie gerade in der Nacht interessant zu sehen, was los ist. Während der Therapie sagte sie: **«Es war wie ein Kick. Ich musste immer wieder neue Informationen sammeln. Da war ich oft voll lange wach, weil es dann ja erst interessant wurde. Wenn ich geschlafen habe, habe ich ja total wichtige Sachen verpasst.»** Morgens aufzustehen und die Schule zu besuchen, fiel ihr immer schwerer.

«Ich habe dann auch einfach richtig viel zwischendurch gegessen. Eigentlich hatte ich so keine normalen Mahlzeiten mehr. Etwas dicker war ich schon immer, aber da (in der intensiven Zeit) habe ich noch mal bestimmt 30 kg zugenommen», erzählt Caro, und fügt grinsend hinzu: «Der süße Justin hat mich dick gemacht.»

Was sie da so locker weglachte, war allerdings tatsächlich einer der ausschlaggebenden Faktoren gewesen, dass sie die Schule nicht mehr besuchte und massiv an Gewicht zunahm. «Einmal bin ich richtig ausgerastet, als er eine Neue hatte», erzählt sie. Sie steigerte sich so in ihre imaginäre Beziehung zu Justin hinein, dass sie Eifersucht empfand: «Ich habe zwei Tage geheult und war total enttäuscht. Da habe ich richtig gelitten.»

Für Caro verschmolz die virtuelle mit der realen Welt, sie richtete ihren kompletten Alltag am Leben und Alltag ihres Idols aus. In der Nachbetrachtung sagt sie: «Ich war da schon echt extrem. Aber das hat mir voll viel gegeben. Ich muss echt aufpassen, dass mir das nicht noch mal so passiert!» An Caros Aussage wird deutlich, dass sie immer noch positive Gefühle mit dem Erlebten verbindet, trotz der negativen Auswirkungen auf ihr Leben. Wir als Therapeuten teilen ihre Einschätzung, dass sie weiterhin sehr achtsam sein muss, keinen Rückfall zu erleiden.

Online statt offline – Soziale Netzwerke als wichtigster Informationskanal

«Insta schauen und ich weiß Bescheid.»

Die sozialen Netzwerke erlauben den Usern zum einen, das eigene Leben nach außen zu präsentieren, und machen es zum anderen möglich, den Präsentationen der anderen zu folgen. «Ich brauche bloß bei Insta schauen, dann weiß ich, was bei meinen Freunden so los ist», erzählt z. B. Leonie.

Laut der JIM-Studie von 2017[43] geben 82 % der Instagram-User an, dass sie Leuten folgen, die sie persönlich kennen. Noch höher, bei 89 %, liegt dieser Wert bei den Snapchat-Usern. Das macht deutlich, dass die Freundeslisten in den sozialen Netzwerken sich in der Regel am realen Umfeld der User orientieren. Aber es zeigt auch, wie Philippe Wampfler beschreibt, welchen Einfluss soziale Netzwerke auf die Beziehungen haben: «Die Möglichkeiten sozialer Netzwerke verändern die Erwartungen an Freundschaften. Wer wissen will, was seine Freunde erleben, muss sich bei Facebook, Twitter oder Instagram informieren und kann nicht erwarten, bei Zusammenkünften ein Update zu erhalten.»[44]

Der Austausch findet oft nicht zusätzlich in den sozialen Netzwerken statt, sondern hauptsächlich dort. Das unterstützt eine Beobachtung, die auch wir im Adipositas-Zentrum häufig gemacht haben: Wer in der jungen Generation kein soziales Netzwerk nutzt, läuft Gefahr, zum uninformierten Außenseiter zu werden.

Die perfekte Illusion –
Veränderte Wahrnehmung von Realität

«Mein Profil – viel fake, ist doch klar!»

Dass es sich bei den Profilen meistens um sehr positive Selbstdarstellungen handelt, wissen die User in der Regel, sie selbst nutzen diese Möglichkeit und gehen auch davon aus, dass andere das tun. «Das ist doch sowieso alles fake, die können ja nicht immer nur gut drauf sein. Aber wer lädt auch schon ein Bild hoch, auf dem er schlecht aussieht. Würde ich doch auch nicht machen», äußert sich Susanne dazu. Sieht man sich die Profile unserer Patienten an, finden sich ausschließlich sehr selektiv ausgewählte Bilder. Nur sehr selten werden z. B. Ganzkörperfotos gezeigt, auf denen zu erkennen ist, dass sie an Übergewicht leiden. Fotofilter sorgen für schmale Gesichter und reine Haut. Susanne lud regelmäßig Bilder von sich auf Instagram hoch, die so «gefiltert» waren, dass sie sich selbst darauf kaum mehr ähnelte. Ihr Gesicht war weichgezeichnet, verniedlicht dargestellt, in einigen Fällen mit Tierohren oder Hundenase versehen. Dafür bekam sie viel Aufmerksamkeit in Form von Likes und Kommentaren, wie z. B. «Hübsche» oder «Wie schön du bist».

In ihrem Netzwerkprofil geben Jugendliche oft an, welche Schulen sie besuchen. Bei Patrick steht dort «Hauptschule Paderborn». Dass das bereits zwei Jahre her ist und er ab der 9. Klasse die Schule nicht mehr besuchte, geht aus dem Profil nicht hervor, auch nicht, dass er 156 kg wiegt. Dafür aber, dass Patrick ein Leben voller Freunde führt: Über 450 Facebook-Freunde besitzt er. Bei der Frage, wie viele er davon persönlich kennt, muss er erst überlegen. «Na, so die meisten kenne ich halt über andere, von früher aus der Schule.» Mit wie vielen er wirklich echten Kontakt hat? «Wie meinst du das? So richtig mit Treffen und so?», fragt er zurück. Nach langem Zögern antwortet er: «Eigentlich, seitdem ich die Schule nicht mehr mache, mit fast keinem, außer manchmal mit Steven. Der kommt manchmal zum Zocken vorbei.» So platzt die Blase innerhalb von Minuten. Von über 450 Menschen bleibt nur ein halber echter Kontakt übrig. Dieses Beispiel ist sicher nicht die Regel, macht aber besonders deutlich, wie sehr die Patienten um eine positive Außenwirkung bemüht sind und wie stark gerade in ihrem Fall die Außendarstellung von der Realität abweichen kann. Ihr Übergewicht und der Schulabsentismus sind mit Leidensdruck verbunden, deshalb haben sie auf den Netzwerkprofilen nichts zu suchen.

Der ausgeprägte Wunsch, in den sozialen Netzwerken positiv wahrgenommen zu werden, hat auch im echten Leben Folgen. Viele Eltern werden bei Ausflügen mit den eigenen Kindern schon erlebt haben, wo der eigentliche Fokus liegt: Selten geht es noch um die Unternehmung selbst, sondern vielmehr um die Inszenierung auf dem sozialen Netzwerk. Das Smartphone steht im Mittelpunkt, und die Umgebung wird meist nur noch durch die Handy-Kamera wahrgenommen.

Bei einem geplanten Ausflug unserer Patienten in die Eishalle hatten sich ausschließlich Mädchen im Alter von 12 bis 18 Jahren angemeldet. Schon im Vorfeld wurde das passende Outfit ausgewählt, und die ersten Selfies wurden im Flur gemacht. Auf der Fahrt wurden weitere Fotos geschossen, hochgeladen und Sprachnachrichten versendet. In der Eishalle angekommen, wurden dann zögerlich ein paar Runden auf dem Eis gedreht. Im Vordergrund stand für viele der Mädchen, ein optimales Foto von der Unternehmung zu posten. Interessant zu beobachten war, als eine Teilnehmerin, eigentlich ein sehr schüchternes Mädchen, fremde Personen ansprach, um sich gemeinsam mit zwei Freundinnen fotografieren zu lassen. Es wurden waghalsige Figuren dargestellt, bis eins der Mädchen auf ihr Handgelenk fiel. Im Nachhinein stellte sich heraus, dass ein Knochen gebrochen war. Und das nur, weil sie auf der Suche nach dem optimalen Bild waren. Bis zum Ende des Ausfluges haben die Mädchen wahrscheinlich mehr Zeit in Fotos investiert, als sie tatsächlich auf dem Eis verbracht haben. Die Ausnahme machte eine 12-jährige Patientin. Sie fuhr Runde um Runde. Nicht ein Mal nahm sie ihr Handy zur Hand. Am Ende hatten wir den Eindruck, dass sie die Einzige der Gruppe war, die den Ausflug wirklich genießen konnte, auch wenn alle anderen auf Fotos in ihren Netzwerk-Profilen besonders freudig auf dem Eis posieren und lachen.

Von diesen Beispielen gäbe es noch viele zu berichten. Bei Wanderungen, Besichtigungen oder im Alltag – überall wird das Handy gezückt und ein Selfie für die Netzwerkfreunde geschossen. Soziale Netzwerke bieten Jugendlichen die Chance, eine perfekte Illusion ihres Lebens zu erschaffen und diese der Außenwelt zu präsentieren. Laut einer Studie von A. Lenhart aus dem Jahr 2015[45] verspüren 4 von 10 amerikanischen Jugendlichen einen inneren Druck, ausschließlich Inhalte auf sozialen Netzwerken zu posten, die sie für andere gut aussehen lassen. Ebenfalls gaben 39 % der Jugendlichen an, sich gedrängt zu fühlen, möglichst Posts zu veröffentlichen, die viele positive Rückmeldungen durch Likes und Kommentare erreichen. Dass dabei ein völlig verzerrtes Leben dargestellt wird, wissen viele Nutzer. Trotzdem löst die Beschäftigung mit den Profilen anderer einen Prozess des Vergleichens aus: «Was für tolle Urlaube die machen, welche teuren Autos die fahren, die sind immer glücklich, die haben voll die hübschen Freunde, und alles ist bei denen perfekt.» Solche Vergleiche können Unzufriedenheit fördern, dafür muss man nicht adipös sein. Die 14-jährige Janine erzählt von einer Freundin: «Die war immer schon so hübsch. Jetzt macht sie einen Sportblog und lädt immer so tolle Bilder von sich hoch. Die ist voll viel unterwegs und lernt neue Leute kennen. So ein Leben hätte ich auch gern. Manchmal macht mich das richtig traurig, wenn ich ihre Bilder sehe.» Ob das Leben der Freundin von Janine wirklich so perfekt ist, lässt sich nicht beurteilen. Janine bestärkten die Bilder jedenfalls in ihrem Gefühl, wie schlecht ihr eigenes Leben doch lief.

Der unter den Patienten sehr beliebte kanadische Rapper Drake rappt in seinem Song «Emotionless» gesellschaftskritisch: «I know a girl whose one goal was to visit Rome / Then she finally got to Rome / And all she did was post pictures for people at home / 'Cause all that mattered was impressin' everybody she's known».[46]

Fotos von besonderen Ereignissen zu machen, ist kein Phänomen der neueren Zeit. Wenn dabei aber die Situation selbst kaum noch bewusst erlebt wird und ein immenser innerer Druck entsteht, weil es nur noch darum geht, das optimale Selfie für eine Online-Präsentation in den sozialen Netzwerken zu knipsen, beginnt eine bedenkliche Entwicklung. Wenn der Ausflug, der besondere Ort, der Urlaub in den (Foto-)Hintergrund geraten, dann verwundert es nicht, dass junge Menschen den Bezug zur Realität verlieren. Die für sie bedeutsame Lebenswelt ist dann zunehmend die digitale. Offline-Ereignisse werden zweitrangig. In manchen Fällen finden sie dann kaum noch statt und werden irgendwann sogar unmöglich.

WhatsApp, Facebook, Instagram –
Risiken bei der Datenfreigabe

«Ist doch alles umsonst!»

Ähnlich wie viele Videospiele sind fast alle sozialen Netzwerke kostenfrei. Die Hemmschwelle, dort unbegrenzt unterwegs zu sein, ist also sehr niedrig, und dass viel Zeit investiert wird, ist fast vorprogrammiert. Viele Jugendliche laden dabei unbedacht Inhalte hoch, die sie, ohne es zu bemerken, jedem Web-User zugänglich machen: Die Privatsphäre-Einstellungen werden schlicht übersehen. Die meisten von ihnen sind nicht ausreichend informiert. Eltern, die ihre Kinder bei einer verantwortungsvollen Medien-Nutzung unterstützen möchten, sollten das ganz praktisch tun und Aufklärungsarbeit leisten. Die Netzwerke selbst übernehmen diese Aufgabe nicht bzw. tun dies nur unzureichend. Aus gutem Grund: Schließlich bezahlt der User nicht mit Geld – sondern mit seinen Daten und der Bereitschaft, Werbung zu sehen. Und je mehr Inhalte der Nutzer veröffentlicht und je mehr Likes er hinterlässt und Seiten besucht, umso mehr gibt er an nutzbaren Daten preis. So ist es dann möglich, diesem User gezielte Werbung zu zeigen. Außerdem können die Netzwerkbetreiber die detaillierten und damit wertvollen Daten an Werbekunden verkaufen. Es sollte doch nachdenklich machen, dass Google, Facebook und Co., obwohl sie kostenlose Dienste anbieten, zu den reichsten Konzernen der Welt gehören.

Auch wenn es gerade unter jungen Menschen oftmals ohne bewusste Kontrolle geschieht: Jeder User gibt seine Daten faktisch freiwillig preis. Und welche Daten dies sind, entscheidet er selbst. Die einzige Chance, sich vor Missbrauch zu schützen, ist für jeden Nutzer, die Privatsphäre-Einstellungen genau zu prüfen und bewusst zu wählen, welche Informationen er wo teilt. Denn was mit diesen Daten passiert, kann im Einzelfall kaum erahnt oder nach-vollzogen werden.

Grundsätzlich geben sich die sozialen Netzwerke größte Mühe, dem Nutzer so viel Zeitinvestition wie möglich abzuringen. Umso besser lassen sich Daten sammeln und umso wertvoller wird der Nutzer für das jeweilige Netzwerk. Um das zu erreichen, nutzen die Netzwerke viele Tricks, die nicht leicht zu durchschauen sind. Das beginnt bereits mit dem nicht endenden Informationsangebot auf den Startseiten der Netzwerke. Hier kann mittlerweile immer weiter nach unten gescrollt werden. Täglich sehen wir Patienten, die minutenlang weiterwischen. Gäbe es ein Ende der neuen Infor-mationen und damit ein Ende des Unterhaltungswertes, könnte der Nutzer ja aussteigen. Doch so kann es ganz im Sinne der Anbieter ewig weitergehen. User werden dabei auf ihrer Suche nach immer neuen Informationen zu hervorragenden freiwilligen Datenliefe-ranten.

Userfreundlichkeit? – Individualisierte Werbung in sozialen Netzwerken

«Ist doch voll praktisch!»

Je genauer ein Netzwerk einen User durch sein Nutzungsverhal-ten kennt, desto «userfreundlicher» sind die angezeigten Daten auf der Netzwerk-Startseite – das heißt für diesen Menschen in-dividuell vorgefiltert. Jeder, der selbst ein soziales Netzwerk nutzt, kennt die Passgenauigkeit, mit der individuelle Beiträge, Videos, neue Freundschaftsvorschläge oder Werbung angezeigt werden. «Und sie haben auch noch fast immer recht damit», erzählt Daniel während eines Medienkompetenz-Seminars. Viele Jugendliche be-werten die Vorschläge als praktisch. «So habe ich meine Freundesliste relativ schnell vergrößert», sagt Emilia. Auch die eingeblendete Werbung wird in vielen Fällen positiv wahrgenommen. «Ist doch voll praktisch, mir wird nur Werbung von Dingen angezeigt, die mich auch interessieren», erzählt Stefania. Wie durchsichtig und manipulationsanfällig sich die Nutzer dadurch machen (und wie eindimensional ihre Welt dadurch wird), wurde ihnen erst durch ein Experiment während eines Medienkompetenzseminars klar.

Eine feste Gruppe Patienten sollte dabei über den Zeitraum von einer Woche nur die Beiträge der jeweils anderen aus dieser Gruppe liken. Es sollten regelmäßige Posts veröffentlicht werden, die von den anderen geliked werden konnten. Likes von Beiträgen außerhalb der Gruppe sollten in diesem Zeitraum vermieden werden. Bei der Auswertung wurde offensichtlich, dass die Startseiten sich deutlich angepasst hatten. Die Posts der jeweils anderen aus der Gruppe hatten die Startseiten erobert. Die Statusupdates der eigentlichen Freunde verloren an Stellenwert und tauchten weniger häufig auf. «Ich musste richtig nach den Sachen von meinem besten Kumpel suchen», erzählte Dominik. Durch dieses Beispiel erkannten die Jugendlichen, wie dynamisch die sozialen Netzwerke Interessen abspeichern und darauf reagieren.

Freundschaftsvergleich –
Sozialer Druck als Zeitmaximierer

«Du bist der beste Freund dieser Person, aber sie ist nicht dein bester Freund.»

Einige Netzwerke setzen aktiv Belohnungssysteme ein, um die Nutzer zu animieren, täglich miteinander Nachrichten auszutauschen. Snapchat bewertet die Häufigkeit der Kontakte untereinander zum Beispiel mit verschiedenen Symbolen: Ein rotes Herz neben dem

Namen eines Kontaktes zeigt zum Beispiel an, dass die Snapchat-Freunde sich seit mindestens zwei Wochen gegenseitig die meisten Snaps schicken. Das Flammensymbol bedeutet, dass zwei Nutzer mindestens drei Tage am Stück jeweils innerhalb von 24 Stunden Snaps ausgetauscht haben; die Zahl neben der Flamme dokumentiert die Anzahl der Tage mit regelmäßigem Kontakt. Solche Kategorisierungen setzen auf den spielerischen Ehrgeiz der Nutzer und animieren dazu, den «heißen Draht» aufrechtzuerhalten. Solche scheinbar witzigen Details üben jedoch definitiv einen enormen Druck aus. Intrigante Züge bekommt es, wenn ein grinsender Smiley neben einem Kontakt beispielsweise anzeigt, dass dieser Freund dem Nutzer besonders viele Snaps schickt, aber keine Antwort erhält: «Du bist der beste Freund dieser Person, aber sie ist nicht dein bester Freund.»[47] «Vergleiche dieser Art können im sozialen Gefüge der jungen Nutzer eine große Rolle einnehmen und dementsprechend Selbstbewusstsein und -wahrnehmung der Jugendlichen beeinflussen, wenn der Wert einer Freundschaft durch einen Smiley oder die Anzahl der «Snapstreaks» definiert wird», heißt es auf der Medien-Aufklärungsseite *schau hin*.[48] Unter Einsatz solcher (Druck-)Mittel schafft Snapchat jedoch eine intensive Nutzungszeit, und das ist ganz im Sinne des Unternehmens.

FOMO – Die Angst, nicht alles mitzukriegen

«Ich darf nichts verpassen.»

Haben Sie schon einmal von FOMO gehört? Es bedeutet «Fear Of Missing Out», zu Deutsch «Die Angst, etwas zu verpassen». Jeder kennt dieses Gefühl, es ist so alt wie unsere Gesellschaft. Denn überall, wo Menschen in einem für sie bedeutsamen sozialen Kontakt stehen, kann auch die Angst, etwas zu verpassen, aufkommen.

Dahinter steht letztlich die Befürchtung, bei etwas Wichtigem außen vor zu sein, bei einem Thema nicht mitreden zu können und am Ende sogar den Anschluss an eine Gruppe zu verlieren.

Wir definieren unsere Zugehörigkeit vielfach über die Bedeutung, die wir für andere haben. Wenn wir ein Ereignis verpassen oder bei einer Konversation nicht mithalten können, neigen wir dazu, anzunehmen, dass wir nicht mehr wichtig für die Gruppe sind, und fühlen uns ausgegrenzt.

Verhaltensforscher beobachten, dass dieses Empfinden durch die Nutzung sozialer Medien verstärkt worden ist. Durch die sozialen Netzwerke stehen sehr viele Menschen permanent in Kontakt miteinander. Es werden regelmäßig Dinge gepostet. Alle Freunde können an diesen Veröffentlichungen teilhaben. Und das, ohne direkt dabei zu sein. Ein Blick auf das Smartphone genügt. So kann mit einem Blick, z. B. auch im Unterricht oder bei der Arbeit, die Benachrichtigung angeschaut werden. Medienexperte Philippe Wampfler schreibt passend: «Noch nie war es so leicht, abwesend und doch informiert zu sein.»[49]

FOMO wird von vielen Forschern als treibende Kraft zur übermäßigen Nutzung von sozialen Netzwerken beschrieben. 56 %, also mehr als die Hälfte aller 2084 Befragten, gaben bei einer Online-Umfrage von Harris Interactive im Auftrag von mylife.com (2013)[50] an, Angst davor zu haben, Events, News oder wichtige Status-Updates zu verpassen, wenn sie nicht ständig ein Auge auf die sozialen Netzwerke haben. Diese Sorge beschreiben auch viele unserer Patienten. Die meisten haben das Handy immer griffbereit. Auch wenn sie schlafen, liegt das Handy maximal eine Armlänge entfernt. Morgens, so berichten sie übereinstimmend, stellen sie erst den Handywecker aus und checken dann sofort die neuesten Updates in den sozialen Netzwerken.

Justine, 14 Jahre alt, ist sehr aktiv in den sozialen Netzwerken. Sie postet selbst regelmäßig und folgt vielen ihrer Freunde bei Instagram. Während der Reha besucht sie eine Mittelschule vor Ort. An dieser ist der Gebrauch von Smartphones, wie auch an allen anderen Schulen in Bayern, laut Schulgesetz verboten[51]. Justine ignorierte den Ratschlag der Therapeuten und nutzte ihr Handy während des Unterrichts. Als der Lehrer das sah, zog er ihr Handy für eine Woche ein. Für Justine kam das einer Riesenkatastrophe gleich, und weinend kam sie nach der Schule zurück in die Klinik. «Die haben mir mein Handy abgenommen, das dürfen die doch gar nicht! Und überhaupt, wie soll ich jetzt mit meinen Freunden in Kontakt bleiben? Ich hab doch nur kurz auf Instagram geschaut. Jetzt bekomme ja gar nichts mit!» Für Justine war der Entzug des Handys so schlimm, dass sie mit dem Gedanken spielte, die Reha-Maßnahme zu beenden und abzureisen. Der Gedanke, eine Woche nichts von ihren Freunden zu erfahren, machte sie stark unruhig, der Stresspegel stieg. In Absprache mit den Eltern wurde beschlossen, dass Justine die Reha weiter fortführte. Schließlich ging es um ihre Gesundheit, die aus Sicht der Eltern und Therapeuten in keinem Verhältnis zur Nutzung des Handys stand. Justine sah dies natürlich völlig anders und machte ihren Eltern extreme Vorwürfe. Mit ihnen konnte sie über das Telefon der Mitarbeiter im Kontakt bleiben. Im Nachhinein sagte sie: «Das war die schlimmste Woche meines Lebens. Ich habe so viel verpasst. Richtig schlimm waren die ersten zwei Tage. Ich war unruhig und wusste gar nicht, was ich machen sollte. Ich bin immer so hin- und her gelaufen.» Die Symptome, die Justine beschreibt, lassen aufhorchen: Unruhe, Angst, Verzweiflung.

In «Generation Social Media» beschreibt Wampfler, dass FOMO stark mit der psychologischen Verfassung zusammenhängt: «Wer unter schlechter Stimmung leidet, mit seiner Lebenssituation nicht zufrieden ist und sich in seinen Handlungen nicht kompetent, eigenständig oder eingebunden fühlt, empfindet verstärkt FOMO.»[52] Auf viele unserer Patienten trifft diese Beschreibung zu.

Häufig haben sie sogar gänzlich die Kontrolle über ihr Leben verloren. Sie handeln in einer Weise, die ihnen schadet, obwohl sie sich darüber bereits bewusst sind. Und sie können ihre Zukunft nicht mehr aktiv und verantwortungsvoll gestalten, indem sie sich beispielsweise um einen Ausbildungsplatz bewerben. Diese jungen Menschen wünschen sich, die Kontrolle zurückzugewinnen. Soziale Isolation ist dabei ein häufiges Thema – in sozialen Netzwerken kann sie scheinbar aufgebrochen werden. Wie viel Wert diese Gemeinschaft hat, ist schwer zu beurteilen. In diesem Zusammenhang ist immer wieder von «gemeinsam-einsam» die Rede. Wampfler beschreibt eine Spirale: Wenn Menschen mit ihrem Sozialleben unzufrieden sind, tritt oft FOMO auf. Dann nutzen sie soziale Netzwerke, um sich anderen Menschen näher zu fühlen und eine wirkungsvolle Kommunikation zu erleben. Allerdings wird das Gefühl von FOMO durch die Mediennutzung nicht vermindert, sondern verstärkt. FOMO führt so nur zu weiterem Engagement in sozialen Netzwerken.[53]

Hinzu kommt das bereits erwähnte Problem, dass das Leben anderer online stets besser erscheint als das eigene. So empfindet das auch Sabine: «Alle haben so ein tolles Leben, nur ich nicht», erzählt sie. Die Tränen laufen ihr über das Gesicht. «Ich sitze mit Hartz IV zu Hause, und die anderen genießen ihr Leben. Das ist doch unfair!»

Im Verlauf des Gesprächs wird deutlich, dass sie mit «die anderen» ihre Freunde in einem sozialen Netzwerk meint. «Das macht mich richtig depressiv, wenn ich z. B. sehe, wie viel Sport die machen und was die für tolle Körper haben. Manchmal war ich so frustriert, dass ich aus Frust gegessen habe.»

Der Vergleich mit anderen über die sozialen Netzwerke macht sie unglücklich, aber bis heute nutzt sie diese weiterhin – aus Angst, etwas zu verpassen.

Fazit

Soziale Netzwerke sind aus unserer Lebenswelt nicht mehr weg-
zudenken, schon gar nicht für die Altersgruppe von 12 bis 25 Jahren.
Die tägliche Kommunikation hat sich verschoben. Im privaten wie
im beruflichen Bereich ist es heute gängig, über soziale Netzwerke
Kontakt aufzunehmen und zu kommunizieren. Xing und LinkedIn
sind Standard im Bereich der Berufs- und Geschäftsportale geworden, und Facebook und Instagram sind ein fester Bestandteil des
Privatlebens.

Über WhatsApp und Twitter lässt sich enorm schnell kommunizieren. Global und dauerhaft vernetzt zu sein hat Vorteile. Wenn
dies aber letztlich bedeutet, dass Nutzer ihr Offline-Leben komplett
gegen ein Online-Leben in sozialen Netzwerken eintauschen, dann
hat das negative Auswirkungen auf die Entwicklung der lebens-
praktischen Fertigkeiten. Was ursprünglich wie ein Zeitgewinn
anmutet, ist dann in Wirklichkeit ein Zeitfresser – und während
ständig über Posts und Nachrichten kommuniziert wird, nimmt
die Fähigkeit zur realen Interaktion ab.

Gerade für junge Menschen, deren Persönlichkeiten noch nicht
gefestigt sind, besteht die Gefahr, dass sie einen enormen Druck
verspüren. Das einzige Ziel ist dann, auf keinen Fall etwas zu verpassen und ein interessantes Bild abzugeben. Parallel entwickeln
die Jugendlichen dabei oft ein negatives Selbstbild und Lebens-
gefühl, weil das Dasein der anderen immer spannender scheint als
das eigene. Wie bei Online-Spielen knüpfen auch hier die Mechanismen der Medien an psychische Bedürfnisse an. Unsere Patienten
im Adipositas-Zentrum sind dafür besonders empfänglich, weil
ihre Sehnsucht nach sozialen Kontakten, nach Bestärkung und po-
sitivem Feedback schon lange nicht mehr erfüllt wird. Doch wie
wenig das Internet ein tatsächlicher und dauerhafter Ersatz für
echte Kontakte, für Gestik, Mimik und Körperkontakt sein kann,

wird für uns in der Insula-Klinik täglich deutlich: Wir sehen es an den Leidensgeschichten der jungen Menschen und ebenso an dem Glück, das der reale Austausch und das Entstehen von ‹Face-to-face›-Freundschaften auslöst. Ein «Gute-Nacht-Smiley» kann nicht mit einer herzlichen Umarmung vor dem Schlafengehen bzw. einem freundlichen «Gute Nacht und schlaf gut» mit direktem Blickkontakt und einem Lächeln mithalten – das ist jeden Abend im Adipositas-Zentrum zu beobachten.

Was macht Streaming so reizvoll?

Streaming bildet die dritte Kategorie an Medienangeboten, mit denen es möglich ist, viel seiner Lebenszeit im Internet zu verbringen. Streaming bedeutet, dass Videos oder Musik nur temporär heruntergeladen werden, um sie zu konsumieren und die Daten noch während des Ladevorgangs genutzt werden können.

Wir möchten uns in den Ausführungen vor allem auf das Streamen von Videos, darunter fallen auch Filme und Serien, konzentrieren. Musik-Streaming wird zwar auch von jungen Menschen genutzt, wird aber grundsätzlich nicht als suchtgefährdend erlebt, weil Musikhören nicht die komplette Aufmerksamkeit bindet.

Streamen immer und überall – Video-on-Demand

«Meine Serie schaue ich, wann ich es will.»

Im Adipositas-Zentrum gibt es einen Fernseher. Er wird nur selten genutzt und meistens nur, um wichtige Fußballspiele anzusehen oder eine Samstagsabendshow. Das normale Programm im Fernsehen weckt nur noch selten das Interesse der Patienten. Obwohl in der JIM-Studie (2017) immerhin 55 % der Befragten zwischen 12 und 19 Jahren angaben, auch regelmäßig, durchschnittlich ca. 116 Minuten täglich, lineares Fernsehprogramm zu konsumieren.[54]

Dem gegenüber stehen die Videos-on-Demand der riesigen Streaming-Konzerne. Inhalt und Zeitpunkt können vom Konsumenten größtenteils selbst bestimmt werden. Zu den beliebtesten Anbietern zählen Netflix, Amazon und Sky. Die unangefochtene

Nummer 1 ist jedoch das kostenlose Videoportal YouTube. Laut der JIM-Studie (2017) geben 88 % der oben genannten Altersgruppe an, YouTube mehrmals pro Woche zu nutzen. 6 von 10 Befragten (63 %) gaben eine tägliche Nutzung an.[55]

An diesen Zahlen wird deutlich, welchen Einfluss YouTube auf das Leben der Kinder und Jugendlichen hat. YouTube (2018) selbst schreibt auf seiner Homepage, dass sich jeden Monat mehr als 1,9 Milliarden angemeldete Nutzer aus aller Welt auf YouTube bewegen und täglich Videos mit einer Gesamtdauer von über einer Milliarde Stunden wiedergegeben werden[56]. Am beliebtesten unter deutschen Jugendlichen sind laut der JIM-Studie (2017) Musik-videos, Comedy und lustige Clips, Let's-Play-Videos, Nachrichten von YouTubern, Sportvideos, Tutorials sowie Mode und Beau-tybeiträge[57]. Den Erfolg von YouTube beschreibt Tobias so: «Ich will halt das schauen, was ich will. Auf YouTube kann ich mir mein Programm selbst aussuchen.» Diese Gründe werden von den Ju-gendlichen immer wieder genannt. Tina erzählt: «Und das Beste ist, dass mich YouTube schon so gut kennt, dass sofort ein neues Video startet oder vorgeschlagen wird, wenn ein anderes beendet wird. Voll praktisch.» Einen weiteren Aspekt beschreibt Orhan: «Ich will meine Sachen schauen, wenn ich auch Zeit habe. Ich will nicht war-ten, bis meine Lieblingsserie dann mal irgendwann um 20:15 Uhr läuft. So was nennt man flexibel.»

Kein Ende in Sicht –
Unbegrenzte Auswahl als Anreiz

«Wenn ich schon bezahle, dann möchte ich auch viel dafür haben.»

Nicht nur die Option, das Programm eigenständig und nach indivi-duellem Interesse auszuwählen, ist ein beliebter Aspekt bei der Nutzung der Streaming-Angebote. Die Dienste stellen auch eine riesige Auswahl an Filmen, Clips und Musik bereit. In der Regel wird ein monatlicher Betrag von ca. 10 Euro an einen Anbieter gezahlt, und damit steht dem User die gigantische Streaming-Welt offen. Laut Computerbild (2018) stellt der Musikstreaming-Anbieter Spotify seinen Kunden geschätzt ca. 40 Millionen Lieder zur Verfügung.[58] An dieser Zahl wird schnell deutlich, dass davon nur ein klitzekleiner Bruchteil wirklich gehört werden kann. Und doch scheint das Gefühl, diese schier unbegrenzten Möglichkeiten zu haben, die Jugendlichen zu leiten. «Bei der Auswahl eines Anbieters ist mir am wichtigsten, dass ich eine große Auswahl habe», erzählt Katja. Die Verfügbarkeit zählt, nicht der tatsächliche Konsum.

Bei den beiden Branchenriesen im Filmbereich, Netflix und Amazon, ähneln sich die monatlichen Kosten. Sie liegen alle bei unter 10 € und damit im Taschengeldbereich. Bei Netflix erhält der Nutzer Zugriff auf ca. 3755 Serien und Filme[59]. Der große Konkurrent Amazon verbindet sein Streaming-Angebot mit kostenlosem Expressversand, Musikstreaming und anderen Annehmlichkeiten. Auf der Plattform wird der Zugriff auf über 12 000 Serien und Filme beworben.[60] Marco erzählt, dass sie sich einen Account in der Familie teilen: «Mutti zahlt, wir alle gucken mit.» Im Musikstreaming-Bereich hat dagegen Spotify die Nase vorn. Guthabenkarten können in vielen Tankstellen und Geschäften erworben werden. Somit wird nicht einmal eine Kreditkarte benötigt und der Zugang auch Kindern ermöglicht.

Bei kostenlosen Streaming-Anbietern wie YouTube oder der Basisversion von Spotify erfolgt keine direkte Bezahlung. Hier werden dem User Werbeinblendungen gezeigt und vorgespielt, oder er muss zusätzlich zur Werbeeinblendung, wie im Fall von Spotify, auf angenehme Funktionen wie die freie Wahl von Stücken oder das Erstellen von Playlists verzichten.

Alle immer mobil –
24 Stunden auch offline verfügbar

«Auf dem Handy hab ich's halt immer dabei.»

Videos-on-Demand haben gegenüber dem klassischen Fernsehen den Vorteil, dass sie sowohl auf Computern als auch auf mobilen Geräten angesehen werden können. YouTube schreibt auf seiner Website (2018), dass die weltweiten Aufrufe über Mobilgeräte sich auf mehr als 70 % der gesamten Wiedergabezeit belaufen.[61] Dies bestätigt auch die deutsche JIM-Studie (2017) in der 87 % der Jugendlichen angeben, YouTube auf dem Smartphone zu nutzen.[62]

Max erzählt: «Auf dem Handy hab ich's halt immer dabei. Ganz egal wo ich bin, kann ich schauen. Ob ich jetzt vor der Sporttherapie warte oder in der Schulpause. Das Handy ist halt immer am Start. Wenn mir ein Kumpel von einem Video erzählt, dann möchte ich das auch gleich sehen.» Die Apps der Anbieter sind leicht zu bedienen und übersichtlich aufgebaut. «Da finde ich gleich ohne viel rumklicken, was ich suche», sagt Max.

In den bereitgestellten Apps gibt es mittlerweile für zahlende Kunden die Möglichkeit, die Inhalte offline verfügbar zu machen. Bei einer guten Internetverbindung können Filme und Serien heruntergeladen und dann bei Bedarf später angesehen werden. Eine Funktion, die von unseren Patienten gerne genutzt wird. «Sobald ich Highspeed-WLAN habe, lade ich mir so viele Folgen runter, wie's geht», erzählt Noah, «dann kann ich die immer schauen, auch wenn ich kein Internet habe.» Streaming-Anbieter wie Netflix und Amazon haben sich besonders darauf eingestellt. Beim Download kann die Größe der Daten ausgewählt werden, um je nach Gerät eine gute Bildqualität zu erhalten.

Diese Möglichkeiten stellen für die Therapeuten im Adipositas-Zentrum immer wieder Stolperfallen dar: Die minderjährigen

Patienten erhielten täglich einen Internetgutschein, mit dem sie anderthalb Stunden Zugang zum Internet hatten. Das Datenvolumen betrug dabei 1 Gigabyte. Die Absicht war, dass Patienten bei guter Therapieteilnahme belohnt werden und eine begrenzte Zeit das Internet nutzen können. Gut gemeint, leicht ausgetrickst, denn es war möglich, aus anderthalb Stunden drei bis vier Stunden zu machen: Einige Patienten nutzten das Datenvolumen und luden sich mehrere Folgen einer Serie herunter. Dafür benötigten sie ca. 300 Megabyte pro Stunde Filmlaufzeit. Mit einem Gigabyte ließ sich die tatsächliche Nutzungszeit also deutlich erhöhen. Dieses Erlebnis mit unseren Patienten zeigte uns wiederum sehr deutlich, dass vonseiten des therapeutischen Teams immer wieder nachreguliert werden muss, wenn der Medienkonsum der betroffenen Jugendlichen wirklich kontrolliert werden soll.

Immer up to date – Informationen für alle Lebenslagen

«Zeitung? Da schaue ich lieber YouTube.»

Neben den sozialen Netzwerken dienen Videoportale, allen voran YouTube, den jugendlichen Nutzern als Informationsquelle. In der Insula-Klinik ist der Fernseher fast ungenutzt. Das Zeitungsabo der lokalen Zeitung steht aufgrund der spärlichen Nachfrage in der Diskussion. Chanti sagt dazu: «Natürlich lese ich keine Zeitung. Da steht so viel drin, was mich gar nicht interessiert. Da schaue ich lieber YouTube.» **Dass eine Horizonterweiterung aber nur dann stattfinden kann, wenn man sich mit Dingen außerhalb des eigenen, von User-Portalen genau erfassten Interessenfeldes beschäftigt, steht dabei gar nicht zur Debatte. Der Nutzer möchte nur das sehen, was ihn auf den ersten Blick schon reizt.**

Dazu bieten die Online-Medien sehr gute Möglichkeiten. «Es ist halt up to date», sagt Chanti. Und damit hat sie recht. Online Medien können schnell auf aktuelle Geschehnisse reagieren, in sozialen Netzwerken oder auf YouTube können Videos von Ereignissen sofort hochgeladen werden. Somit ist der Nutzer fast immer in Echtzeit informiert.

Auch Wissensbeschaffung läuft heutzutage nicht selten über Videos-on-Demand. Es wird immer öfter toleriert, etwas nicht zu wissen – nicht nur unter den «Digital Natives». Auch viele Erwachsene kennen es mittlerweile, dass man «mal eben kurz googeln muss». Wissen muss also nicht mehr unbedingt erlernt werden, es wird zunehmend wichtiger, zu wissen, wo es online abzurufen ist. «Man muss nicht alles wissen, man muss nur wissen, wo es steht», gemeint ist mit dieser alten Redensart in erster Linie, «wo im Netz» es steht. Gerade auf YouTube tummeln sich haufenweise Erklärvideos für alle Lebenslagen. Entweder komplex mit höherem Anspruch oder auch in einfacher Sprache und visuell ansprechend aufbereitet – der Nutzer hat die Wahl, je nach Gusto. So werden z. B. komplizierte Mathe-Rechengänge vereinfacht in Videos dargestellt. «Das ist total super. Ich habe schon oft meine Hausaufgaben mit den Videos gemacht, das ist wie Nachhilfe», sagt Chanti. «Einmal habe ich nicht gewusst, wie man Knoblauch schält, dann habe ich halt eine Anleitung auf YouTube geschaut», berichtet Sascha.

Deutlich wird, dass Online-Plattformen, wie YouTube, den Nutzern ein stets aktuelles und immer größer werdendes Angebot für viele Lebenslagen bereitstellen. Aber auch diese Errungenschaft stößt irgendwann an ihre Grenzen. Wer immer weniger offline weiß, kann auch immer weniger Fragen stellen und den Wahrheitsgehalt der digitalen Antworten schlechter beurteilen.

StreamOn – Konsumieren ohne Datenlimit

«Wie heißt das WLAN hier?»

Nicht nur, dass das Datenvolumen mittlerweile enorm kompri-
miert ist und Filme und Videos schnell und mit wenig Speicher-
platz geladen oder gestreamt werden können, sondern die Mobilfunkanbieter haben sich auch in anderen Belangen extrem gut auf
die Bedürfnisse ihrer Kunden eingestellt. Die Telekom z. B. bietet
einen Handytarif unter dem Namen «StreamOn» für den deutschen Markt an.[63] In Österreich gibt es jetzt den Tarif «Free Stream»
vom Anbieter A1.[64] Die Telekom wirbt mit dem Slogan: «Deutsch-
landweit mobil Musik und Videos streamen sowie online spielen,
ohne an den Datenverbrauch zu denken». Je nachdem, welches
Vertragsmodell gewählt wird, sind mittlerweile auch Online-Spiele
inkludiert. Im Modell von A1 sind die Online-Spiele ausgenommen,
dafür ist aber die Nutzung von sozialen Netzwerken inklusive.

Wer die Zielgruppe der Telekom ist, wird schnell an den Werbe-
fotos deutlich: Jugendliche und junge Erwachsene. Sicherlich: Diese Tarife stellen unbestritten ein gutes Angebot für Menschen dar,
die viel online sind. Für Jugendliche sind sie aber immer noch sehr
kostspielig im Vergleich zu Verträgen, in denen unbegrenztes Surfen nicht inklusive ist. Erstere können sie sich meistens nur leisten,
wenn die Eltern zahlen.

Bei unseren Patienten beobachten wir, dass viele dazu bereit
sind, mehr als die Hälfte ihres Taschengeldes in die monatlichen
Kosten des Handyvertrages zu investieren. Interessant dazu ist
eine Statistik bezüglich der Schuldenfallen junger Erwachsener:
Dabei stellen Internet und Handy die Hauptursache für Schulden
der 18- bis 25-Jährigen dar. Fast 65 % der unter 25-Jährigen, die im
Jahr 2018 eine Schuldnerberatungsstelle aufsuchten, wiesen offene
Verbindlichkeiten bei Telekommunikationsunternehmen auf. Die

durchschnittliche Schuldenhöhe der jüngeren Generation bei Tele-kommunikationsanbietern betrug 1573 Euro.[65]

«Ich bekomme im Monat 30 €», erzählt Sina, 14 Jahre alt. «20 € davon gehen für mein Handy drauf». Pascal, 16 Jahre, bekam während seiner Therapie von seinen Eltern einen Streaming-Vertrag. Seine erste Frage bei seinem Einzug war: «Wie heißt das WLAN hier?» Mit der Antwort, dass es nur begrenzt Zugang gibt, konnte er sich nur schwer abfinden. Sein Datenvolumen auf seinem Handy war nach zwei Tagen aufgebraucht. Er insistierte bei seiner Mutter so lange, bis sie seinen Handyvertrag, ohne Absprache mit den Mit-arbeitern, um das inkludierte Streaming erweiterte. Was sie damit auslöste, konnte sie nicht ahnen: Die Mitarbeiter mussten Pascal plötzlich jeden Morgen wecken. Er war müde und kam nur schwer in Gang. Am Nachmittag legte er sich hin und verschlief ab und an sogar die Therapie. Erst nach mehreren Gesprächen fanden wir heraus, was der Auslöser war: Pascal schaute die halbe Nacht Videos. So führte das gutgemeinte Entgegenkommen seiner Mutter fast zum Therapie-Abbruch.

Binge Watching –
Auswirkungen und Suchtpotenzial

«Ich will immer gleich wissen, wie es weitergeht.»

Haben Sie schon einmal von Binge Watching gehört? Der Be-griff «to binge something» bedeutet übersetzt: «sich mit etwas vollstopfen». Binge Watching bezeichnet entsprechend eine Ver-haltensweise beim Seriengucken, umgangssprachlich: sich mit Serien vollstopfen. Teilweise fällt in diesem Zusammenhang auch der deutsche Begriff «Komaglotzen». Das unbegrenzte Angebot an Serien verleitet zu unbegrenztem Konsum. Aus der Befragung von Serienkonsumenten nach ihren Gewohnheiten in der Studie zu Binge Watching der Medienwissenschaftlerin Juliane Kranz, leitet sich die Definition ab, dass bei «Binge Watching grundsätzlich von der Rezeption von mindestens zwei sukzessiven Folgen ausgegangen werden kann. Diese lässt sich aber in Form eines regelrechten Serienmarathons von mehreren Stunden am Stück oder dem fast suchtartigen Konsum ganzer Staffeln binnen weniger Tage nahezu bis ins Exzessive ausdehnen.»[66] Möglich wird das nur, weil Staffelfolgen simultan an einem Stück, statt täglich oder wöchentlich ausgestrahlt werden, erläutert Kranz weiter. [67]

Durch die Streaminganbieter wie Netflix und Amazon ist Serienschauen mittlerweile in vielen deutschen Haushalten angekommen. Beide Anbieter geben hohe Geldsummen aus, um eigene Serienproduktionen auf dem deutschen Markt zu platzieren. Dies gelingt ihnen von Jahr zu Jahr erfolgreicher; die Nachfrage nach neuen Serien und deren Fortsetzungen steigt stetig. Wie qualitativ hochwertig die Anbieter mittlerweile selbst Filme und Serien produzieren, macht TV-Produktionen und selbst Hollywood Konkurrenz. Netflix wurde bei den Emmy-Verleihungen 2018 für seine Eigenproduktionen ganze 122 Mal nominiert[68]. Damit belegte Netflix als reiner Streaminganbieter zum ersten Mal Platz 1 der Nominierungen.

Wer schon einmal eine Serienfolge geschaut hat, der kennt das Gefühl: Die Folge nähert sich dem Ende, der Hauptdarsteller gerät in eine brenzlige Situation, und dann – endet es. Natürlich will der Zuschauer wissen, wie es weitergeht. Vielleicht gibt es sogar noch eine kleine Vorschau, was in der nächsten Folge passiert. Solche Cliffhanger, also einen offenen und meistens dramatischen Ausgang darzustellen und damit Neugier zu wecken, sind nichts Neues, schon zu Zeiten von «Lindenstraße» oder «Gute Zeiten, schlechte Zeiten» haben die Serienproduzenten davon Gebrauch gemacht. Der Unterschied liegt bei den Streaminganbietern darin, dass der Kunde nicht mehr bis zum nächsten Abend oder Wochenende warten muss, bis eine weitere Folge ausgestrahlt wird, sondern die Möglichkeit hat, direkt zu erfahren, wie es weitergeht. Dafür braucht er nicht einmal etwas zu tun, denn die nächste Folge startet automatisch, es sei denn, er greift aktiv ein und beendet die Wiedergabe. Praktischerweise kann häufig auch der Trailer übersprungen werden, um gleich wieder in die Handlung einzusteigen.

«Ich will immer gleich wissen, wie es weitergeht», erzählt der 18-jährige Markus, der schon viele Serien am Stück geschaut hat. «Ich bin dann so drin, ich schau dann immer weiter. Man könnte schon sagen, ich bin bei richtig guten Serien wie Narcos (Netflix) so gefesselt, dass ich sogar erst aufs Klo gehe, wenn es fast zu spät ist. Das ist voll arg, aber die Serien sind so gut gemacht, da will ich gar nicht weg.»

Markus erzählt von exzessivem Serienkonsum, von bis zu 12 Stunden am Stück, wenn er z. B. eine ganze Staffel am Stück schaut. Für ihn war es kaum auszuhalten, nicht zu wissen, wie es weitergeht. Und da die Option bestand, es zu erfahren, konnte er nicht widerstehen. Dass er deshalb häufiger morgens Probleme hatte aufzustehen und auch Ärger an seinem Ausbildungsplatz bekam, erzählt er erst später. «Ich habe mehrfach verschlafen. Da gab's dann irgendwann richtig Ärger vom Chef. Danach habe ich versucht aufzupassen und habe mir drei Wecker in meinem Zimmer verteilt», berichtet Markus. An seinem Konsumverhalten hat er offensichtlich nichts geändert, lieber verzichtet er auf Schlaf. Dass Binge Watching die Schlafqualität enorm beeinflusst, nicht nur, weil der Betroffene weniger, sondern auch, weil er schlechter schläft, hängt damit zusammen, dass es meist durch den enormen Konsum zur Verschiebung des Tag-Nacht-Rhythmus sowie zu einer erhöhten kognitiven Erregung, also einer geistigen Unruhe, vor dem Schlafen kommt.[69]

Der Frankfurter Wirtschaftsinformatiker Prof. Dr. Claus-Peter

H. Ernst, der gemeinsam mit Dr. Maren Scheurer und Prof. Dr. Franz Rothlauf in einer Studie den Zusammenhang von Identifikation mit den Serienhelden und einer Seriensucht erforscht hat, sieht eine klare Suchtgefahr beim Streamen. Er beschreibt im Interview mit dem MDR (2018): «Wenn ich süchtig bin nach Kokain oder Marihuana, habe ich größere Probleme, an diese Drogen heranzukommen. Ich muss wissen, wo bekomme ich sie, ich muss das Geld aufbringen und die Sachen besorgen. Für eine Fernsehseriensucht muss ich nur 9,99 Euro für ein Streaming-Abo investieren und habe mehr von der Droge, als ich realistisch in einem Monat konsumieren kann.»[70]

In einer Studie von Harris Interactive (2013) im Auftrag von Netflix, wird Binge Watching als normales Nutzungsverhalten des selbstbestimmten Users unserer Zeit beschrieben. Als Begründung liefert Netflix, dass 73 % der User, also knapp dreiviertel aller Befragten, sich beim Binge Watching wohl fühlten.[71] Ende 2018 veröffentlichte Netflix sogar ein Ranking, welche eigenproduzierten Serien am meisten «gebinged», also von welcher Serie die meisten Folgen am Stück geschaut wurden. Dabei landeten unter den ersten 10 Serien einige, die sich explizit an ein junges Publikum wenden.[72] Offensichtlich sind es gerade Jugendliche, die Serien am Stück schauen. Für Netflix ist solch ein Ranking Werbung. Und diese Werbung kommt an. Im Gespräch berichten die Jugendlichen, dass sie das Ranking positiv wahrnehmen. «Das spricht doch nur für die Qualität einer Serie, wenn sie direkt am Stück geschaut wird», meint Lukas.

Die Therapeuten im Adipositas-Zentrum arbeiten u.a. mit Jugendlichen und jungen Erwachsenen, die durch exzessives Serienschauen den Anschluss zum realen Leben verloren haben. Die Tatsache, dass dieses Serienschauen durchaus mit positiven Gefühlen verbunden ist, wie Netflix argumentiert, sollte nicht vergessen lassen, dass auch ein Drogenabhängiger beim Konsum ein gutes

Gefühl erlebt. Hier geht es um breit akzeptierte Werbung für ein durchaus entwicklungsgefährdendes und suchterzeugendes Verhalten. Die positive Bewertung und Darstellung von Binge Watching trifft definitiv nur auf die User zu, die ein Leben mit Schule, Arbeit, Familie und Freunden haben und die dieses Konsumverhalten nur sporadisch zeigen: Nämlich nur dann, wenn es in ihr funktionierendes Leben passt.

Komplex, vielschichtig und mit Identifikationspotenzial – Erzählweisen moderner Serien

«Die Figuren sind wie vertraute Freunde für mich.»

Hochkomplexe Handlungsstränge, die sich über mehrere Folgen ziehen, Charaktere, die hochkarätig besetzt und vielschichtig angelegt sind – so haben sich Serien gegenüber Fernsehen und selbst Kinoproduktionen ihren Erfolg erarbeitet. «Ich z. B. schaue Vikings auf Amazon», erzählt Simon. «Ich feiere Ragnar total. Er spielt die Rolle so authentisch. Richtig spannend an der Serie finde ich, dass es eigentlich nie langweilig wird und es immer wieder neue Wendungen gibt. Jede Staffel ist wieder neu spannend. Das Schlimmste war für mich, als Ragnar gestorben ist. Das fand ich richtig mies. Aber zum Glück führen seine Kinder sein Erbe weiter», fügt er hinzu. «Ich habe mir schon öfter mal vorgestellt, wie ich so als Wikinger in Ragnars Rolle wäre», lacht Simon am Ende. An seinen Aussagen wird deutlich, wie sehr er sich mit der Rolle identifiziert. «Die Zuschauer betrachten die Figuren der Serien als vertraute Freunde, an deren Leben sie gefühlten Anteil haben, und wollen mehr davon», erklärt Prof. Dr. Claus-Peter H. Ernst. Er führt weiter aus: «Die Zuschauer fühlen sich akzeptiert und weniger alleine, sie können deshalb nicht aufhören, sich eine bestimmte Fernsehserie anzusehen.»[73]

In einer zweiten Studie desselben Wissenschaftler-Teams wurde untersucht, wie das Selbstbewusstsein mit der Seriensucht zusammenhängt. «Wir kamen zu dem Ergebnis, dass die Wahrscheinlichkeit, eine Sucht nach Reality-TV zu entwickeln, höher ist, wenn Personen ein geringes Selbstwertgefühl haben. Bei Menschen mit einer hohen Selbstakzeptanz spielen dagegen andere Faktoren eine größere Rolle, wie etwa das soziale Zugehörigkeitsgefühl, welches auch die Sucht nach Fernsehserien begünstigt», erklärt Ernst.[74]

Den Ergebnissen zufolge kann die Sucht grundsätzlich beide Gruppen treffen, aus unterschiedlichen Motiven. Personen mit geringem Selbstbewusstsein suchen nach Charakteren in Serien, denen es noch schlechter geht als ihnen, um sich selbst wieder besser fühlen zu können. Personen mit hohem Selbstbewusstsein seien eher auf der Suche nach Serien mit Charakteren, die sich in ähnlichen Lebenswelten befinden, oder solchen, die außerhalb ihrer Erfahrungswelt agieren und dadurch ein hohes Interesse wecken.

In der Befragung von Juliane Kranz zu Binge Watching benannten die Befragten als Motive vor allem Alltagsflucht, Ablenkung, Belohnung, den Wunsch, mitreden zu können und im Trend zu sein.[75] Alle Motive finden wir auch bei unseren Patienten wieder. Simon, der den Wikingerkönig feiert, und damit aus seinem verkorksten Leben mit Übergewicht und ohne Job flieht, oder Markus, der seine Ausbildungsstelle riskiert, indem er bis tief in die Nacht Serien schaut, kaum aus dem Bett kommt, dafür aber in der Berufsschule mitreden kann. Unser Ärzte- und Therapeuten-Team ist täglich neu damit konfrontiert, dass das intensive Konsumieren von Serien bei vielen zu einem festen Bestandteil des Lebens geworden ist und ein großes Suchtpotenzial für sie birgt.

Purge Watching –
der Drang zu gucken

«Eigentlich fand ich die Serie langweilig.»

Wir begegnen in der Insula-Klinik im Zusammenhang mit exzessivem Serienschauen auch immer wieder einem anderen, auf den ersten Blick skurril erscheinenden Phänomen: Die Patienten schauen Serien zu Ende, die sie gar nicht so sehr interessieren. Dabei beschreiben sie einen wichtigen Faktor – Zeit. Zeit, die sie investiert haben. «Ich habe die ersten drei Folgen von ‹Stranger Things› geschaut. Eigentlich fand ich die Serie langweilig», erzählt Simon. Auf die Frage, warum er die Staffel dann zu Ende ansah, antwortete er: «Nachdem ich die ersten drei Folgen geschaut hatte, hatte ich schon einige Zeit investiert. Ich hatte irgendwie das Gefühl, dass ich, wenn ich dann aufgehört hätte, Zeit verschwendet hätte. So habe ich die ganze Staffel geschaut.»

Dieses Verhalten findet im Netz bereits eine Beschreibung: Purge Watching.[76] Es beschreibt das Gefühl, eine Serie zu Ende schauen zu müssen, die einem eigentlich gar nicht gefällt. Da aber schon Zeit durch den Nutzer investiert wurde, bekommt er das Gefühl, es nun auch zu Ende bringen zu müssen. Simon sagt abschließend: «Ich war so erleichtert, als die Staffel dann endlich zu Ende war. Da habe ich mich wieder frei gefühlt.»

Fazit

Video-on-Demand klingt nach viel Freiheit und Selbstbestimmung, ist aber nichts weiter als ein Internetangebot mehr, das hohes Suchtpotenzial erzeugt. Es ist eine extrem große Herausforderung für Kinder und Jugendliche, sich von so viel Freiheit wieder zu befreien: vom Übermaß des Angebots für wenig Geld, von immer und überall verfügbarem Zugriff und von dem extrem hohen Unterhaltungs- und Ablenkungspotenzial, das dieses Medium bietet. Erwachsene kennen wahrscheinlich eher den Reiz einer Streaming-Serie als eines Beauty-Tutorials auf YouTube. Aber die meisten von uns haben schon selbst die Erfahrung gemacht, wie schwer es ist, abzuschalten.

Die Mechanismen der Anbieter, die eingesetzt werden, um die Nutzer an ihr Angebot zu binden und den Konsum zu erhöhen, führen zu gesellschaftlich neuen Phänomenen wie Binge Watching und Purge Watching – Glotzen bis zum Umfallen, in beiden Fällen. Dabei bleiben der Schlaf und die Zeit für reale Kontakte oder Schulaufgaben auf der Strecke. Die Welt, in die der Konsument eintaucht, wird als so mitreißend und lebenswert empfunden, die Charaktere bieten solch ein hohes Maß an Identifikation, dass das echte Leben mit Schule, Ausbildung und Freundschaften an Bedeutung verliert. Besonders suchtgefährdet beim Streaming sind dabei Menschen, die unter Langeweile, Isolation, Problemen in der Schule oder im Beruf oder unter Übergewicht leiden – im Adipositas-Zentrum haben mittlerweile die Hälfte der Patienten Zugriff auf einen bezahlten Streaming-Account.

Binge Watching muss nicht immer gleich Sucht bedeuten, man kann ein verregnetes Wochenende gut und gerne mal komplett mit einer Serie verbringen, ohne sich als süchtig einstufen zu müssen. Aber regelmäßiges übermäßiges Streamen birgt Suchtgefahr für jeden – für junge, noch ungefestigte Charaktere erst recht.

Wie kann man Internetabhängigkeit vorbeugen?

Medienkritik ist ein uraltes Phänomen. Bücher, Filme, Fernsehen – schon immer galten neue Entwicklungen als bedenklich. Wie harmlos uns jetzt das Fernsehen erscheint, auf dem in den letzten 30 Jahren der kritische pädagogische Blick ruhte, zeigt, wie groß die Herausforderung geworden ist, vor die uns die Digitalisierung stellt. Bei der sich steigernden Dynamik sozialer Phänomene und der immens schnellen Entwicklung der Online-Medien greifen alte Patentlösungen zunehmend weniger. Problematisch wird es spätestens an dem Punkt, wenn Kinder und Jugendliche mehr Erfahrung und Vertrautheit im Umgang mit den digitalen Medien haben als ihre Eltern oder Pädagogen. An dieser Stelle schwindet oft die Legitimität elterlicher Regulierung oder anderer Autoritätspersonen. Unsere Kinder beherrschen den Umgang mit den neuen Medien auf einer anwendungsorientierten Ebene zwar besser. Doch nur weil sie patente «User» sind, bedeutet das nicht, dass sie auch die notwendige Kompetenz besitzen, um die Folgen ihrer Handlungen abschätzen zu können.

Jugendliche haben ihre Eltern größtenteils als User dieser Medienwelt abgehängt und sind damit allein in dieser Welt unbegrenzter Möglichkeiten. Das ist Anlass zu großer Sorge. Auch die Politik erkennt nach und nach, dass sie selbst sowie Bildungsanstalten und Schulen Verantwortung tragen. Die deutsche Drogenbeauftragte Marlene Mortler fordert, mehr «digitale Fürsorge» zu übernehmen.[77] Von diesen Institutionen begleitet und unterstützt, sind bis zu einem gewissen Alter die Eltern diejenigen mit der einflussreichsten Fürsorge-Verantwortung. Sie müssen ihren Kindern helfen, einen kompetenten Umgang mit den digitalen Medien zu entwickeln. Und das gelingt nur, indem Eltern sich nicht einfach aus dieser Welt zurückziehen, sondern ihre Kinder begleiten. Ein großzügiger Vertrauensvorschuss in die Eigenverantwortung und Selbstbestimmung der Kinder ist hier fehl am Platz. Dafür sind an der Seite der großen Spiele-Hersteller und Anbieter sozialer Netzwerke zu viele gute Psychologen im Einsatz, um die Angebote mit bestens durchdachten Techniken noch ansprechender, noch spannender und noch suchterzeugender zu gestalten. Kinder und Jugendliche sind hierfür besonders empfänglich und daher stark gefährdet – aber das können und wollen sie selbst nicht erkennen. Gerade *weil* das Surfen und Spielen einen solch hohen Spaßfaktor bietet.

Wenn Eltern jedoch gemeinsam mit dem Kind Inhalte überprüfen, über Gefahren aufklären und sinnvolle Regeln aufstellen und deren Einhaltung überprüfen, ist ein positiver Umgang eher möglich. Dabei sollten Erziehungsberechtigte nicht vergessen, wie relevant es ist, selbst einen maßvollen und reflektierten Umgang mit dem immer und überall verfügbaren Internet vorzuleben. Nur dann besteht die Chance, dass Kinder lernen, das Netz im «on/off-Modus» zu gebrauchen und sich sicher darin zu bewegen.

Im Folgenden bieten wir daher praxisnahe Hinweise zum Aufbau von Medienkompetenz. Die zentralen Themen sind für und durch eine Seminarreihe mit unseren Patienten entstanden. Die Tipps können für jeden, sowohl für die Jugendlichen selbst als auch für die Eltern, als Hilfestellung dienen. Dabei geht es um Schutz der Persönlichkeitsrechte, um Cybermobbing, Computer- / Handyspielabhängigkeit und Vorschläge zur allgemeinen Nutzung von Medien.

Aufbau von Medienkompetenz

Zu einem verantwortungsvollen Umgang mit Medien gehört zu wissen, wie man sich vor ungewolltem Zugriff auf die eigenen Daten, vor unseriöser Kontaktaufnahme und vor Mobbing schützen kann. Ebenso wichtig ist es, dass Kinder und Jugendliche nur altersgerechte Inhalte nutzen. Eltern sollten mit und für ihr Kind entsprechende Online-Angebote auswählen, Sicherheitsregeln vereinbaren und sich dafür interessieren, mit wem das Kind online in Kontakt steht und welche Spiele es spielt.

Medienkompetenz bedeutet aber auch zu erkennen, wann es Zeit für eine Spiel- oder Filmpause ist und wie schädigend eine zu lange Medienzeit für das eigene Wohlbefinden sein kann. Besser als Komplettverbote sind Gespräche mit den Kindern über ihre Medienaktivitäten sowie klare Vereinbarungen und eine Begleitung beim Einhalten der definierten Regeln, zum Beispiel bezüglich der Spielzeiten und der Spieleauswahl. Hier geht es für beide Seiten darum, sich auseinanderzusetzen, Position zu beziehen, zu streiten und auch mal Kompromisse einzugehen. Kompetenzen, die Heranwachsende bei ihrer Entwicklung unterstützen.

Ein Profil sagt heute mehr als eine Vita – Risiken bei der Veröffentlichung persönlicher Informationen

Jans großer Traum ist eine Ausbildung bei der Polizei. Bei einem Bewerbungsgespräch für ein Praktikum dort wird er unverhofft auf seine Online-Profile angesprochen. Sie enthielten viele Informationen über seinen intensiven Computerspielkonsum; er teilte dort Spielerfolge und Videos von seinen Lieblingsspielen, u. a. Ego Shooter. Ihm wurde nahegelegt, besonders bei seinem Berufswunsch, sensibel auf seine Onlineaktivitäten zu achten. Es könnte der Eindruck entstehen, dass er zum einen übermäßig Computerspiele konsumiere und zum anderen auch charakterlich zur Gewaltverherrlichung tendiere. Als Bewerber für eine Ausbildung bei der Polizei hätte Jan mit diesem Profil keine Chance auf eine Einstellung gehabt. Jan löschte daraufhin all seine Posts und achtet seitdem penibel auf seine Außendarstellung im Internet. Aktuell kämpft er nicht in Computerspielen, sondern im echten Leben erfolgreich gegen sein Übergewicht, um seinem Berufswunsch näher zu kommen.

Jans Beispiel macht deutlich, wie viel Jugendliche manchmal ohne nachzudenken auf Profilseiten preisgeben und welche weitreichenden Konsequenzen für die (berufliche) Zukunft das mitunter haben kann.

Was ist zu tun?

Eltern sollten gemeinsam mit ihren Kindern das Einrichten von Profilen in sozialen Netzwerken vornehmen und mit ihnen die Nutzung besprechen. Zum einen, weil es Altersbegrenzungen gibt, zum anderen, weil Eltern ihre Kinder für die Bedeutung der Privatsphäre sensibilisieren können, sodass sie nicht zu viele Informationen über sich preisgeben.

Grundsätzlich ist es wichtig, dass Kinder und Jugendliche auf genaue Profilangaben zu Wohnort, Schule, Kontaktdaten usw. verzichten und ein Pseudonym wählen, statt den richtigen Namen anzugeben. So können die Profile bei einer Google-Suche nicht gefunden werden, und sensible Daten bleiben privat. Außerdem sollte genau überprüft werden, wer Zugriff auf die privaten Posts hat.

Die Macht der Täter minimieren – Umgang mit Cybermobbing

Patric ist 15 Jahre alt und wiegt 160 kg bei einer Größe von 175 cm. Er war immer ein guter Schüler und hatte sich zum Ziel gesetzt, Altenpfleger zu werden. Nur ein Unterrichtsfach bereitete ihm Sorge. Jeden Donnerstag sollte seine Klasse im neuen Halbjahr schwimmen gehen. Bei seinem Gewicht war das für Patric eine besondere Situation: Er schämte sich für seinen Körper, besonders für seine starke Brustentwicklung. Nach langen Überlegungen rang er sich durch, doch am Schwimmunterricht teilzunehmen. Er war ein guter Schwimmer und konnte im Zeitschwimmen mit den anderen Jungen sogar mithalten. Beim Schwimmen fühlte sich sein sonst schwerfälliger Körper leichter an.

Ein Donnerstag sollte dann alles verändern. Nach dem Schwimmen machte ein anderer Junge, von Patric unbemerkt, ein Foto von ihm in Badehose. Das bearbeitete er am Nachmittag, malte Patric lange blonde Haare und deutete im Brustbereich einen BH an. Unter das Bild schrieb er «Patricia, die Weibertitte». Dieses Bild teilte er zunächst mit ein paar Schulfreunden über WhatsApp. Das Feedback darauf bestärkte ihn, und er postete das Bild in der Klassengruppe, in der auch Patric Mitglied war.

Wenn Patric davon erzählt, bebt noch heute seine Stimme, und ihm laufen Tränen übers Gesicht. Das Bild mit solchen Kommentaren zu sehen hatte ihn unglaublich verletzt. Ihm fehlen noch immer die Worte dazu. Die Reaktionen der Klassenkameraden verstärkten seine Verletzung. Einige Mitschüler schickten Lach-Smileys oder den Daumen nach oben. Andere äußerten sich gar nicht. Keiner nahm ihn in Schutz. Zunächst beschloss Patric, sich niemandem anzuvertrauen. Er stand mit Bauchschmerzen am Freitag auf, und seine Mutter entschuldigte ihn vom Unterricht. Am Montag quälte er sich zur Schule. Beim Betreten des Schulhofes spürte er von allen

Seiten die Blicke. Als er in die Klasse kam, brach großes Gelächter aus. Patric beschreibt, wie emotional überfordert er sich in dieser Situation fühlte. Er verließ den Klassenraum und rannte nach Hause.

In den nächsten Wochen verweigerte Patric den Schulbesuch, er klagte über Bauchschmerzen und Unwohlsein. Kein Arzt konnte eine genaue Diagnose stellen. Seine Mutter verzweifelte und suchte Hilfe bei einer Kinderpsychologin. Ihr konnte sich Patric nach langer Zeit anvertrauen und von seiner Erfahrung berichten. Sie unterstützte Patric und seine Mutter bei der Antragstellung zur Langzeittherapie in der Insula. Nun besucht Patric seit drei Wochen die Insula-Schulklasse mit der Aussicht, im Sommer seinen Hauptschulabschluss zu absolvieren. Rückblickend sagt Patric, dass das Gefühl der Hilflosigkeit das Schlimmste für ihn gewesen sei. Nichts gegen die rasend schnelle Verbreitung unternehmen zu können und zu wissen, dass nun wahrscheinlich fast jeder auf der Schule wisse, wie er unter seinem T-Shirt aussehe, ließen ihn verzweifeln und sogar an Suizid denken. Seine Worte zum Abschluss: «Die Therapie war meine Hoffnung.»

Das Beispiel von Patric zeigt auf, welche Auswirkungen eine zunächst als Gag gemeinte unbedachte Aktion haben kann, wenn sie mit der Verbreitung in den sozialen Medien verbunden ist. Durch ein paar schnelle Handgriffe ist ein Foto bearbeitet oder mit einem beleidigenden Kommentar versehen und wird z. B. über WhatsApp verschickt. Das geht so schnell, dass sich die jugendlichen «Täter» vor dem Abschicken kaum Gedanken machen, was sie damit auslösen können.

Laut der JIM-Studie (2017) gibt jeder fünfte (21 % Jungen, 19 % Mädchen) der befragten Jugendlichen an, dass schon einmal falsche oder beleidigende Inhalte über das Internet von ihm/ihr verbreitet wurden.

Doch nicht nur für die Betroffenen selbst ist Aufklärung gefragt, auch für Zeugen ist sie zentral. In der JIM-Studie (2017) wird deutlich: Je älter die Jugendlichen sind, umso mehr von ihnen kennen jemanden, der Opfer von Cybermobbing geworden ist. So gab in der Altersgruppe der 12- bis 13-Jährigen zunächst noch jeder Vierte an, Zeuge geworden zu sein. In der Altersgruppe der 18- bis 19-Jährigen war es dann schon fast jeder Zweite.[78]

Viele Teilnehmer in unseren Medienkompetenzseminaren berichten davon, jemanden zu kennen, der sich aufgrund von Cybermobbing selbst verletzt hat, Suizidgedanken hatte oder sogar tatsächlich Selbstmord beging. Immer wieder wird von Videos oder Bildern gesprochen, die in der ganzen Schule über die sozialen Netzwerke kursierten. Es gibt fast niemanden, der nicht schon mindestens ein Video oder Bild von einem/r Mitschüler/in unvorteilhaften Situationen gesehen hat. Häufig solche, auf denen jemand unbekleidet zu sehen war. Dass solche Bilder überhaupt entstehen und in Umlauf kommen, hat manchmal einen sehr traurigen Hintergrund. Viele Jugendliche praktizieren heute «Sexting» – das heißt, sie senden einander Nacktfotos, Nacktvideos oder Texte über sexuelle Phantasien. Solange so etwas den Augen der Vertrauten vorbehalten bleibt (und die Beteiligten über 18 sind), ist dies als Privatsache einzuordnen und kein Problem. Wenn aber Jugendliche oder junge Erwachsene solche Bilder oder Texte missbrauchen, z. B. um sich nach Beendigung einer Beziehung zu rächen oder auch um vor Freunden anzugeben, hat das extreme Auswirkungen. Die Verbreitung ist absolut unkontrollierbar. Wird ein solches Foto, ein Video oder ein sexueller Text online gestellt, meist auf einem sozialen Netzwerk, verbreitet sich dieser Inhalt innerhalb von kürzester Zeit und ist kaum noch zu stoppen. Die sozialen Netzwerke zeigen sich somit als ein Generator für Mobbing, weil die Hemmschwelle, jemanden auf diese Weise zu beleidigen, viel niedriger ist als im direkten und persönlichen Kontakt. Und die negative Wirkung ist zudem deshalb so stark, weil das Mobbing auf diese Weise nicht in der Schule endet. Die Betroffenen verlieren selbst ihr Zuhause als Schutzraum.

Nacktbilder und -videos von Minderjährigen zu veröffentlichen, ist Kinderpornographie und als solche selbstverständlich strafbar. Was als «Spaß» oder «kleine Rache» daherkommt, ist faktisch eine Straftat.

In diesen sensiblen Bereichen ist es nötig, über Folgen für die Opfer und Risiken für die Täter zu sprechen. Das erhöht die Hemmschwelle, selbst zum unüberlegten Täter zu werden. Und es sollten Verhaltenstipps im Umgang mit Cyber-Mobbing gegeben werden, die das Opfer schützen und stärken. Grundsätzlich lassen sich viele Tipps im Umgang mit Mobbing aus der Offline-Welt sehr gut auch auf das Cybermobbing übertragen.

Was ist zu tun?

Kinder und Jugendliche[79]:

1. **Nachdenken, bevor man etwas veröffentlicht.** Das Internet ist ein öffentlicher Raum. Auch Inhalte aus internen Gruppen können problemlos weiterverbreitet werden. Darum sollte jeder Post oder jede Nachricht gut überlegt sein, egal ob man etwas von sich selbst oder jemand anderem hochlädt. Ein peinliches Bild von der letzten Party z. B. kann schnell zur Angriffsfläche werden und dem Betroffenen sowie dem Veröffentlicher massiv schaden. Auch vorschnelle Meinungsäußerungen, z. B. aus einer Emotion oder einem spontanen Impuls heraus, sollten gut überlegt werden. Einmal im Netz, sind sie nur schwer oder gar nicht zu löschen, auch wenn es in dem Moment gar nicht so gemeint war.

2. **Sich selbst googeln.** Das sollte jeder einmal tun. Es ist wichtig zu wissen, was über die eigene Person im Internet zu finden ist. Vielleicht hat man gar nicht mitbekommen, dass es Inhalte über einen selbst gibt, die man nicht im Internet finden möchte. Wenn dann ungewünschte Bilder oder Kommentare auftau-

chen, unbedingt direkt genauer prüfen! Falls es nicht möglich ist, die Inhalte selbst zu entfernen oder über die Privatsphäre-Einstellungen zu schützen, sofort die Person kontaktieren, die die Inhalte veröffentlicht hat, und darum bitten, diese zu entfernen. Geschieht dies nicht, Unterstützung organisieren – siehe Punkt 4.

3. **Nicht auf die Provokation eingehen.** Cybermobbing macht dem Täter nur dann Spaß, wenn das Opfer darauf reagiert. Erfolgt keine bzw. nur eine kurze gezielte Reaktion, wird es für den Täter eher langweilig. Häufig tendieren die Opfer dazu, auf die Provokationen zu reagieren, indem sie sich rechtfertigen oder sich als Antwort zu einer Beleidigung hinreißen lassen. Damit bieten sie jedoch noch mehr Angriffsfläche, und es besteht die Gefahr, dass die Situation sich weiter hochschaukelt. Den Täter zu ignorieren mindert seine Macht!

4. **Hilfe holen.** Nur dem Täter gegenüber sollten Opfer schweigen. Reden mit Vertrauten ist immens wichtig. Das können ältere Freunde oder Geschwister, Vertrauenslehrer, Eltern oder andere Menschen sein, bei denen sich das Kind oder der Jugendliche sicher fühlt. Alleine darüber zu sprechen, hilft oft schon dabei, mit Scham und Schmerz besser umgehen zu können. Anschließend kann gemeinsam überlegt werden, was zu tun ist und ob weitere Unterstützung gesucht werden muss. In manchen Fällen ist es nicht nur hilfreich, sondern sogar notwendig, die Polizei zu informieren, weil es sich beispielsweise um einen Wiederholungstäter handelt. Grundsätzlich bietet jedes soziales Netzwerk Möglichkeiten, unangemessene Inhalte zu melden. Diese Funktion sollten nicht nur Opfer nutzen, sondern in gleichem Maße auch Zuschauer, die Zeuge von unangemessenen Inhalten werden, wie z.B. Beleidigungen oder bloßstellenden Aufnahmen.

Freunde, Eltern und Lehrer:

1. **Vorbild sein.** Täter wollen Reaktionen. Egal, ob vom Opfer selbst oder von Zuschauern, die im besten Falle mitmachen, indem sie beispielsweise Posts kommentieren. Hier heißt es «Vorbild sein» und Cybermobbing keinen Raum geben. So ist neben dem Melden von Beiträgen auch das aktive «Nichtmitmachen» wichtig. Selbst einen kleinen Smiley unter ein unvorteilhaftes Bild eines anderen zu posten ist eine Bestätigung und macht zum Mittäter. Gleichzeitig heißt das nicht, als Erwachsene gar nicht zu reagieren. Vielmehr gilt es hinzusehen, Stellung zu beziehen und einzuschreiten – höflich, aber mit Nachdruck oder bestenfalls über die Meldefunktionen.

2. **Erst mal zuhören.** Am wichtigsten ist es für ein von Cybermobbing betroffenes Kind, ein offenes Ohr zu finden. Und das heißt jemanden, der erst mal zuhört, ohne direkt zu bewerten. Mobbing-Opfer haben eine große Hemmung, über die Vorfälle zu sprechen, weil diese mit viel Scham besetzt sind. Beim Reden mit Eltern und anderen Autoritätspersonen kommt die Angst hinzu, gerügt zu werden, denn Opfer empfinden sich selbst fast immer als mitschuldig. Daher ist es essenziell, dass Eltern sich jederzeit als vertrauenswürdige Ansprechpartner anbieten. Nur dann werden Kinder den Mut haben, in diesen schwierigen Momenten auf sie zuzukommen.

3. **Dann entschlossen handeln.** Eltern sollten ihr Kind ruhig und behutsam befragen und gezielt aktiv werden. Es ist möglich, Beschwerdestellen und Betreiber zu informieren oder direkt bei der Polizei Anzeige zu erstatten. An dieser Stelle brauchen Kinder den Rückhalt von Erwachsenen, die in einer solchen Situation zupacken und praktische Hilfe anbieten. Sie sind als Betroffene und dazu noch minderjährige Opfer nicht in der Lage, der Sache eigenständig Herr zu werden.

Online gilt: Fremden misstrauen –
Vom Facebook-Flirt zum Cybergrooming

Die 16-jährige Emily erzählte in einem Medienkompetenzseminar zum Thema «Gefahren im Netz», dass sie Nachrichten bei Facebook von einem Mann namens Sebastian bekam. Er schrieb ihr zunächst normale Nachrichten, fragte, wie es ihr gehe und welche Hobbys sie habe. Auf diesem Weg wollte er wohl Nähe aufbauen und Vertrauen herstellen, begreift Emily rückblickend. Sie ging darauf ein und antwortete Sebastian. Nach kurzer Zeit schrieb er ihr, dass er eine Vorliebe für übergewichtige Mädchen habe und gerne Bilder von ihr hätte – möglichst figurbetont mit und, besser noch, ohne Kleidung. Emily bekam Angst und brach den Kontakt ab. Auf die Frage, ob sie jemandem davon erzählt hatte, winkte sie ab, das sei ihr viel zu peinlich gewesen. Sie hätte es nur mal einer guten Freundin gegenüber erwähnt, aber nicht gegenüber ihren Eltern. Emily konnte reflektiert über ihre Erfahrung sprechen und war ihren Erzählungen nach auch selbständig in der Lage, sich vom Täter abzugrenzen und den Kontakt abzubrechen. Dennoch war es ihr sehr unangenehm, und sie sprach mit fast niemandem darüber. Eine Tatsache, die sich Täter gern zunutze machen.

Was manchmal als harmloser Flirt beginnt, kann sich im Netz schnell als etwas ganz anderes entpuppen. Dabei ist die Online-Partnersuche nicht grundsätzlich als gefährlich einzustufen. Es ist nur wichtig, die Risiken zu kennen und achtsam zu agieren.

Der «Schutzraum» des Internets bietet den in solchen Belangen meist doch noch sehr unsicheren Jugendlichen die Möglichkeit, selbstbewusster mit dem jeweils anderen Geschlecht in Kontakt zu treten. Die Kommunikation findet erst einmal in einem geschützten, von der Öffentlichkeit abgeschlossenen Raum statt, in dem man sich gegenseitig schreibt und langsam Vertrauen aufbauen kann. Kommt es zu Enttäuschungen, kann der Kontakt viel leichter abgebrochen werden, als es in einer direkten Face-to-face-Begegnung möglich wäre. Für eine internetaffine Generation liegt es nahe, solche Wege bei der Partnersuche zu gehen. Dass es dabei häufig nicht nur bei einem virtuellen Austausch bleibt, zeigen Zahlen der MiKADO-Studie (2015) der Universität Regensburg. Bei der Befragung von Jugendlichen zwischen 14 und 17 Jahren gab jeder vierte an, sich auch offline mit einer Internetbekanntschaft getroffen zu haben.[80]

Für Menschen, die sowieso unter sozialer Isolation leiden, wie die adipösen Patienten der Insula-Klinik, sind die Möglichkeiten einer Partnersuche im Internet umso relevanter. Daher sprechen wir darüber auch im Rahmen der Seminare zur Medienkompetenz. Dabei wird deutlich, dass fast alle Patienten der Online-Partnersuche positiv gegenüberstehen und sie als Chance neben der klassischen Partnersuche sehen. Sie beschreiben sie als gute und einfache Möglichkeit, Kontakte zu knüpfen. Katrin erzählt: «Auf der Straße würde mich mit meiner Figur doch nie jemand ansprechen. Im Internet ist das einfacher. Da kann man erst mal ein bisschen schreiben, und vielleicht ergibt sich dann mehr. So ist das für mich auf jeden Fall viel leichter.»

Was aus einer Online-Kontaktaufnahme im schlechtesten Fall aber werden kann, ist sogenanntes Cybergrooming, wie im Fall von Emily geschildert. Cybergrooming bedeutet, dass Erwachsene online Kontakt zu minderjährigen Kindern und Jugendlichen aufnehmen, mit dem Ziel, pornographische Bilder zu erhalten oder sexuellen Missbrauch zu begehen. Dass dieses Thema mittlerweile immer häufiger Jugendliche betrifft, wird von vielen Eltern kaum wahrgenommen. In der MiKADO-Studie (2015) gaben 6 % der Mädchen und 2 % der Jungen an, im vergangenen Jahr belastende sexuelle Online-Erfahrungen gemacht zu haben. Dazu zählten Gespräche über sexuelle Themen, Fremde, die sich nackt oder beim Sex vor der Webcam zeigten, pornographische Fotos oder Abbildungen, die der Onlinekontakt sendete und in diesem Zusammenhang auch die Verbreitung eigener sexueller Fotos.[81] Letzteres beginnt beim schon erwähnten Sexting und kann später ungewollte Folgen haben. Der gesamte Themenkomplex ist bei Jugendlichen verständlicherweise stark schambehaftet. Gerade deshalb ist es besonders wichtig, sich mit ihnen darüber auszutauschen und über mögliche Gefahren zu sprechen.

Was ist zu tun?

Kinder und Jugendliche:

Auch hier gilt: Je mehr Informationen sie von sich preisgeben, desto leichter machen sie sich identifizierbar. Das fängt bei ihren Profilen in den sozialen Netzwerken an. Aus ihnen lassen sich oft leicht Rückschlüsse auf Alter, Schule, Wohnort, Interessen u.a. ziehen. Der Schutz, anonym bleiben zu können, schwindet mit der Nutzung von Diensten, denen Kinder und Jugendliche viele persönliche Daten überlassen oder bei denen sie sich in Echtzeit vor der Kamera zeigen.

In jedem Fall sollte ein gesundes Maß an Misstrauen herrschen – gerade bei Personen, die nicht aus dem realen Leben bekannt sind. Der Schritt, sich live zu treffen, sollte genau geprüft und am besten vorher mit einer vertrauten Person besprochen werden.

Freunde, Eltern und Lehrer:

Vorfälle solcher Art, wie sie oben beschrieben wurden, finden meist außerhalb der Reichweite der Eltern statt. Nur wenn sie das Vertrauen ihrer Kinder besitzen, werden diese den Mut haben, sich in solch schambehafteten Situationen an ihre Eltern zu wenden und sie um Unterstützung zu bitten. Eltern sollten sich immer wieder als vertrauenswürdige Ansprechpartner anbieten. Und darauf hinweisen, dass sie – ganz egal, was geschehen ist – für ihre Kinder da sind.

Denn aus unserer Erfahrung wissen wir: Das Kind hat Angst, selbst beurteilt und bestraft zu werden.

Der erste Schritt ist aber bereits im Vorfeld zu tun: Das Wichtigste ist, Kinder grundsätzlich zu sensibilisieren, um das Risiko zu mindern oder Cybergrooming zu verhindern. Man sollte mit ihnen besprechen, welche Strategien vonseiten der Täter angewandt werden, aber vor allem, was sie selbst tun können, um sich zu schützen und so die Einfallstore zu verkleinern.

Für die Jugendlichen ist es schwierig abzuschätzen, wie weit sie gehen und was sie von sich preisgeben können. Das liegt zum einen an ihrer jugendlichen Naivität und zum anderen an den professionell agierenden Tätern, die sich schleichend das Vertrauen der Opfer erarbeiten. Häufig nutzen sie dazu eine Scheinidentität und geben sich als gleich oder ähnlich alt wie das Opfer aus. Wer wirklich hinter der Kontaktaufnahme steckt, bleibt verborgen.

Mediennutzung – Was ist angemessen?

Wussten Sie, dass die Nutzung von Facebook, Instagram und YouTube erst ab 13 Jahren überhaupt erlaubt ist und die Jugendlichen bis sie 16 Jahre alt sind für diverse Anwendungen eine Einverständniserklärung der Eltern benötigen? Bis zum Alter von 16 Jahren können gewisse Tools sonst nicht genutzt werden, und die Datenverarbeitung für den Konzern ist beschränkt, vor allem für besonders geschützte Daten, wie religiöse und politische Ansichten und personalisierte Werbung. Eigentlich ganz beruhigend – wenn die Lage nicht so undurchsichtig wäre. Es ist unklar und ohne einheitliche Regelung, wie die Plattformen die Altersangaben prüfen und die Einverständniserklärungen und Nachweise verifizieren. Manchmal, wie bei WhatsApp, geschieht die Alterskontrolle über eine simple Klick-Bestätigung, darüber hinaus wird nichts überprüft.

Auch bei Computerspielen gibt es Altersfreigaben, die nicht einfach übergangen werden sollten. Die Alterszuordnung versucht ein altersgemäßes Level an Herausforderung zu bestimmen, das, wenn es zu hoch ist, schnell als Druck empfunden werden kann und für zu viel dauerhafte Anspannung sorgt. Außerdem geht es um die Darstellung von Gewalt und Gewaltaktionen. Da Jugendliche ab 16 in der Regel bereits über eine hohe Medienerfahrung verfügen, wird ihnen ausreichend Distanz zu den Aktionen und Bildern zugetraut. Diese Freigaben sind nicht willkürlich, sondern der psychischen und geistigen Entwicklung der Kinder und Jugendlichen entsprechend.

Was ist zu tun?

Für Eltern gilt: zuerst prüfen, ob sich das Medium für das Kind eignet. Anschließend gemeinsam die Einstellungen der sozialen Plattform durchgehen und darauf achten, dass die Privatsphäre so weit wie möglich geschützt bleibt. Da sich Regelungen immer wieder ändern und Einstellungen durch Updates zum Teil zurückgesetzt werden, müssen diese immer wieder überprüft werden. Ähnlich auch mit Spielen verfahren: Am besten ist es, gemeinsam mit dem Kind die Spiele auszuprobieren und von Zeit zu Zeit immer mal wieder gemeinsam zu spielen. Das vermittelt Eltern einen ersten Eindruck und hilft, die Eignung für das eigene Kind einzuschätzen. Außerdem erfahren sie viel darüber, was ihr Kind beschäftigt. Diese Erfahrung machen wir auch als Ärzte und Therapeuten im Adipositas-Zentrum über das Therapie-Modul «Zeig uns deine Welt»: Dabei spielen wir mit den Jugendlichen gemeinsam ihre Spiele und lernen ihre Avatare kennen. Sehr oft hilft es uns, den Gesamtzusammenhang, in dem das Spiel gespielt wird, besser zu verstehen, die psychologische Motivation dahinter, die allgemeinen Beweggründe sowie die Spieldauer usw. zu kennen. Der vorurteilsfreie und wertschätzende Zugang in die Spiele-Welt der jungen Menschen ist dabei maßgeblich. Dürfen Eltern in diese Welt mit ihren Kindern eintreten, sollten sie das ebenfalls mit Respekt und ohne Bewertung tun.

WLAN, Handyverträge & Co.

Internet ist zwar grundsätzlich überall verfügbar, muss aber nicht immer zugänglich sein. Sich das zu vergegenwärtigen macht es einfacher, Entscheidungen darüber zu treffen, wo das eigene Kind darüber verfügen sollte. Dass es zum Beispiel ein Smartphone besitzt, heißt nicht automatisch, dass es einen Vertrag mit Internetzugang haben muss. So kann das Smartphone als Telefon im herkömmlichen Sinne unterwegs zum Telefonieren und Nachrichten schreiben benutzt werden. Bei WLAN-Zugang, z. B. zu Hause, ist dann immer noch ausreichend Gelegenheit, alle anderen Dienste, die ein Smartphone ermöglicht, zu nutzen. Damit erhöht sich zumindest die Chance, dass das Kind die Nase mal in die Luft hält und vor sich hin träumt oder sich unterhält, statt bei jeder Gelegenheit ins Handy zu schauen, um zu spielen oder im Netz zu surfen.

Was ist zu tun?

Auch das WLAN kann gelegentlich ausgeschaltet werden (am besten mit dem eingebauten Zeitschalter, um ständige Diskussionen zu vermeiden), und der gesamte (!) Haushalt ist mal offline. Davon profitieren sicher alle. Besonders nachts ist das zu empfehlen, erst recht, wenn sich beim Kind bereits ein problematisches Spielverhalten zeigt. Zumindest Online-Aktivitäten werden damit zu Schlafzeiten ausgeschlossen.

Alle Eltern sollten sich außerdem fragen, ob sie ihren Kindern ein Medien-Paradies in ihrem eigenen Zimmer einrichten wollen. Fernseher, Rechner, Konsole, bequemer Stuhl, Headset, Maus und Controller – bei unseren Patienten ist das meistens alles geliebter Teil ihrer Zimmereinrichtung. Natürlich machen Smartphones, Tablets & Co. die Mediennutzung theoretisch überall möglich. Keinen Computer mit Konsole im Zimmer zu haben bedeutet nicht, dass man nicht glotzen, surfen und spielen kann, aber es schränkt den Konsum in den meisten Fällen doch enorm ein. Zumindest wenn eine Spielkonsole nicht im Kinderzimmer, sondern im Wohnzimmer steht, findet das Spielen nicht unbeobachtet und unbemerkt statt. Mit dem Fernsehen ist es das Gleiche. Und es nicht isoliert vom Geschehen im Umfeld zu tun reduziert den Sog, den Spiele und andere Medien ausmachen.

Medienzeiten

Gemeinsam mit den Kindern und Jugendlichen bestimmte Medienzeiten festzulegen ist ein weiterer Faktor, um übermäßigen Konsum zu vermeiden. Medienzeiten sind in vielen Familien ein großes Streitthema, klare Regeln helfen, Diskussionen zu minimieren. Bei der Festlegung, wie viel Medienzeit altersentsprechend ist, können folgende Richtwerte der Medien-Aufklärungsseite *schau hin* helfen[82]:

- bis fünf Jahre: bis eine halbe Stunde am Stück
- sechs bis neun Jahre: bis zu einer Stunde am Stück

Bei älteren Kindern ab zehn Jahre wird empfohlen, ein wöchentliches Zeitkontingent zu vereinbaren, das sie sich selber einteilen können. Kinder können so ihre eigenen Erfahrungen machen. Falls die vereinbarte Zeit an nur zwei Tagen verbraucht wird, sollten die Bildschirme für den Rest der Woche dunkel bleiben. So können

Kinder lernen, sich ihre Ressourcen vorausschauend einzuteilen und ein gesundes Maß zu finden. Eine Orientierung für die Zeiten bietet folgende Faustregel:

- zehn Minuten Medienzeit pro Lebensjahr am Tag
- oder eine Stunde pro Lebensjahr in der Woche

Wichtig ist am Ende aber vor allem, dass die Regeln auch eingehalten werden. Dabei müssen Eltern oft unterstützen – indem sie auf die Uhr schauen oder durch Hilfsmittel wie eine Eieruhr oder Jugendschutzsoftware den Ablauf der Zeit markieren. Sicherlich ist es ein Ziel, dass Kinder und Jugendliche zunehmend lernen, sich eigenverantwortlich an die abgesprochenen Zeiten zu halten. Realistisch ist eine verlässliche Umsetzung aber häufig nicht. Kinder und Jugendliche zu begleiten bedeutet immer, «am Ball zu bleiben». Es ist ein fataler Fehler, wenn Eltern z. B. denken, dass Kinder, die mit 11 Jahren verlässlich mit PC-Zeiten umgehen, dies automatisch auch mit 13 Jahren tun werden. Kinder und Jugendliche tendieren dazu, auszutesten, Grenzen zu überschreiten, Gefahren zu unter- und sich selbst dabei zu überschätzen.

Für die Eltern gilt: klare Absprachen treffen und dann im Verlauf immer wieder präsent bleiben. Erfolgt keine Langzeitbegleitung und auch keine Kontrolle, reichen Absprachen – und seien sie noch so ernst gemeint – häufig nicht aus. Der Reiz der Internetnutzung sollte niemals unterschätzt werden.

Hilfreiche Informationsquellen im Netz

Um Eltern Unterstützung und Orientierung zu bieten, gibt es inzwischen hilfreiche Internetseiten. Einige ausgewählte wollen wir hier exemplarisch aufführen.

www.schau-hin.info ist eine Homepage für Familien. Sie informiert Eltern und Erziehende über aktuelle Entwicklungen der Medienwelt und Wissenswertes zu den verschiedensten Medienthemen. Dazu gehören zum Beispiel die Themenbereiche Smartphone & Tablet, soziale Netzwerke, Games, Apps, Medienzeiten und Streaming. Sie bietet Eltern und Erziehenden Orientierung in der digitalen Medienwelt und gibt konkrete, alltagstaugliche Tipps, wie sie den Medienkonsum ihrer Kinder kompetent begleiten können.

www.klicksafe.de Ist eine EU-Initiative für mehr Sicherheit im Internet. Die Initiative klicksafe hat den Auftrag, Internetnutzern die kompetente und kritische Nutzung von Internet und neuen Medien zu vermitteln und ein Bewusstsein für problematische Bereiche dieser Angebote zu schaffen. Ein eigener Elternbereich beantwortet viele Elternfragen rund um das Thema Medien und Internetnutzung.

www.jugendschutz.net ist das gemeinsame Kompetenzzentrum von Bund und Ländern für den Schutz von Kindern und Jugendlichen im Internet. Die Mitarbeiter kontrollieren systematisch Angebote, die für Kinder und Jugendliche besondere Bedeutung haben und bearbeiten eingehende Beschwerden. Auf der Homepage finden sich viele nützliche Artikel zu vielen Fragestellungen rund um das Thema der Internetnutzung.

www.computersuchthilfe.info Diese Seite richtet sich an Menschen mit einer übermäßigen Mediennutzung und deren Angehörige. Das besondere Anliegen dieser Webseite ist es, wissenschaftlich fundierte Informationen zum problematischen und pathologischen Umgang mit Games und Social Media bereitzustellen. Ziel ist es, Betroffene auf ihrem Weg zu einem sorgenfreien Umgang mit dem Smartphone, dem Computer, der Konsole und/oder dem Tablet zu unterstützen und den schwerwiegenden Folgen, die mit einem ungesunden Medienkonsum in Verbindung gebracht werden, entgegenwirken zu können.

www.app-geprueft.net Auf dieser Homepage lassen sich viele Bewertungen von aktuellen Apps, die gerade bei Kindern beliebt sind, finden. Bei den Bewertungen wird mit einem Ampelmodell gearbeitet. Die Ampelfarbe zeigt an, ob die Apps in Sachen Kinderschutz bedenklich sind, wie es um ihren Umgang mit Werbung, In-App-Käufen und Datenschutz bestellt ist und wie gut sie VerbraucherInnen informieren und unterstützen.

www.flimmo.de Flimmo ist ein Projekt des Vereins Programmberatung für Eltern e. V. und bietet Eltern und Erziehenden konkrete Orientierungshilfe bei der Fernseherziehung ihrer Kinder.

Der Programmratgeber enthält Einzelbesprechungen kinderrelevanter Sendungen und Kurzbeiträge zu medienpädagogischen Themen. Besprochen wird nicht nur das Kinderprogramm, sondern auch solche Sendungen, die sich zwar an Erwachsene richten, aber bei Kindern zwischen 3 und 13 Jahren ebenfalls beliebt sind. Bewertet wird, wie Kinder mit bestimmten Fernsehinhalten umgehen und welche Verarbeitungsprozesse je nach Alter zu erwarten sind. Aktuelle Entwicklungen außerhalb des linearen Fernsehprogramms, wie z. B. Inhalte auf YouTube, werden ebenfalls aufgegriffen und thematisiert. Flimmo lässt sich auch als praktische App auf das Handy laden.

Welche Faktoren tragen zur problematischen Mediennutzung bei – und wie können sie abgebaut werden?

Eltern, die bereits mit problematischer Nutzung von Medien oder vielleicht sogar Sucht bei ihrem Kind konfrontiert sind, können die folgenden Ausführungen helfen, die festgefahrenen Verhaltensmuster innerhalb der Familie zu durchbrechen.

Zuallererst gilt es, sich damit auseinanderzusetzen, dass es einen Zusammenhang zwischen dem Verhalten des Kindes und dem der Eltern gibt. Dabei geht es nicht um Schuldzuweisung, sondern darum, konkret hinzuschauen, welche Problematik sich bei den Kindern auftut. Wenn Erwachsene selbst viel mit ihrem Smartphone beschäftigt sind oder sehr oft vor dem Laptop sitzen, ist es nicht überraschend, wenn Kinder ebenfalls sehr medienaffin sind und die Nutzung als völlig selbstverständlich empfinden. Kommunizieren auch Eltern während der Mediennutzung nebenbei und ohne Blickkontakt mit anderen Familienmitgliedern, kann es nicht verwundern, dass Kinder dasselbe tun. Eltern, die diese Korrelation wahrnehmen, können im nächsten Schritt Verantwortung für ihr Handeln übernehmen, es ändern und damit auch oft bereits etwas bewirken.

Das ist die gute Nachricht: Kinder und Jugendliche lassen sich oft von ihren Eltern leiten, wenn diese konsequent und kompetent handeln. Sie sind Vorbilder – in guten, wie in weniger guten Verhaltensweisen.

Kinder brauchen den Schutz der Eltern. Es ist somit die Verantwortung der Eltern, immer wieder hinzuschauen und sich damit auseinanderzusetzen, was der Entwicklung ihrer Kinder schadet bzw. womit die Entwicklung der Kinder unterstützt werden kann. Es wird also immer auch darum gehen, dass Eltern mit dem Widerstand der Kinder konfrontiert werden. Grobe Rahmenbedingungen sollten gesetzt, aber auch Kompromisse gefunden werden. Eltern sollten im Gespräch bleiben, auch wenn es sehr mühsam und nervenaufreibend ist.

«Kinder sind Kinder» – es ist normal und ja auch nur allzu nachvollziehbar, dass sie nicht einverstanden sind, wenn ihre Freiheiten begrenzt werden. Aus den Berichten unserer Patienten und ihrer Eltern wissen wir jedoch um die Hilflosigkeit, die sich oft einstellt, wenn es darum geht mit den Konflikten, die angesichts von Medienmissbrauch und -sucht entstehen, umzugehen.

Trotz meist guter Absichten und vieler Bemühungen seitens der Eltern führen bestimmte ihrer Verhaltensweisen immer wieder neu dazu, dass sich das Problemverhalten der Kinder und Jugendlichen verfestigt. Kinder lernen Verhaltensweisen oft durch die Art und Weise, wie die Erwachsenen auf ihr Verhalten reagieren.

Deshalb möchten wir im Folgenden diesen Zusammenhang mit typischen Beispielen aufzeigen, die aufrechterhaltenden Faktoren herausfiltern und alternative Handlungsweisen anbieten.

Problem: «Vorteile» durch übermäßigen Medienkonsum

Wenn ein Jugendlicher Vorteile dadurch erzielt, dass er ein schwieriges Verhalten zeigt, wird er dieses Verhaltensmuster mit großer Wahrscheinlichkeit fortsetzen. Eltern sollten daher versuchen, alle Vorteile, die in Verbindung mit übermäßigem Medienkonsum stehen, so weit wie möglich abzubauen.

Beispiel: Ein Jugendlicher ist morgens nicht dazu zu bewegen, zur Schule zu gehen. Als er irgendwann aufsteht, setzt er sich an den PC. Niemand hindert ihn daran.

Indem der Betroffene Zugang zum PC hat, wird er für die Schulverweigerung «belohnt». Er erlebt Vorteile und «trainiert» durch dieses für ihn angenehme Erleben die Schulverweigerung.

Maßnahme: Wer nicht zur Schule geht, darf auf keinen Fall Medien irgendeiner Art nutzen.

Beispiel: Die Eltern sorgen sich um ihr Kind und kündigen an, dass die Playstation weggeräumt wird. Der Jugendliche reagiert mit einem Tobsuchtsanfall. Die Eltern fühlen sich hilflos und unter Druck gesetzt. Die Playstation bleibt, wo sie ist, und der Jugendliche sitzt weiter unbeschränkt davor.

Auch hier erfolgt eine «Belohnung» in Verbindung mit schwierigem Verhalten.

Maßnahme: Wer sich aggressiv verhält, darf auf keinen Fall an die Playstation. Außerdem können gemeinsam mit dem Jugendlichen klare Regeln und Zeiten festgelegt werden. Das kann ihm helfen, weniger Widerstand zu leisten, weil er sich nicht übergangen fühlt, und es kann den Eltern helfen, konsequent in der Durchsetzung der Vorhaben zu bleiben. Denn nur, wenn Eltern hier bei ihrer eigenen Regel bleiben, können sie zu einer positiven Verhaltensänderung beitragen.

Beispiel: Die Eltern bitten ihre Tochter, zum Essen zu kommen. Das Mädchen verweigert dies. Sie chattet gerade auf ihrem Handy. Die Eltern machen sich Sorgen, dass ihre Tochter kein Essen bekommt, und bringen es ihr ins Zimmer.

Hier wird die Jugendliche in Verbindung mit ihrer Verweigerung ebenfalls belohnt. In diesem Fall sogar zweifach: Zum einen darf sie weiter ihr Handy nutzen, zum anderen muss sie das Chatten nicht für das Essen unterbrechen, sie bekommt es sogar serviert, sodass sie es parallel dazu zu sich nehmen kann.

Maßnahme: Wenn ein Jugendlicher gegen die Abmachung nicht zum Essen kommt, wird das Internet abgestellt. Ihm wird das Essen nicht noch zusätzlich serviert.

Beispiel: Die Eltern bitten ihre Tochter, eine besprochene Aufgabe zu erledigen, z. B. den Müll rauszubringen. Sie schaut gerade eine Serie und antwortet mit «Später». Doch auch nach einer zweiten Aufforderung erledigt sie die Aufgabe nicht in dem zuvor geklärten Zeitrahmen. Die Eltern resignieren und lassen sie in Ruhe weiterschauen.

Auch hier wieder: Serie schauen, obwohl ein schwieriges Verhalten gezeigt wird, ist eine Verstärkung für das Problemverhalten, in diesem Fall Aufgaben nicht zu erledigen.

Maßnahme: Internet abstellen oder Stecker ziehen, bis die Aufgabe erledigt ist.

Bei allen Beispielen geht es letztlich darum, zu erkennen, an welchen Stellen die Eltern – in der Regel mit der besten Absicht – «Helfersysteme» für den ungehinderten Medienkonsum aufgebaut haben.

Während seines Aufenthaltes im Adipositas-Zentrum berichtete Oliver, dass er in seinen «heftigsten Tagen» keine Möglichkeit mehr gesehen hatte, mit der Familie zu essen. Seine Mutter hatte ihm regelmäßig die Mahlzeiten zum PC gebracht. Solange die Erfüllung seiner damaligen Grundbedürfnisse – Internet, Essen, Möglichkeit zum Toilettengang – gesichert war, bestand für ihn keinerlei Motivation, sich vom PC wegzubewegen. Die Eltern von Oliver hatten aus verschiedenen Gründen nicht die Kraft, sich bei ihrem Sohn durchzusetzen und ihm die erforderlichen Rahmenbedingungen zu geben. Erst durch den radikalen Einschnitt der Maßnahmen im Adipositas-Zentrum, wo der Medienkonsum durch klare Absprachen begleitet und kontrolliert wird und wo ein geregelter Tagesablauf mit Schulbesuch und gemeinsamen Mahlzeiten und Aktivitäten stattfindet, konnte der Medienmissbrauch von Oliver durchbrochen werden.

Problem: Autonome Entscheidung über den Medienkonsum

Übermäßiger Medienkonsum wird oft auch aufrechterhalten, weil das Kind oder der Jugendliche völlig eigenmächtig bestimmt, welche Medien er an welchem Ort und in welchem Ausmaß nutzt. In diesem Fall haben die Eltern ihre Leitungsaufgabe in der Begleitung der Kinder aufgegeben.

Beispiel: Ein 14-jähriger Jugendlicher spielt täglich über 6 Stunden ein Online-Spiel, das ab 18 Jahren zugelassen ist. Für Hausaufgaben ist keine Zeit, der Schlaf-wach-Rhythmus ist gestört, morgens ist der Junge übermüdet und will nicht zur Schule. Die Eltern wissen von dem PC-Konsum, finden es nicht gut, trauen sich aber nicht, den Konsum sowie dieses Spiel zu verbieten.

Ein Jugendlicher, der über eine längere Zeit erlebt, dass die Überzeugung der Eltern nicht mit einem konsequenten Handeln verbunden ist, wird das Problemverhalten voraussichtlich immer weiter ausbauen und festigen.

Maßnahme: Eltern sollten versuchen, einen Überblick zu haben und zu kontrollieren, welche Spiele die Kinder/Jugendlichen spielen, und wenn nötig Verbote aussprechen und umsetzen. Wenn Eltern das unmöglich erscheint oder sie Angst vor der Reaktion ihres Kindes haben, kann es sinnvoll sein, dass sie sich Unterstützung z. B. von Therapeuten oder Beratungsstellen holen.

Problem: Aufmerksamkeit durch schwieriges Medienverhalten

Auch wenn die Kinder und Jugendlichen viel Zuwendung in Verbindung mit schwierigem Medienverhalten erleben, kann das ein verstärkender Faktor für ihren Medienkonsum sein. Häufig erlebte Zuwendungsformen sind sich wiederholende, gutgemeinte Ermahnungen, Diskussionen, Schimpfen, Erklärungen, Aufforderungen – allerdings ohne konsequentes Handeln der Eltern! Diese Formen der Aufmerksamkeit verstärken das Problemverhalten.

Beispiel: Seit Monaten sitzt Lukas in seiner kompletten Freizeit am PC. Die Eltern machen sich große Sorgen. Sie reden massiv auf ihn ein, ermahnen ihn, fordern ihn immer wieder auf, den PC abzustellen. In der Familie gibt es seit längerem kaum ein anderes Thema. Lukas macht nach wie vor «sein Ding», es ist keine Besserung in Sicht.

Indem die Eltern mit vielen Diskussionen und Ermahnungen auf das Problem eingehen, erfährt der Jugendliche massive Zuwendung in Verbindung mit dem PC-Konsum. Damit erreichen die Eltern letztlich genau das Gegenteil von dem, was sie eigentlich mit guter Absicht und mit viel Bemühen bezwecken wollen.

Maßnahme: Kurz reden, höchstens zweimal auffordern und dann handeln! Die Chance, dass Lukas einsichtig wird, ist verschwindend gering. Hier ist konsequentes Handeln und Begrenzung durch die Eltern gefragt. Diskussionen und Auseinandersetzungen sind wichtig, allerdings zu einem anderen Zeitpunkt.

Problem: Extremer Medienkonsum im Umfeld

Eine wichtige Rolle spielt zudem die Vorbildfunktion der Eltern. Wenn Eltern von ihrem Kind erwarten, dass es weniger zeitintensiv Medien nutzt, sollten sie sich immer auch die Frage stellen: Wie ist mein eigenes Medienverhalten? Wenn eine Bezugsperson ununterbrochen vor dem PC sitzt oder auf ein Handy schaut, übernimmt sie eine Modellfunktion. Dem Jugendlichen wird das Verhaltensmuster immer wieder vorgelebt. Hierdurch wird definitiv ein sehr hohes Risiko erzeugt, das dieser ebenfalls einen massiven Medienkonsum an den Tag legt. Kinder und Jugendliche lernen sehr viel über das, was sie im konkreten Umfeld erleben. Ihnen verbal immer wieder zu vermitteln, dass sie zu viel vor dem PC sitzen oder mal das Handy weglegen sollen, hat keine Überzeugungskraft, wenn sie parallel in der Erwachsenenwelt genau das Gegenteil sehen.

Beispiel: Emils Mutter ermahnt ihren 11-jährigen Sohn immer wieder, nicht so viel Zeit mit Computerspielen zu verbringen – erfolglos. Sie selbst chattet aber abends lange mit Freundinnen, scrollt regelmäßig durch ihren Instagram-Feed, obwohl sie gerade im Gespräch mit Emil ist, und schaut bei jeder Pushnachricht von Facebook sofort nach, was sich Neues getan hat.

Maßnahme: Im Zusammenhang mit der Blikk Studie (2017) wurde von Kinderärzten ein Flyer mit Elterninformationen herausgegeben. Dort heißt es u. a. unter dem Motto: «Selbst achtsam mit Bildschirmmedien umgehen», dass alle Eltern sich bewusstmachen müssen, dass sie Vorbilder für ihre Kinder sind. Es wird empfohlen, technische Geräte zielorientiert und nicht aus Langeweile zu verwenden. Bei den Mahlzeiten sollten Handys, Tablets oder Konsolen nicht präsent sein, und umgekehrt sollte man nicht während des Fernsehguckens oder Zockens essen. Die Ärzte heben auch noch einmal die Wichtigkeit des erholsamen Schlafes hervor, für den bildschirmfreie Einschlafrituale und Schlafräume notwendig sind.[83]

Problem: Digitaler Medienkonsum als Kontaktfunktion

Wenn Eltern die gemeinsame Zeit mit dem Kind oder Jugendlichen fast ausschließlich vor dem PC verbringen, z. B. mit Online-Spielen, kann die gemeinsame Medienzeit eine zentrale Kontaktfunktion übernehmen.

Beispiel: Karsten ist 15 Jahre alt und kommt aus dem Ruhrgebiet. Karstens Eltern trennten sich, als er 9 Jahre alt war. Seitdem lebt er mit seiner Mutter in einer kleinen Wohnung. Alle zwei Wochen darf er seinen Vater über das Wochenende besuchen. Zu Beginn nahm der Vater sich viel Zeit für Karsten, sie unternahmen gemeinsam schöne Dinge. Im Verlauf wurde es zunehmend schwieriger. Karstens Vater hatte die Trennung nicht gut verkraftet, es ging ihm nicht gut. Nach einiger Zeit verlor er seinen Job und begann «World of Warcraft» zu spielen. Dieses Spiel faszinierte ihn so, dass er viel Zeit investierte. Das Computerspielen rückte auch während der Treffen mit Karsten immer mehr in den Fokus. Sie spielten gemeinsam. Stundenlang. Tagelang, von Freitagnachmittag bis Sonntagabend – alle zwei Wochen. Karstens Mutter wunderte sich zunächst, dass Karsten seine Hausaufgaben am Wochenende nicht erledigt hatte. Es wurde auch immer schwieriger, Karsten am Sonntagabend abzuholen, lieber wollte er bei seinem Vater bleiben. Bis die Mutter erkannte, was an den Wochenenden ablief, verging einige Zeit. Sie konnte in ihrem eigenen Alltag mit Karsten klare Grenzen bezüglich der Mediennutzung setzen, auf die Gestaltung der Wochenenden bei Karstens Vater hatte sie naturgemäß wenig Einfluss. Mit zunehmendem Alter verlor Karsten jedoch immer mehr das Interesse an dem Spiel, was große Schwierigkeiten in der Beziehung zu seinem Vater mit sich brachte – denn Karsten musste feststellen, dass Beziehung und Kontakt nur noch über das Spiel möglich waren. Also spielte er alle zwei Wochen weiter, das ganze Wochenende.

Zunächst blieb das Spielen auch begrenzt auf die Wochenenden beim Vater. Als aber Mobbingerfahrungen in der Schule hinzukamen, nutzte Karsten zunehmend das PC-Spielen als Ventil für schwierige Lebenserfahrungen. Karsten dehnte den PC-Konsum aus, der Mutter gelang es mit zunehmendem Alter von Karsten nicht mehr, sich bei ihrem Sohn durchzusetzen und den Konsum zu begrenzen.

Problem: Mangelnde Unterstützung beim Aufbau gesunder Verhaltensmuster

Faktoren für das exzessive Mediennutzungsverhalten sollen einerseits abgebaut werden. Andererseits ist es parallel ebenso wichtig, die Entwicklung von positiven Verhaltensmustern zu ermöglichen und zu unterstützen. Wenn das gewünschte Verhalten darin besteht, den Medienkonsum zu begrenzen, sollte der Jugendliche in Verbindung mit einer Reduzierung der Medienzeit Vorteile erleben. Das heißt, wenn ein Jugendlicher Bemühungen zeigt, das gewünschte Verhalten zu erreichen, oder sich gesunde Ansätze entwickeln, sollte er Anerkennung und Zuwendung durch seine Eltern erfahren. Ansätze für alternative Aktivitäten im Freizeitbereich, z.B. Treffen mit anderen Jugendlichen oder Interessensentwicklung für Hobbys, sollten gesehen und unterstützt werden.

Beispiel: Mike hat Motivation entwickelt und sich fest vorgenommen, weniger Zeit mit dem Handy in den sozialen Netzwerken zu verbringen. Das hat er auch seinen Eltern mitgeteilt, er hat sogar eine Abmachung unterschrieben. Der erste Tag gelingt, am zweiten Tag nutzt er zwei Stunden länger das Handy als vereinbart, am dritten Tag eine Stunde.

Die Eltern sind enttäuscht: «Schon am zweiten Tag hast du dich nicht an die Abmachung gehalten. Du hattest es sogar unterschrieben. Wir können dir nicht vertrauen. Auf dich kann man sich nicht verlassen.» Dabei übersehen die Eltern, dass Mike früher den ganzen Tag an seinem Handy verbracht hat. Für ihn ist die Reduzierung schon eine gute Leistung, die viel Willenskraft erfordert. Mit der fehlenden Wertschätzung für den guten Ansatz kann es sein, dass Mike es nicht mehr schafft, den nötigen Willen weiterhin aufzubringen.

Maßnahme: Respekt für das Bemühen zeigen! Anstatt umgehend zu kritisieren und damit Ansätze zunichtezumachen. Denn dadurch wird die Motivation für weiteres Bemühen stark gemindert. Eltern kann es helfen, sich an eigene Versuche zu erinnern, ihre Gewohnheiten zu ändern: Es ist für jeden Menschen eine große Herausforderung! Ein Vertrag kann eventuell ein erster Schritt auf dem Weg zur besseren Medienkompetenz sein – ganz unabhängig davon, ob er direkt vollständig umgesetzt wird. Eltern sollten mit ersten Bemühungen zur Veränderung sehr achtsam umgehen. Vielleicht hätte ein nächster Schritt das Einverständnis von Mike sein können, den Internetzugang z. B. mit einer App zu regeln.

Außerdem ist es enorm wichtig, dass die Bezugspersonen sich selbst in den Vertrag miteinbeziehen und sich auch an die dort festgelegten Regeln und Zeiten halten. So erlebt der Jugendliche, dass auch andere sich um einen veränderten Alltag bemühen und sich dafür anstrengen. Die alten Selbstverständlichkeiten und Gewohnheiten sollten bestenfalls durch gemeinsame Aktivitäten ersetzt werden.

Therapie von Medienabhängigkeit im Adipositas-Zentrum Insula

In unser Adipositas-Zentrum kommen Kinder und Jugendliche, denen nicht rechtzeitig geholfen werden konnte, bevor sich eine extreme Adipositas entwickelte. Ihr Übergewicht steht dabei oft im Zusammenhang mit einem extrem problematischen Umgang mit dem Internet oder sogar einer Sucht. Oft war der übermäßige Medienkonsum entweder Grund oder Verstärker oder auch Konsequenz der sozialen Isolation bei ihrer krankhaften Fettleibigkeit. Im folgenden Kapitel geht es darum, wie wir im Adipositas-Zentrum Insula mit genau diesem Zusammenhang umgehen. Wir zeigen auf, wie eine Diagnose gestellt und eine Therapie angegangen wird. In vielen Fällen kommt auch schulvermeidendes Verhalten hinzu. Dann haben wir es mit dem ISO-Syndrom zu tun. Wird eine Internetsucht festgestellt, muss sie unbedingt behandelt werden, um den Patienten langfristig zu helfen. Der monatelange Kampf um die Kilos nützt am Ende nichts, wenn die Kinder und Jugendlichen in ihr heimatliches Umfeld zurückkehren und sie in Bezug auf ihre Medienproblematik keine Lösungsansätze entwickelt haben. Daher schließt das Kapitel an manchen Stellen an das vorangegangene über den Aufbau von Medienkompetenz an. Ergänzt wird es durch viele Beispiele aus unserer täglichen Arbeit mit den Jugendlichen und Sorgeberechtigten, deren Unterstützung für den Erfolg der Therapie enorm wichtig ist.

Eingehende Erfassung der Krankengeschichte und Diagnostik – Grundlage und Einstieg in die Langzeittherapie

Wenn ein Betroffener in unser Adipositas-Zentrum überwiesen wird, führen wir im Erstgespräch zunächst eine allgemeine Adipositas-Anamnese durch, mit der die Krankheitsgeschichte erfasst wird. Zusätzlich wird eine medienbezogene Diagnostik durchgeführt. Dafür muss sich der Patient anhand unseres ISO-Fragebogens in den Bereichen Computerspielabhängigkeit, Essverhalten und Schulverweigerung selbst einschätzen. Bei minderjährigen Patienten werden Eltern oder andere enge Bezugspersonen ebenfalls um eine Einschätzung gebeten. Im Gespräch versuchen wir als Ärzte- und Therapeutenteam dann einen Einblick in die Entwicklung des problematischen Verhaltens zu bekommen. Internet-Zeiten, Inhalte der Mediennutzung und familiäre Zusammenhänge stehen dabei besonders im Fokus.

Das Aufnahmegespräch mit dem 19-jährigen Oliver beschreibt einen möglichen Verlauf:

Oliver ist 19 Jahre alt und mit seinen beiden Eltern aus dem Ruhrgebiet angereist. Er sitzt zwischen seinen Eltern im Wartezimmer. In den Händen hält er sein Smartphone. Als einer der Ärzte ihn begrüßt, gibt es einen feuchten, unsicheren Händedruck von Oliver. Im Aufnahmegespräch geht es um mögliche Ursachen des deutlich sichtbaren Übergewichts. «Na ja, halt zu viel gegessen», berichtet der junge Mann. Viel Fast Food und Energy-Drinks. Seine Eltern wirken hilflos, sie hätten vieles versucht, aber seien beide berufstätig, und seit ein paar Jahren lasse sich Oliver auch nichts mehr sagen.

Als das Gespräch auf die schulische Laufbahn kommt, berichtet seine Mutter zunächst stolz von seinen guten Noten auf dem örtlichen Gymnasium. «Ein richtig guter Schüler war er, fleißig und zielorientiert. Irgendwann in der 8. Klasse lief ganz plötzlich einiges schief.» Die guten Noten blieben aus, Oliver verweigerte den Schulbesuch. Auf die Frage nach den Gründen für das Verhalten herrscht zunächst betroffenes Schweigen. Dann fährt die Mutter fort: «Na ja, und dann wechselte Oliver halt auf die Realschule.» Anfangs lief es ganz gut, bis die Eltern von einem Anruf der Klassenlehrerin überrascht wurden. Warum Oliver immer so müde und lustlos sei und sich so selten in der Schule blicken lassen würde? Der Vater berichtet, dass es ihm gar nicht aufgefallen sei, dass Oliver die Schule nicht besucht hatte. «Und die Müdigkeit?», haken wir nach. Die hatten sich die Eltern mit der Pubertät erklärt. Am Ende des Schuljahres war allen Beteiligten klar, dass es für Oliver keine Zukunft auf der Realschule geben würde. Er wechselte auf die Hauptschule. Irgendwie sollte er doch noch einen Schulabschluss schaffen. Die ersten zwei Monate ging Oliver regelmäßig zur Schule. Dann blieb er ganz zu Hause. Seine Eltern sahen hilflos zu, wie sich ihr eigener Sohn jegliche Zukunftsperspektive verbaute.

Auf die Nachfrage, was Oliver denn in seiner Freizeit, die er offensichtlich ausreichend zu Verfügung hatte, mache, war die Antwort der Eltern, er spiele viel am Computer. Dort hätte er viele Bekanntschaften und würde Erfolge feiern. Was er aber genau mache, wussten beide Eltern nicht. Was beiden wohl auf- und missfiel, war, dass Oliver viel Geld in Spiele investierte. Mehrfach hätte auch Geld in der Haushaltskasse gefehlt. Die tägliche Spielzeit gaben die Eltern mit etwa 12 Stunden an. Oliver selbst berichtete von 5 bis 6 Stunden. Auf die Frage, ob die Eltern einen Zusammenhang zwischen dem ausbleibenden Schulbesuch und dem Computerspielen sähen, hatten sie erst einmal keine Antwort. Dann verneinten beide Eltern nachdenklich. Sie begründeten es mit fehlendem Feingefühl seitens der Lehrer und Mobbing aufgrund von Olivers Übergewicht. Im Verlaufe des Gesprächs wurde allerdings immer deutlicher, wie viel Zeit und Raum der PC im Leben von Oliver einnahm. Seinen ersten Computer hatte Oliver ausgerechnet in der

8. Klasse bekommen. Erst im Gesprächsverlauf erkannten auch die Eltern einen möglichen Zusammenhang zwischen dem Computer und dem schulischen Misserfolg.

Schon am Ende des ersten Gespräches war allen am Tisch klargeworden, dass die negative Entwicklung im Leben von Oliver mit der sehr intensiven Nutzung eines eigenen Computers begonnen hatte. Offensichtlich wurde es noch einmal an dem, was in den Jahren danach folgte: Austritt aus dem Fußballverein, immer weniger Einladungen zu Geburtstagsfeiern, Schulabbruch bis hin zur sozialen Isolation und zu einem krankhaften Übergewicht.

Einen solchen oder einen ähnlichen Verlauf hören wir häufig im Rahmen der Aufnahmegespräche im Adipositas-Zentrum. Das Gespräch lässt uns sehr eindeutig auf eine Computerspielabhängigkeit nach den Kriterien der Skalen, wie sie im Kapitel «Wann spricht man von einer Computerspielabhängigkeit (Internet Gaming Disorder)?» aufgeführt worden sind, schließen. Oliver ausschließlich auf seine Adipositas hin zu behandeln wäre demnach verschwendete Zeit. Wenn die Gesamttherapie erfolgreich sein will, muss in solchen Fällen auch ein besonderer Fokus auf der Therapie der Medienabhängigkeit liegen.

Module der Therapie

Auch wenn es noch wenig bekannt ist: Es gibt heute in größeren Städten Computerspiel-Ambulanzen, in denen Medienabhängigen Hilfe angeboten wird. Nach der neuen Erklärung der WHO, die Computerspielabhängigkeit (Gaming Disorder) zur eigenständigen Krankheit erklärt hat, wird es sicherlich in Zukunft mehr solche Einrichtungen geben. Nicht ohne Grund wird in diesem Zusammenhang vom «Heroin aus der Steckdose» gesprochen. Auch in unserer Klinik haben wir erlebt, dass Patienten ohne therapeutischen Erfolg zurück in ihre reale Welt entlassen werden müssen. Manchmal verbleiben sie für Jahre in einer vorwiegend virtuellen Existenz. Nur die wenigsten von ihnen haben das Glück oder die entsprechenden Kenntnisse, im Internet Geld zu verdienen und sich damit einen – wenn auch noch so bescheidenen – Lebensstil jenseits von Schule und Berufsausbildung finanzieren zu können.

In anderen Fällen kommt es früher oder später zu einem unschönen Erwachen bei der Feststellung, dass es ohne Schulabschluss, ohne Ausbildung und häufig auch ohne reale Freunde kaum noch ein Zurück ins reale, analoge Leben gibt. Dann entstehen oft Depression und Selbstmordgedanken. Hier treffen dann tatsächlich alle Kriterien einer «Mediensucht» zu.

Leider ist der dann so dringend benötigte Platz in der Kinder- und Jugendpsychiatrie nur schwer zu bekommen.

Die Therapie der Medienabhängigkeit ist in jedem Fall hochdiffizil, und nachhaltige Erfolge ohne Langzeittherapie sind selten. Oft scheint nach dem stationären Aufnahmegespräch das Mediensuchtproblem schon in wenigen Tagen wie verflogen. Doch aus jahrelanger Erfahrung wissen wir, dass hier Vorsicht angezeigt ist: Die jungen Patienten haben plötzlich analoge Leidensgenossen mit ähnlich intensiven virtuellen Erlebnissen in der Vorgeschichte. Plötzlich gehört der Patient zur Familie realer Gleichgesinnter. Da hat man sich viel zu erzählen und kann sich sogar analog verlieben. Daher ist es nicht leicht, die Medienabhängigkeit als für das ISO-Syndrom maßgebliche Ursache therapeutisch zu bearbeiten – sie kommt uns oft genug wie ein Fisch im Wasser vor, den man eindeutig sieht, aber nicht zu fassen kriegt.

Falls diese Problematik aber aus dem Blick gerät, besteht letztlich ein hohes Rückfallrisiko auch in das alte Ess- und Bewegungsverhalten, spätestens zu Hause im alten Umfeld.

Als ein wichtiger Schlüssel zum Verlauf der Adipositas – insbesondere der extremen Adipositas – muss der extreme Medienkonsum deshalb unbedingt analysiert und in seinem Zusammenhang mit dem Übergewicht bearbeitet werden.

Zeig uns deine Welt –
Ein zentrales Therapie-Modul

Als ein erfolgreicher Ansatz hat sich erwiesen, Kinder und Jugendliche in ihre virtuelle Welt zu begleiten, wenn sie das nach einem Vertrauensaufbau erlauben. In der Insula-Klinik haben wir dafür ein eigenes Diagnostik- und Therapie-Modul entwickelt: «Zeig uns deine Welt.» Dabei steigen im besten Falle Kinder, Eltern und Therapeuten gemeinsam in die virtuelle Welt des Kindes ein. Um vertrauensvolle Partner bei diesem Ausflug zu sein, ist es wichtig, sich viel Zeit und Ruhe zu nehmen. Zunächst einmal geht es dann darum, die Errungenschaften, die Fähigkeiten und Lebenswelten eines Avatars wahrzunehmen, ja, sogar die investierte, teils endlose Zeit (z. T. sichtbar als Schulterepauletten bei den Avataren, vergleichbar mit militärischen Auszeichnungen) anzuerkennen. Das kann die Eingangstür sein, um sich gemeinsam nach interessanten, analogen Lebenswelten und Abenteuern umzuschauen und diese schätzen zu lernen. Im Idealfall wird der Avatar am Ende der erfolgreichen Therapie gemeinsam zu Grabe getragen.

Im Adipositas-Zentrum nutzen wir den extra für die Patienten eingerichteten Medienraum, um von ihnen einen Einblick in ihre virtuelle Welt gewährt zu bekommen. Es geht um Verhaltensbeobachtung, um die Beobachtung des Spielverhaltens, des Spielmotivs, der Spielfunktion sowie um die Frage, inwieweit das Spielen trotz negativer Konsequenzen fortgesetzt wird.

Bei Patienten mit einem problematischen Nutzungsverhalten von sozialen Medien kann es therapeutisch genauso hilfreich sein, sich die genutzten Accounts zeigen zu lassen. Da diese Art Einblick aber eine sehr persönliche Angelegenheit ist und grundsätzlich auf Freiwilligkeit basiert, kommt es im Vergleich zu den Videospielern eher selten vor, dass betroffene Patienten das zulassen.

Die gesammelten Ergebnisse aus «Zeig uns deine Welt» werden als Basis für die weitere psychologische und psychotherapeutische Behandlung herangezogen.

Erfragt und beobachtet werden dabei folgende mögliche Aspekte:

- Wird aus Langeweile gespielt?
- Wird das Spielen als Ventil in schwierigen Situationen genutzt (z. B.: Streit mit Eltern, Mobbing, Hänseleien, soziale Isolation)?
- Wird gespielt, um mit anderen Spielenden zu kommunizieren? (Sozialer Aspekt)
- Welche Rolle spielen Erfolgserlebnisse im Spielverlauf? (Wird das eigene Handeln als wirkungsvoller erlebt, weil die Konsequenzen der eigenen Aktionen direkt beobachtbar sind? Und ist der Zusammenhang von Handlung und Wirkung für Jugendliche im Spiel dadurch deutlicher zu erkennen als im realen Leben?)
- Welche Rolle spielen «Flow-Erlebnisse»? (Erlebt der Patient geistige und körperliche Entspanntheit, in der er sich äußerst leistungsfähig fühlt?)
- Wie ist das Spielerleben? (Erlebt sich der Jugendliche als aktiv und einflussreich? Welche Rolle spielt es, dass Misserfolge / Niederlagen so lange bearbeitet werden können, bis sie erfolgreich absolviert wurden?)
- Kann sich der Spieler im Spiel selbst inszenieren? (Erlebt er Zugang zu eigener Vielfältigkeit und zu Kompetenzen, die er in der realen Welt nicht (aus)leben kann?)
- Welche Phantasien werden ausgelebt? (z. B.: unsterblich, geheimnisvoll, besonders attraktiv, allwissend oder mächtig zu sein?)

- Welche Rolle spielt das Erleben vom «Scheitern, ohne Schaden zu nehmen»? (Dinge können ausprobiert werden, ohne nachhaltigen Schaden zu erleiden.)
- Inwieweit berichtet der Patient von erlebter Selbstkontrolle?

Nicht immer bewegen sich die Patienten in einer einzigen Spiele-Welt. Einige spielen verschiedene Spiele. Auch der Steam-Account kann für die Therapeuten deshalb sehr aufschlussreich sein. Steam ist eine Vertriebsplattform für Computerspiele. Die Käufe und Downloads werden im Account des Spielers gespeichert, und er hat die Möglichkeit, auch von anderen Computern aus darauf zuzugreifen. Spielerfolge, Fortschritte und die Spielzeiten werden aufgezeichnet. Ähnlich wie bei einem sozialen Netzwerk, gibt es die Option, Freundeslisten zu erstellen. Natürlich entscheidet jeder Patient selbst, was er zeigen möchte.

Die Ergebnisse des Moduls ergeben dann zusammen mit den weiteren Diagnostik-Ergebnissen des jeweils betreuenden Mediziners sowie der Psychotherapeuten das Gesamtbild.

Die folgenden Beispiele zeigen, wie die Therapeuten mit Hilfe von «Zeig uns deine Welt» in den Austausch mit den Betroffenen gehen. Erst durch diese Kommunikation und Beobachtung haben wir die Chance, zu verstehen, wie sich bei jedem Einzelnen das Suchtverhalten entwickeln konnte. Der Ausflug in die virtuelle Welt der Jugendlichen ist deshalb ein ganz wichtiger Baustein zu Beginn der Therapie. Der Einblick in diese für den jungen Menschen vertrauteste Welt, in der er sich gerne und sicher bewegt, offenbart viel über seine tiefer liegenden Emotionen.

Meist freuen sich die Patienten über das Interesse und die Wertschätzung, und es hilft ihnen dabei, eine Beziehung zu ihrem Therapeuten aufzubauen. Es kann bei Jugendlichen aber auch Gefühle von Angst und Verletzlichkeit hervorrufen, das erste Mal jemanden in ihre bisher von der Außenwelt geschützte Spiele-Welt hineinzulassen. Sie offenbaren dabei sehr Privates. Für einige ist ihr Spiel, ihr Avatar, ihr Leben.

Ganz zentral ist deshalb, dass der Therapeut alle Informationen zunächst wertfrei aufnimmt und sie weder negativ kommentiert noch problematisiert. Es geht vorrangig darum, zu verstehen, in welchem Gesamtzusammenhang gespielt wird und was den Jugendlichen bewegt. Darauf wird dann die Therapie individuell ausgerichtet.

«Mir tut dann manchmal meine Mutter leid, wenn sie mich schreien hört» – Mathias, 21 Jahre

Mathias kommt aus Bayern. Er ist 193 cm groß und wiegt 240 kg. Im Aufnahmegespräch stellt sich heraus, dass Mathias täglich ca. 13 Stunden mit Computerspielen verbringt: Sein Lieblingsspiel ist «League of Legends». Im Rahmen von «Zeig uns deine Welt» stellt er es den Therapeuten vor.

Mathias erzählt, dass er häufig aus Langeweile spielt: «Ich hab ja tagsüber nichts sonst zu tun. Da zocke ich schon viel. Außerdem kann ich mich so ganz gut ablenken.»

Mathias hat sich mit seinen 21 Jahren und dem massiven Übergewicht in eine Sackgasse manövriert. Er steht sozial isoliert, mit gesundheitlichen Problemen und ohne Zukunftsperspektive da. Bisher war es ihm nicht gelungen, das Steuer herumzureißen. Dass er nun im Adipositas-Zentrum aufgenommen wurde, ist dem unermüdlichen Einsatz seiner verzweifelten Mutter zu verdanken. Sie kämpfte erst lange mit der Krankenkasse und dann mit Mathias, der sich den Schritt in die Adipositas-Therapie nicht zutraute.

«Im Spiel hatte ich auch das Gefühl, nicht so allein zu sein. Ich habe ja immer im Team gespielt, das war mir extrem wichtig», erzählt er. «Mit einigen Leuten hatte ich auch regelmäßig über Teamspeak Kontakt. Mit ihnen konnte ich mich dann vergleichen. Mit der Zeit habe ich gemerkt, dass ich immer besser wurde.»

«League of Legends» ist ein sehr komplexes Spiel, das nicht in wenigen Minuten erfasst werden kann. Das macht für Mathias den Reiz aus. Er beschreibt das taktische Vorgehen, während er mit Tastatur und Maus agiert, um Phantasiekreaturen abzuwehren. Auf die Frage, ob er immer das Gefühl hatte, das Spiel jederzeit beenden zu können, beschreibt er eine Angewohnheit, die er sich irgendwann aneignete: «Einmal habe ich mir vorgenommen: Noch eine Runde, dann geh ich ins Bett! Und dann hab ich verloren. Ich lag im Bett und hab mich totgeärgert. Das ging gar nicht für mich. Von da an spielte ich weiter, bis ich erfolgreich war. Es wurde irgendwie schon so ein Zwang.» Jedes Mal als Sieger schlafen gehen, das konnte ganz schön anstrengend sein: «Manchmal brauchte ich ewig und bin fast verzweifelt. Aber die Blöße wollte ich mir nicht geben. Ich hab dann so lang gezockt, bis ich endlich gewonnen habe.»

Die Therapeuten fragen, welche Gefühle er beim Spielen empfindet. «Alles, wirklich alles. Von mega happy bis richtig angepisst.» Die Frage, ob sich diese Gefühle auch auf seinen Gemütszustand außerhalb des Spiels auswirken, beantwortet er mit einem klaren «Ja!» und ergänzt: «Mir tut dann manchmal meine Mutter leid, wenn sie mich schreien hört und dann kommt und fragt, ob alles o. k. ist. Da hat sie auch schon mal einen miesen Kommentar bekommen. Aber ich bin dann auch so drin im Spiel, das ärgert mich so richtig.» Mathias öffnet sich im Verlauf des Moduls immer mehr, und wir dürfen durch den Einblick in seine Spiele-Welt viel über sein Innenleben erfahren.

In der Auswertung erfüllt Mathias viele Kriterien der Computerspielabhängigkeit nach der Skala, die im ersten Kapitel angeführt wurde (siehe S. 18). Spielen aus Langeweile, Vorteile im Spiel, sich von der Realität ablenken, das Erleben, erfolgreich zu sein, Kontakte zu anderen Mitspielern und aktive Mitgestaltung des Spielgeschehens sind weitere Aspekte, die den Therapeuten als Grundlage für die gemeinsame Arbeit dienen.

«Bei dem Spiel habe ich das Gefühl, meinem Vater nah zu sein» – Fabio, 15 Jahre

Fabio kommt aus der Nähe von Stuttgart. Er wiegt bei einer Größe von 180 cm 168 kg. Er gibt seine tägliche Spielzeit mit 8 Stunden an. Fabio spielt kein bestimmtes Spielgenre. Er beschreibt sich als vielseitig interessiert. Also möchte er den Therapeuten gerne seinen Steam-Account (Vertriebsplattform für Computerspiele) zeigen. Zuerst geht es um die Freundesliste: Fabio hat «über 100 Stück». Mit vielen hat er regelmäßigen Kontakt. Dabei kommuniziert er mit ihnen über Nachrichten und über sein Headset. Es wird deutlich, wie wichtig ihm diese Kontakte sind. Er nennt sie seine Freunde. Er geht zwar am Vormittag in eine Berufsschule, hat aber keine weiteren sozialen Kontakte. Seine Verabredungen finden ausschließlich online statt. Er habe sogar eine Freundin gefunden. Stolz zeigt er ein Foto von ihr, er hat sie über das Spielen kennengelernt. Sie wohnt allerdings 350 km weit weg, und getroffen haben sie sich noch nie.

Als er seine Spielliste zeigt, fallen den Therapeuten die langen Spielzeiten auf. Teilweise sind es über 50 Stunden pro Spiel, mal mehr, mal weniger. Fabio erzählt, dies seien die Spiele, die er nur mal ausprobiert habe. Bei den Spielen, die er häufiger spielt, kommt er auf über 500 Stunden.

Am meisten interessieren Fabio Autorennspiele. Als er das erste Spiel startet, sucht er sich einen schönen roten Ferrari aus, mit dem er zum Vorführen eine Teststrecke fährt. Während des Spielens erzählt er, dass er als kleines Kind mit seinem später verstorbenen Vater immer Formel 1 geschaut hat. Dabei schwärmten sie als Italiener beide für die roten Ferraris. «Bei dem Spiel kann ich nach der Schule abschalten und habe manchmal das Gefühl, meinem Vater nah zu sein, weil mich das an gemeinsame Tage erinnert.» Durch Fabios Erzählungen erfahren die Therapeuten, dass das Spielen von

Autorennen für ihn mit großen, sehr persönlichen Emotionen verbunden ist.

**«In den Computerspielen konnte ich mich wehren!» –
Torsten, 20 Jahre**

Torsten kommt aus Niedersachsen. Er ist 180 cm groß und wiegt 205 kg. Sein alltägliches Leben wird vom Computerspielen bestimmt. Er gibt eine tägliche Spielzeit von 12 bis 14 Stunden an. Einen Schulabschluss oder eine Ausbildung hat er nicht gemacht. Der Verlauf, den Torsten beschreibt, ist kein Einzelfall unter unseren Patienten: «Etwas dicker war ich eigentlich schon immer. Dann habe ich immer mehr blöde Sprüche in der Schule gedrückt bekommen. In den Computerspielen konnte ich Charaktere spielen, die stark waren, ich konnte mich wehren. Das gelang mir in der Schule gar nicht. Ich versuchte stark zu sein. Aber mit der Zeit ging ich immer weniger zur Schule. Die Zeit verbrachte ich dann mit dem Computerspielen. Irgendwann ging ich gar nicht mehr zur Schule und spielte nur noch. Zugenommen habe ich in der Zeit immer mehr, ich glaube, als ich noch zur Schule ging, hatte ich so ca. 130 kg.»

Torsten beschreibt seine Situation sehr reflektiert. Seine Spiele wollte er zunächst allerdings nicht zeigen: «Das ist meine Privatsache.» Als sich später eine positive Patienten-Therapeuten-Beziehung entwickelt hatte, war Torsten dann von sich aus bereit, Einblicke in seine Spiele zu gewähren. Zunächst war es ihm dabei sehr unangenehm, dass sein virtueller Hauptcharakter eine Frau war. Er lieferte auch umgehend die Begründung: «Mit meinem weiblichen Avatar bin ich viel erfolgreicher! Ich habe das Gefühl, dass ich von den anderen (Männern) weniger oft angegriffen werde. Im Gegenteil, sie schreiben mich an, flirten mit mir, und manchmal schenken sie mir sogar Items (Spielgegenstände). Das ist voll witzig.

Natürlich sage ich denen nicht, dass ich eigentlich ein Mann bin, dann würde ich ja meine Vorteile verlieren.» Sein weiblicher Avatar war offenbar der Grund für seine anfängliche Scheu. Nun zeigte er seine Welt mit einem Lächeln im Gesicht – er hatte Vertrauen zu den Therapeuten aufgebaut und nicht mehr das Gefühl, dass er sich schämen müsse.

Unser Umgang mit Medien

In der Vergangenheit haben wir in der Insula-Klinik keine guten Erfahrungen mit einem sogenannten kalten Entzug gemacht. Bei dieser vollkommenen Abstinenz von der Mediennutzung zeigten die Patienten, ähnlich wie bei anderen Abhängigkeiten, große Stimmungsschwankungen. Sie berichteten von starker Unruhe und Nervosität und dass sich ihre Gedanken nur noch um den Medienkonsum drehten mit dem Ziel, möglichst irgendwie eine Konsummöglichkeit zu finden. Teilweise wurden diese Gedanken begleitet von Aggressionen, gemischt mit Verzweiflung. Es gab auch Fälle, in denen das Verlangen eine Zeitlang gut unterdrückt werden konnte, sich dann aber bei einer sich ergebenden Gelegenheit in exzessivem Medienkonsum äußerte. Seitdem bieten wir den Jugendlichen Raum für begrenzten Medienkonsum. So wird der Suchtdruck eher vermindert, und die Patienten können ihre Energien konstruktiver für ihre Therapie einsetzen. Abgesehen davon gehört täglicher Medienkonsum in der heutigen Lebenswelt zur Normalität, ein vollkommener Verzicht ist nicht lebensnah. Somit ist unser Therapieansatz, Möglichkeiten zu finden, den Konsum auf ein gesundes Maß zu reduzieren, sodass es dem Alltag der Kinder und Jugendlichen nicht schadet.

«Ich musste richtig alles nachholen!» – Philip, 15 Jahre

Nach zwei Monaten Reha durfte der 15-jährige Philip 5 Tage nach Hause fahren. Nach einem schwierigen Start nahm er inzwischen sehr aktiv an der Therapie teil und hatte bereits 10 kg abgenommen. Gemeinsam mit dem Therapeuten hatte Philip den Heimatbesuch im Vorfeld vorbereitet. Auch die Bedeutung von kontrolliertem Essen und PC-Konsum schien klar zu sein. Nach 2 Tagen rief die völlig verzweifelte Mutter an: Ihr Sohn habe mit Betreten der Wohnung seinen Computer gestartet und sei seitdem nicht mehr davon wegzubewegen. Philipp sagte später: «Ich musste richtig alles nachholen. Da habe ich mich schon vorher so drauf gefreut. Keine Ahnung, was meine Mutter für einen Stress macht. Soll sie doch mal so lange auf alles verzichten! Ich hatte alles geplant: Was ich zuerst spiele, was ich unbedingt nachholen wollte! Essen, Sport, alles, das war mir so egal! Von dem Moment an, als ich mit meiner Mama besprochen habe, dass ich komme, waren diese Pläne da.» Nach Absprache mit der Mutter und mit Philip wurde der Heimatbesuch auf 3 Tage verkürzt. Philip hatte in den Tagen zu Hause 4 kg zugenommen.

Der Suchtdruck war von allen unterschätzt worden.

Der erste Schritt auf dem Weg einer erfolgreichen Therapie ist, dass sich der Patient auf die Adipositas-Reha einlässt – und da er im Grunde fast immer den Wunsch hat, sein Leben in irgendeiner Form positiv zu verändern, sind die Jugendlichen in der Regel bereit, die vorgefundenen Bedingungen der Reha zu akzeptieren. Die Patienten werden ganz bewusst von Beginn an in radikal veränderte Lebensbedingungen und Abläufe gestellt. Sie erleben unmittelbar, dass die Alltagsstruktur in der Gruppe bereits zum Zeitpunkt der Aufnahme vorgegeben und auch nicht verhandelbar ist. Die Bedeutung und Auswirkungen dieser Tagesstruktur werden erst im weiteren Verlauf prozesshaft mit ihnen erarbeitet. Auch die für sie zunächst oft unvorstellbare Reduzierung ihrer Mediennutzung, die allein durch Schulbesuch, Mahlzeiten, Therapien und Aktivitäten unumgänglich ist, sollen die Patienten zunächst erst einmal erleben. Nach und nach werden diese Zusammenhänge immer wieder in Therapien, in Einzel- und Gruppengesprächen sowie begleitend in Alltagssituationen thematisiert und diskutiert.

Während des Aufenthaltes im Adipositas-Zentrum ist es den Patienten erlaubt, im Rahmen der Hausregeln, ihre eigenen Medien zu nutzen. Der Mediengebrauch jedes Einzelnen wird hierbei beobachtet. Wenn sich problematische Tendenzen zeigen, wird das thematisiert und die Medienzeit gegebenenfalls weiter begrenzt.

Der Medienraum bietet den Patienten eine geregelte Möglichkeit, ihre Medien zu nutzen. Sie finden dort Gaming PCs, eine Xbox, eine Playstation, eine Wii U und schnelles Internet. Jeder Patient hat, sofern er komplett an der Therapie teilnimmt, die Möglichkeit, 2 Stunden in der Woche im Medienraum zu sein. Ein Angebot, das von vielen Patienten angenommen wird. Auffälligerweise werden im Verhältnis wenig Videospiele gespielt. Deutlich öfter schauen die Jugendlichen gemeinsam Filme oder Videos auf YouTube. Dass ein Patient den Raum allein nutzt, kommt äußerst selten vor. Die soziale Interaktion steht hier vor dem Bedürfnis nach Konsum.

Spannend war es, gemeinsam mit den Patienten diesen Raum zu planen und einzurichten. Das Equipment spielte für sie dabei eine große Rolle. Sie haben besondere Vorlieben für spezielle Tastaturen, Mäuse und Headsets. «Meine Maus hat so eine schnelle Reaktionszeit und Umsetzung, da kann das spielentscheidend sein. Und außerdem bin ich auf die trainiert», beschreibt Tino. Ein anderer Patient brachte seinen Sessel aus seinem Zimmer mit in den Raum: «Wenn ich zocke, muss ich bequem sitzen, sonst ist das

Spielerlebnis so mies», erzählt er. Gut nachvollziehbar, wenn man bedenkt, dass viele Patienten oft weit mehr als 5 Stunden am Stück vor dem Computer verbracht haben.

Zusätzlich zu dem Medienraum gibt es nach umfangreichen Überlegungen und Diskussionen im therapeutischen Team heute WLAN für die Patienten. Wer seine Therapie regelmäßig absolviert, kann sich täglich einen Internetgutschein abholen. Für die minderjährigen Patienten stehen täglich 1,5 Stunden und 1 Gigabyte Datenvolumen zur Verfügung, für die Volljährigen 2 Stunden und 1,5 Gigabyte. Ein Hauptargument hierfür war, dass die Patienten im heimischen Umfeld auch über WLAN verfügen und das sogar in der Regel unbegrenzt.

Eine der ersten Fragen, die von Neuanreisenden gestellt wird, ist, wie wir bereits erwähnt haben, die Frage danach, wie der WLAN-Code lautet. In der Zeit ganz ohne WLAN haben Patienten Therapieeinheiten geschwänzt, um nach Berchtesgaden zu laufen, dort freies WLAN am Bahnhof zu nutzen und Serien herunterzuladen. Auch eine naheliegende Jugendherberge wurde belagert, die freies WLAN für ihre Hausgäste zur Verfügung stellt. Einige Patienten legten sich privat Internetsticks oder mobile WLAN-Router zu. Dabei kam es zu diversen unschönen Situationen. Ein 14-jähriger Junge hatte einen mobilen WLAN-Router von seinem Vater bekommen. Andere Patienten schauten sich den Zugangscode ab, als er nicht im Zimmer war, und verbrauchten sein komplettes Datenvolumen. Als er das Passwort änderte, bedrohten sie ihn, um erneut an den Code zu kommen. Ein weiterer Patient finanzierte sein mobiles Internet mit der Herausgabe des Passwortes gegen Bezahlung der anderen Patienten. Das WLAN hatte den sprechenden Namen «ich habe WLAN und ihr nicht». Um solchen Vorfällen keinen Raum mehr zu geben, führten wir letztlich das zeit- und volumenbegrenzte WLAN für alle ein.

Eine Langzeittherapie ist ein Prozess, in dem es immer wieder Rückschläge gibt. Gregory zum Beispiel, 17 Jahre alt, wendet sich an seinen Therapeuten: «Letzte Woche ging es mir richtig schlecht. Ich hatte ein blödes Telefonat mit meiner Mutter. Ich habe so viel außerhalb gegessen und mich in mein Zimmer verkrochen. Und dann habe ich nach langer Zeit mal wieder richtig viel und lange gezockt. Jetzt habe ich voll das schlechte Gewissen.» Wir Therapeuten machen immer wieder die Erfahrung, dass es gut ist, bei solchen Problemen als Ansprechpartner unterstützend zur Seite zu stehen. Für die Patienten kann es sehr hilfreich sein, ihre Rückschläge klar zu benennen, sich Hilfe zu holen und diese Unterstützung auch anzunehmen. Gregory hat den ersten Schritt gemacht. Andere Patienten sind vielleicht noch nicht so weit wie er. Viele von ihnen haben schlichtweg nicht das Gefühl, dass ihnen der exzessive Medienkonsum schadet. Im Gegenteil, sie empfinden vermeintliche Vorteile durch den Konsum. Die offensichtlichen Nachteile, wie z.B. der Schulabbruch oder der Verlust der Freunde, werden zunächst nicht damit in Zusammenhang gebracht. In einigen Fällen kann es deshalb dazu kommen, dass die Patienten die Therapie abbrechen.

«Ich vermisse das Spielen so sehr» – Melina, 21 Jahre

Zu Hause lebte Melina in einer eigenen Wohnung von Hartz IV. Auf Druck ihrer Sozialbetreuerin hatte sie gemeinsam mit ihr die Therapie beantragt und bewilligt bekommen. Primäres Ziel war eine starke Gewichtsreduktion – Melina wog 160 kg –, um eine Chance auf dem Arbeitsmarkt zu haben. Bisher hatte sie wenig Perspektiven. «Mit meinem Gewicht nimmt mich ja sowieso niemand», sagte sie. Bei der Aufnahme in der Insula-Klinik wurde schnell deutlich, womit Melina sich ihre Langeweile vertrieb – exzessives Computerspielen, Tag und Nacht. Neben der offensichtlichen Fremdmotivation zur

Therapie wurden ihre über Jahre verfestigten Verhaltensstrukturen im Zusammenhang mit ihrem Medienkonsum zum größten Therapiefeind. Im Adipositas-Zentrum sollte sie gegen 23 Uhr schlafen und am Morgen rechtzeitig aufstehen: Das war sie nicht gewohnt. Sie lag die ganze Nacht wach und musste an das Spielen denken. Am Tag war sie dann müde, und die Motivation, an der Sport- und Ernährungstherapie teilzunehmen, sank auf den Nullpunkt. Kontakt zu Mitpatienten mied sie eher, was sollte sie denen auch erzählen? Wie man Kontakte im realen Leben aufbaut, hatte sie offensichtlich über die Jahre in ihrer kleinen 2-Zimmer-Wohnung verlernt. Der Suchtdruck wurde immer größer, alle Gedanken kreisten nur noch um das Spiel. Was der Clan jetzt wohl ohne sie macht? So langsam musste sie sich mal wieder melden, sonst würde sie rausfliegen. Am sechsten Tag brach Melina die Therapie ab. Sie sehe keinen Sinn in der Therapie und vermisse das Spielen so sehr. Sie nahm am Morgen den ersten Zug und reiste ab. Melina hatte sich (vorerst) für ein virtuelles Leben entschieden.

Ergänzende Wege

Um die Patienten beim Aufbau einer verantwortlichen Mediennutzung zu unterstützen, bieten wir in der Insula-Klinik verschiedenste Wege an. Unter anderem zeigen wir ihnen, wie sie ein **Tagebuch über die eigenen Medienaktivitäten** führen können. Bei der Aufnahme ändert sich der Tagesablauf so gravierend, dass gerade zu Beginn nur wenig Zeit für die Mediennutzung bleibt. Dieses Verhalten entspricht aber nicht dem eigentlichen Konsumverhalten. Um Vergleichsmöglichkeiten zu erhalten, arbeiten wir daher auch mit den Informationen der Patienten, wie eine durchschnittliche Woche vor der Therapie ausgesehen hat. Eine Vorlage für eine Dokumentation bietet die Website www.computersuchthilfe.

info.[84] Der Wochenplan eignet sich auch für zu Hause, um mit Unterstützung der Eltern den eigenen Medienkonsum aufzuzeichnen. Zusätzlich werden neben der Nutzungsdauer der Inhalt der Aktivitäten, die Art der Medien und die Stimmungslage abgefragt. Die Spalte «alternative Aktivitäten» bietet die Chance, darüber nachzudenken, ob es eine andere Aktivität gegeben hätte, der der Jugendliche in dieser Zeit stattdessen hätte nachgehen können. Auf der gleichen Website findet sich in der Elternbroschüre auch ein Ampelmodell[85]. Auch mit diesem arbeiten die Therapeuten im Adipositas-Zentrum.

Das Ampelmodell

Dabei werden anhand der Aufzeichnungen der Patienten ihre Medienaktivitäten individuell eingeordnet. Es gibt einen grünen Bereich, der einen unbedenklichen Mediengebrauch anzeigt. Beispiele hierfür sind z. B. WhatsApp schreiben mit den Eltern, Internetrecherche für die Schule oder das Erstellen einer Bewerbung am Computer.

Der gelbe Bereich kennzeichnet die Aktivitäten, bei denen Vorsicht geboten ist, weil sie wieder zu einem problematischen Konsum führen können. Beispiele hierfür sind z. B. einen Film mit Freunden schauen, Rückzug mit dem Handy in das Zimmer, das Herunterladen eines neuen Spiels.

Die Bedeutung des roten Bereichs ist eindeutig – Rot heißt STOPP! Hier geht es um alle Aktivitäten, die im Vorfeld große Schwierigkeiten bereitet haben, zum Beispiel ein bestimmtes Spiel, das vor dem Aufenthalt exzessiv gespielt wurde, der Einsatz von Geld in einem Spiel, die Wiederaufnahme eines bestimmten sozialen Netzwerkes oder das Herunterladen einer neuen Serie.

Die einzelnen Bereiche gestalten sich sehr individuell. Was bei dem einen noch mit Gelb gekennzeichnet ist, wie z. B. das Herunterladen eines neuen Spiels, kann bei dem anderen schon deutlich im roten Bereich liegen. Das Ampelmodell von Pascal, 15 Jahre alt und intensiver Fortnite-Spieler, sah z. B. folgendermaßen aus:

Roter Bereich	Fortnite spielen, mich allein in mein Zimmer setzen, mir meine Xbox von den Mitarbeitern holen, die Fortnite-App wieder installieren, auf YouTube Fortnite-Videos schauen, den Medienraum alleine nutzen
Gelber Bereich	den Medienraum für 2 Stunden in der Woche nutzen, jeden Tag eine WLAN-Zeit abholen, Spiele Apps bei Google Play herunterladen, mit meinen Freunden über Fortnite diskutieren, Serien auf dem Handy schauen
Grüner Bereich	Telefonieren mit meinem Vater, WhatsApp schreiben an meine Oma, Snapchat mit Freunden, Runtastic App nutzen während der Ausdauereinheiten, Fotos mit dem Handy machen, Musik hören, den Wecker auf dem Handy stellen, die Lernplattform meiner Schule nutzen

Grundsätzlich bietet diese Methode den jungen Erwachsenen eine gute Orientierung. Während sie gemeinsam mit dem Therapeuten die Einträge verfassen, setzen sie sich bereits aktiv mit ihrem Nutzerverhalten auseinander und ziehen Rückschlüsse daraus. Es ist interessant zu beobachten, dass viele Patienten ihr Verhalten sehr gut reflektieren können, aber ohne Hilfe nicht in der Lage sind, Konsequenzen daraus zu ziehen. Im weiteren Prozess regt das Ampelmodell die Patienten immer wieder an, sich selbst zu überprüfen.

Visualisierung der Gefahr für einen Rückfall

Zusätzlich machen wir mit den Patienten eine Übung namens «Visualisierung der Gefahr für einen Rückfall». Sie kann den Jugendlichen helfen, ihren eigenen Zustand im Blick zu haben, Warnsignale zu erkennen und das eigene Handeln frühzeitig zu verändern, um Rückfälle zu vermeiden. Hierzu nutzen wir eine durch uns abgewandelte Form der Deliktspirale von Steffes-enn (2018).[86] Die Deliktspirale kommt ursprünglich aus dem Anti-Aggressivitäts-Training®.
Die Spirale unseres Patienten Pascal sah folgendermaßen aus:

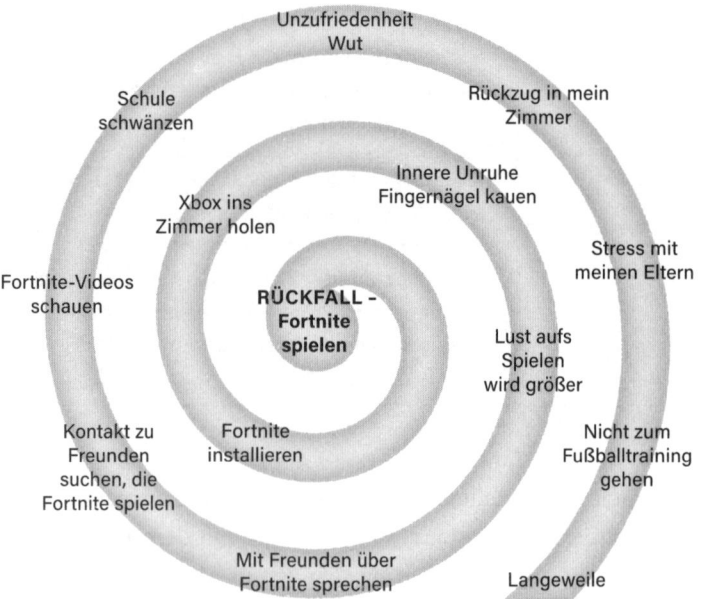

Mit der Deliktspirale können Therapeut und Patient im Therapieverlauf mögliche Risikofaktoren festhalten, die zu einem übermäßigen Konsum von Medien führen. Dies sensibilisiert die Jugendlichen und hilft ihnen, mit Risikofaktoren bewusst und konstruktiv umzugehen. Für den Fall, dass das nicht eigenständig gelingt, ist es von großer Bedeutung, ein Helfersystem zu installieren: Das können Eltern, Großeltern, Freunde, Lehrer, Betreuer sein, zu denen der Jugendliche Vertrauen hat. Diese festgelegte Gruppe sollte die Spirale kennen, um den Betroffenen frühzeitig zu unterstützen.

Seminare Medienkompetenz

Im Bereich der Aufklärung und Medienbildung wird im Adipositas-Zentrum das Seminar Medienkompetenz angeboten.

Die Jugendlichen nehmen im Vorfeld oft an, dass sie sich einen Vortrag anhören müssen und für ihr bisheriges Verhalten gerügt werden. Diese Erwartungshaltung thematisieren wir bewusst schon auf der Einladung. Denn tatsächlich ist die Seminarreihe interaktiv und bietet viel Raum zur Mitgestaltung. Teilweise werden die eigenen Handys einbezogen, z. B. in die Gestaltung für Live-Umfragen, beim Erstellen von Fotos und Videos oder beim Nachprüfen der eigenen Privatsphäre-Einstellungen.

Zielgruppe dieser Seminarreihe sind sowohl Jugendliche mit einem stark erhöhten als auch Patienten mit einem eher unauffälligen Mediennutzungsverhalten. In dieser gemischten Gruppe entstehen besondere Chancen, denn Patienten ohne Medien-Problematik bauen ihre Vorurteile gegenüber den mediensüchtigen Patienten ab. Gegenseitiges Verständnis kann entstehen. Parallel dazu lernen Patienten mit hohem Medienkonsum von Patienten mit einem normalen Mediengebrauch zum Beispiel, wie ein Alltag alternativ und vor allem aktiv gestaltet werden kann (Rollenlernen). Hier werden im Seminar Impact-Techniken eingesetzt, um Zusammenhänge konkret über die Sinne erfahrbar zu machen. Denn: «Das Gedächtnis versteht mehr als nur Worte», wie die Psychologin Danie Beaulieu in ihrem Buch «Impact-Techniken für die Psychotherapie»[87] schreibt.

Ein Jugendlicher mit Computerspielabhängigkeit verteilt bei einer Impact-Technik einen Liter Wasser entsprechend seinen verschiedenen Tagesbeschäftigungen auf mehrere Gläser. Das Glas, das für den Videospielkonsum steht, wird im Vergleich zu den anderen Tagesaktivitäten entsprechend voller sein, da das Computerspielen viel «Volumen» in seinem Tagesablauf einnimmt. So wird dem Jugendlichen ohne viele Worte eindrucksvoll vermittelt, welche dominante Rolle das Computerspielen einnimmt. Ein Foto von den Gläsern kann als Erinnerungsgegenstand dienen. Eine solche Visualisierung bleibt deutlich länger in Erinnerung als der Satz: «Du sitzt zu viel vor dem PC.»

Die Themenschwerpunkte im Seminar sind die sozialen Netzwerke, die Wahrung der Persönlichkeitsrechte, die Gefahren im Netz, Cybermobbing, Handy- und Computerspielabhängigkeit und die Erarbeitung von Alternativen zur Mediennutzung. Nach anfänglicher Skepsis sprechen die Jugendlichen meist offen über ihre Mediennutzung und haben sogar Spaß daran, die Seminare mit ihrem Wissen zu bereichern. Es ist für alle Teilnehmer interessant, sich anzuschauen, wie Free-to-play-Games aufgebaut sind und welche suchtfördernden Mechanismen in die Spiele integriert werden. Dazu kommen viele Erfahrungsberichte der Patienten, die die Themen mit Leben füllen. So kann auch jemand, der nicht von einer Computerspielabhängigkeit betroffen ist, ein Gefühl dafür bekommen, wie sich derjenige gefühlt hat und welche Faktoren zu einer Sucht geführt haben.

Zusammenarbeit mit Eltern und anderen Bezugspersonen

In der Langzeittherapie haben die betroffenen Patienten die Chance, in einem veränderten Bezugsfeld neue stützende Verhaltensmuster zu entwickeln, auszuprobieren und zu festigen. Kommen die Jugendlichen dann in ihr angestammtes (Familien-)System zurück, besteht ein hohes Risiko, wieder in alte Verhaltensmuster zurückzufallen. Denn diese sind weiterhin noch umgehend abrufbar. Der Medienmissbrauch hatte sich im Alltag, insbesondere im Familienleben, oft fast unmerklich und dann über Jahre hinweg immer weiterentwickelt und verfestigt. Wenn die positiven Therapieergebnisse anhalten sollen, muss die Familie während der gesamten Reha-Maßnahme miteinbezogen und für die Nachsorge, wenn die Jugendlichen nach Hause kommen, vorbereitet sein.

In Gesprächen berichten Eltern immer wieder, dass sie sich häufig sehr hilflos fühlen im Umgang mit ihren Kindern. Für Eltern, die sich deswegen konkrete Unterstützung im familiären Kontext wünschen, kann es nützlich sein, wenn sie Zusammenhänge erkennen und reflektieren. Bestenfalls entwickeln Eltern die Motivation, die eigene Rolle zu überprüfen und so selbst auch neue Verhaltensmuster zu entwickeln.

Tagesstruktur als stützender Faktor

Um eine Tagesstruktur in seinem Alltag zu etablieren, benötigt ein Jugendlicher nach Beendigung der Therapie die Unterstützung seiner Bezugspersonen. Während der Reha-Maßnahme hat er einen geregelten Tagesablauf mit Aufstehen, Körperpflege, Frühstücken, Schulbesuch, Mittagessen, Freizeitaktivitäten, Therapieeinheiten, Abendbrot und Schlafzeiten erlebt. Es ist sehr hilfreich, wenn Eltern sich bereits vor der Rückkehr ihres Kindes damit auseinandersetzen, in welcher Form sie gemeinsam auch zu Hause einen Alltag mit Struktur gestalten können. Damit sich die Eltern selbst an die Veränderungen gewöhnen können, sollten sie bestimmte Veränderungen bereits im Vorfeld umsetzen. Dann werden sie mehr Sicherheit ausstrahlen, die dem Kind vor allem in der ersten, sehr sensiblen Zeit nach der Rückkehr aus der Reha hilft. Außerdem ist die Chance, eine Veränderung dauerhaft zu leben, am größten, wenn sie tatsächlich direkt nach der Therapie umgesetzt wird.

Daniel, 14 Jahre: Daniels Eltern erkennen im Verlauf der Reha, dass ihr Sohn morgens Unterstützung braucht, um zur Schule zu gehen. Früher sind sie nicht mit ihm aufgestanden, weil sie davon ausgingen, dass er alt genug sei. Wenn die Eltern sich nun entscheiden, die Morgensituation zu begleiten, heißt das konkret, morgens aufzustehen und Präsenz zu zeigen. Je nach Familiensituation kann das eine konkrete Hilfe für den Jugendlichen sein, den Übergang von der Familie zur Schule zu meistern. Das Aufstehen ist für Daniels Eltern ein wichtiger Ansatzpunkt, der für sie selbst mit Anstrengung verbunden ist. Deshalb üben sie es schon, bevor Daniel zurückkehrt.

Julian, 15 Jahre: Julians Familie hatte sich angewöhnt, nicht gemeinsam zu essen. Jeder nahm sich das Essen so, wie er es wollte, und aß im Wohnzimmer oder am PC. Die Eltern wollen nun versuchen, regelmäßige gemeinsame Mahlzeiten ohne Medien einzuführen. Denn diese geben Struktur und sind eine Chance, um miteinander ins Gespräch zu kommen und die Beziehung auf diese Art zu stützen. Das hilft dem Jugendlichen nach der Entlassung in seinem Bemühen, den Alltag ohne übermäßigen PC-Konsum zu bestreiten. Noch bevor Julian wieder zu Hause ist, beginnt die Familie, jeden Tag gemeinsam zu essen, um sich auf seine Rückkehr vorzubereiten.

Jesse, 15 Jahre: In Jesses Zimmer zu Hause war alles auf einen angenehmen Medienkonsum ausgerichtet. Der Junge zeigte den Mitarbeitern Fotos mit gut ausgestattetem Gaming-PC, mehreren Bildschirmen, leistungsstarker Soundanlage, verschiedenen Konsolen, LED-Beleuchtung und einem extrem bequemen Gaming-Sessel. Alles in allem ein – von den Eltern finanziertes – Umfeld, das dazu einlud, sich bei nichts anderem wohl zu fühlen als beim ausdauernden PC-Spielen. Jesse hat in seiner Reha-Zeit erlebt, wie es ist, wenn der PC-Konsum nicht mehr im Mittelpunkt seines Alltags steht, und war gegen Ende der Reha offen für neue Ideen und hochmotiviert, seinen PC-Konsum einzuschränken. Dieses wertvolle Zeitfenster haben die Eltern – nach Absprache mit Jesse – genutzt, um das Zimmer umzuräumen. Es wurde frisch gestrichen, Möbel wurden umgestellt und PC und eine Konsole an familienzugänglichen Stellen installiert. Wäre Jesse nach Hause in sein unverändertes Zimmer zurückgekehrt, wäre allein diese Einrichtung zu einem erheblichen Risikofaktor für die weitere Entwicklung geworden.

Die Beispiele zeigen, wie vielfältig die Anforderungen sein können, denen sich die Eltern bei der Rückkehr ihrer Kinder stellen müssen. Welche Veränderungen notwendig sind, um ihr Kind zu unterstützen, erarbeiten wir in der Insula-Klinik gemeinsam mit ihnen und versuchen sie in ihrer Rolle als Verantwortliche zu stärken.

Unterstützung der Eltern, wenn keine Rückkehr in das familiäre Umfeld möglich ist

Es gibt Eltern, die kein geeignetes neues Umfeld für die aus der Reha heimkehrenden Kinder schaffen können. Das kann verschiedene Gründe haben, wie die Arbeitssituation in der Familie, Geschwisterkinder mit eigener Problematik, die Beziehungen untereinander und vieles mehr. Für diese Eltern ist es sinnvoll, sich bereits während der Reha-Maßnahme intensiv mit Möglichkeiten des außerfamiliären Wohnens auseinanderzusetzen. Auch für junge Erwachsene besteht die Möglichkeit des begleiteten Wohnens. Im Adipositas-Zentrum werden z. B. Wohngruppen angeboten, die sich spezialisiert haben auf die Begleitung bei Adipositas, Mediensucht und Schulabsentismus.

Jannik, 17 Jahre: Jannik wog bei der Aufnahme 183 kg bei einer Größe von 185 cm. Über einen Zeitraum von einem Jahr war er nicht mehr zur Schule gegangen, es gab keine außerfamiliären Kontakte mehr, er verbrachte seine Zeit fast ausschließlich vor dem PC, und das bereits bestehende Übergewicht stieg kontinuierlich an. Jannik lebte mit vier jüngeren Geschwistern und der alleinerziehenden Mutter zusammen. Diese sah sich außerstande, dafür zu sorgen, dass Jannik morgens aufstand und zur Schule ging. In der ersten Zeit der Schulverweigerung gab es heftige Auseinandersetzungen zwischen Jannik und seiner Mutter, dann resignierte sie. Jannik verließ das Haus von da an nur noch sehr selten. Die Mutter war völlig überfordert.

Über das Jugendamt kam ein sogenannter Erziehungsbeistand. Doch Jannik war nicht bereit, sich auf diese Hilfe einzulassen. Alternativ sollte dann eine sozialpädagogische Familienhilfe unterstützen. Es fanden Gespräche mit dem Kinder- und Jugendarzt statt. Aufgrund des starken Übergewichts von Jannik stellte dieser nach Absprache mit dem Jungen und seiner Mutter einen Antrag bei der zuständigen Krankenkasse auf eine Adipositas-Reha-Maßnahme, die bewilligt wurde. Nach 7 Monaten in der Insula hatte Jannik 50 kg abgenommen, er besuchte regelmäßig die Insula-Schulklasse, hatte eine Freundin in der Wohngruppe gefunden und seinen Medienkonsum stark reduziert. Jannik war auf einem guten Weg in ein normales Leben. Doch sein Zuhause konnte ihm keine stabilen Strukturen bieten. Könnte er weiter die Insula-Klasse besuchen, würde er mit großer Wahrscheinlichkeit den Hauptschulabschluss schaffen bzw. nachholen. Und Jannik selbst hatte den Wunsch, in dem inzwischen vertrauten Bezugsfeld zu bleiben.

Es fand ein Hilfeplangespräch des Jugendamtes mit der Mutter, Jannik und Therapeuten des Adipositas-Zentrums statt. Dort wurde beschlossen, dass Jannik in die vollstationäre therapeutische Adipositas-Wohngruppe der Insula wechseln sollte. Das bedeutete, dass Jannik innerhalb des Hauses umziehen und weiter seine Schule besuchen konnte. Die vertrauten Therapeuten betreuten ihn auch weiterhin. Im Sommer machte Jannik den Hauptschulabschluss und er erhielt Unterstützung bei der Suche nach einem Ausbildungsplatz in der Altenpflege. Bei gutem Verlauf besteht für Jannik die Möglichkeit, in eine teilbetreute Wohngruppe der Insula zu wechseln. 2018 wurde diese Form des teilbetreuten Wohnens ab 18 Jahren vom Adipositas-Zentrum entwickelt, nachdem die Erfahrung gezeigt hatte, dass einige Bewohner mit dem Übergang von der Wohngruppe zum selbständigen Wohnen und Arbeiten überfordert waren. In der teilbetreuten Wohngruppe könnte Jannik selbständig leben, und es gäbe trotzdem noch regelmäßigen Kontakt mit Therapeuten und Pädagogen. Bei akutem Bedarf könnte Jannik jederzeit Unterstützung in Anspruch nehmen.

Olivia, 16 Jahre: Olivia hatte vor der Adipositas-Reha-Maßnahme über ca. zwei Jahre die Schule nur noch sehr unregelmäßig besucht. Sie berichtete, dass sie gemobbt wurde, morgens nicht mehr aufgestanden sei, immer mehr an Gewicht zugenommen und ihren Alltag am PC verbracht habe. Olivia hatte keinen Tag-Nacht-Rhythmus mehr, infolgedessen große Schlafprobleme. Bei der Aufnahme hatte sie bei einer Größe von 166 cm und 138 kg einen BMI von 50,1 – Olivia war also extrem übergewichtig. Im Verlauf der Langzeitrehabilitation konnte das Mädchen ihr Gewicht um 32 kg reduzieren. Nach anfänglichen Problemen integrierte sie sich in die Gruppe, ging regelmäßig zur Schule und erlebte somit einen geregelten Tag-Nacht-Rhythmus. Olivia war motiviert, nach der Reha ihren PC-Konsum weiter einzuschränken, ihr Gewicht zu halten und zur Schule zu gehen. Gemeinsam mit ihr, den Eltern, dem Jugendamt und dem Arbeitsamt wurde noch während der Reha ein Plan entwickelt, wie es weitergehen könne. Die Eltern sahen sich nicht in der Lage, für die erforderlichen Rahmenbedingungen in der Familie zu sorgen. Die Entscheidung fiel auf eine Maßnahme des wohnortnahen Berufsbildungszentrums mit angebundener Wohnbetreuung.

Internetabhängigkeit – ein Fazit

Internetabhängigkeit ist ein solch komplexes und herausforderndes Thema, weil die Problematik noch recht neu ist, sie aber sehr schnell immer präsenter und bedrohlicher wird. Übermäßiger Medienkonsum von Jugendlichen führt nachvollziehbar zu großer Sorge bei den Eltern, Ärzten, Therapeuten und den begleitenden Pädagogen. Der Umgang damit scheint aber nicht nur für die Jugendlichen und ihre Bezugspersonen eine große Herausforderung zu sein. Auch für die Gesellschaft ist sie es. Dass bestimmte Jugendthemen für Diskussionen und Reibung zwischen den Generationen sorgen, ist definitiv nichts Neues. Neu ist jedoch das rasante Tempo dieser Entwicklung, verbunden mit den schier unendlichen Möglichkeiten der Internetnutzung. Neu ist auch, dass die Medienindustrie ein psychologisch ausgefeiltes Vorgehen nutzt, um Nutzungszeiten und Attraktivität ihrer Angebote zu erweitern und somit Gewinne in ungeheurem Ausmaß zu erzielen. Dabei werden gezielt suchterzeugende Mechanismen eingesetzt, die zumindest bei Spielautomaten schon gesetzlich eingeschränkt sind (z. B. größere Gewinne in größeren Abständen). Profitdenken trifft entsprechend auf eine verführbare Jugend, die dadurch extrem gefährdet wird.

Um die Jugend zu schützen und zu stärken, müssen wir uns – genau wie bei jedem Jugendthema der vorherigen Generationen – zunächst auf die ganz basalen Schutzfaktoren besinnen. Das heißt auf das Miteinander, das der Jugendliche in seiner Familie, seiner Nachbarschaft, Verwandtschaft, seiner Schulklasse, seinem Freundeskreis erlebt. Es geht darum, dafür zu sorgen, dass junge Menschen wieder das Gefühl erleben, geliebt und wahrgenommen zu werden und Zuwendung und Anerkennung zu erhalten. Es geht um Erziehungsberechtigte, die sich trauen, ihre Kinder respektvoll, aber konsequent zu begleiten. Es geht für Jugendliche darum, regelmäßig zur Schule zu gehen, auch wenn es schwierig wird. Es geht darum, sich mit Schwierigkeiten auseinanderzusetzen und nicht zu flüchten und sich zurückzuziehen. Es geht darum, persönliche Interessen und Vorlieben zu erkennen und in aktives Freizeitverhalten und Hobbys umzusetzen.

Aus unserer Erfahrung im Adipositas-Zentrum wissen wir, dass der Reiz der virtuellen Welt nur so groß werden konnte, weil die reale oder analoge Welt im Vergleich scheinbar weniger Reize und Möglichkeiten zur Teilhabe bietet. Kinder und Jugendliche, die einen funktionierenden Freundeskreis haben, auch wenn er klein sein mag, und deren Eltern Ansprechpartner sind und am Leben ihrer Kinder teilhaben, sind bei weitem nicht so gefährdet, einen problematischen Medienkonsum zu entwickeln, wie solche, denen diese stützenden Faktoren in ihrem Leben fehlen.

Eltern sind mitverantwortlich und können ihren Kindern helfen, eine stabile und gesunde Lebenswelt zu entwickeln. Im Rahmen einer Reha beobachten wir immer wieder, dass die massive Bedeutung der Medien abnehmen kann, wenn die Kinder, Jugendlichen und jungen Erwachsenen sich in den Gruppen eingefunden haben, Austausch stattfindet und Freundschaften entstehen. Daraus ist deutlich abzulesen, dass die reale oder analoge Welt sehr wohl reizvoll und positiv sein kann – aber nur, wenn sie genügend Raum und Zeit bekommt. Kehren die Patienten in ihr heimatliches Umfeld zurück, das sich im schlechtesten Fall nicht verändert hat, besteht allerdings eine große Rückfallgefahr.

Zeit zu investieren und einen befriedigenden analogen Alltag als Gegenpol zu schaffen, damit eine gesunde Entwicklung für Kinder und Jugendliche möglich ist, ist sicherlich das erfolgreichste Modell, um Abhängigkeit in jeder Form vorzubeugen oder abzuwenden.

Aus unserer Sicht ist es von großer Bedeutung, die Eltern mit diesen Erziehungsaufgaben nicht alleine zu lassen. Die Herausforderungen an die Ärzte, Therapeuten, Lehrer und Pädagogen sind hoch. Zusammenhänge müssen analysiert und kritisch hinterfragt, Entscheidungen bezüglich eines Schutzbedarfs müssen gefällt werden. Gefragt ist die Unterstützung der Wissenschaft, der Wirtschaft und der Politik.

S steht für schulvermeidendes Verhalten

D ie meisten von uns haben mal die Schule geschwänzt. Diese Tatsache an sich ist also nicht sofort besorgniserregend. Schulvermeidung klingt auch zunächst eher harmlos. ‹Vermeiden› heißt erst mal nur, einer Sache auszuweichen. Wenn Vermeidung allerdings bedeutet, regelmäßig morgens einen anderen Weg als den in die Schule zu nehmen oder das Haus gar nicht erst zu verlassen, hat es auf Dauer schwerwiegende Konsequenzen für die weitere Entwicklung der Betroffenen. Junge Erwachsene ohne Schulabschluss haben kaum eine Chance auf dem Arbeitsmarkt. Mit Schulvermeidung haben sie schon früh die Weichen gestellt, später abgehängt zu werden. Ihre Taktik, der Schule ‹aus dem Weg zu gehen›, endet dann in absehbarer Zeit in einer Sackgasse, in der wiederum andere Probleme warten.

Zum gesellschaftlichen Phänomen der Schulvermeidung gibt es keine eindeutigen Zahlen. In jedem Falle signalisieren diese Studien aber «zweifellos ein erhebliches schulisches Sinn-, Akzeptanz- und Integrationsdilemma». So heißt es auf der Internetseite des

Familienhandbuchs 2019[88], durchschnittlich seien 15 % der Schüler durchgängig schulmüde. Die Mehrzahl der Jugendlichen, die als «ausstiegsgefährdet» gelten, sei 14 oder 15 Jahre alt. An Hauptschulen und Sonderschulen fehlen durchschnittlich zwischen 10 und 20 % der Schüler mehrere Wochenstunden unentschuldigt. Dazu kommen «häufig und offensiv störende Unterrichtsverweigerer», die an Haupt- und Sonderschulen bundesweit zwischen 10 und 30 % ausmachen. Jährlich verlassen mehr als 80 000 Schüler/innen – mehr als 9 % eines Jahrgangs – die Schule ohne Abschluss. Fast die Hälfte von ihnen kommt aus Sonderschulen. Weniger als die Hälfte der Gesamtgruppe holt den Abschluss außerschulisch nach. Das Risiko, arbeitslos zu werden, ist für junge Menschen ohne Abschluss im Vergleich zu Hochschulabsolventen mehr als siebenmal höher. «Soziale Integration und Teilhabe durch Erwerbsarbeit sind durch das Misslingen der Schülerlaufbahn hoch gefährdet», heißt es dementsprechend im Familienhandbuch.

Jugendliche, die nicht mehr zur Schule gehen, verlieren wichtige Bezugs- und Entwicklungsfelder sowie soziale Kontakte, verlernen soziales Verhalten und Konfliktfähigkeit. Dafür gewinnen sie scheinbar freie Zeit, die ihnen aber objektiv gesehen kein Gewinn ist. Oft wird dann mit übermäßigem Essen und exzessiver Mediennutzung die freie Zeit ausgefüllt. Das ist nicht selten ein Versuch, die emotionale Belastung zu regulieren, die mit der Schulvermeidung einhergeht. In jugendlichem Alter nicht zur Schule zu gehen ist ja in der Regel weder gesellschaftlich noch im familiären Kontext akzeptiert.

Beide Verhaltensweisen, also Esssucht und Mediensucht, können dem schulvermeidenden Verhalten aber auch vorausgehen. Für Esssüchtige entstehen durch ihr Übergewicht schnell soziale Probleme mit Gleichaltrigen, und sie werden Opfer von Mobbing. Ein Weg, dem Mobbing zu entkommen, ist es, die Schule zu meiden. Mediensüchtige wiederum vernachlässigen die Schule, um sich so viel Zeit wie möglich ihrem Spiel oder anderen Aktivitäten im Netz zu widmen. So entwickelt sich auf verschiedene, doch immer fatale Weise das ISO-Syndrom.

Was ist eigentlich schulvermeidendes Verhalten?

Schulvermeidendes Verhalten hat verschiedene Erscheinungsformen, Hintergründe und Auslöser. Wir wollen im Folgenden einen genaueren Blick auf die Zusammenhänge werfen und so eine bessere Einschätzung des Problems ermöglichen.

Erscheinungsformen

Schulvermeidendes Verhalten ist ein Oberbegriff, der in der kinder- und jugendpsychiatrischen Forschung ein Verhaltens- und/oder Erlebensmuster beschreibt, das sich in unterschiedlichen Ausprägungen zeigt[89]:

Schulverweigerung (engl.: «school refusal»)[90] lässt sich als schulvermeidendes Verhalten beschreiben, das im Zusammenhang mit emotionalen Symptomen, insbesondere Angst, auftritt.[91]

Eine weitere Spezifizierung davon ist der Begriff «Schulphobie». Kinder und Schüler, die an Schulphobie leiden, meiden die Schule nicht um der Schule willen, sondern weil die Trennung von Bezugspersonen angstbesetzt ist. Das kann sehr verschiedene Gründe haben, die meistens in problematischen Familienkonstellationen oder traumatischen Trennungs- bzw. Verlusterlebnissen liegen.

«Schulangst», eine weitere Spezifizierung von Schulverweigerung, beschreibt wiederum, eine Vermeidung der Schule *mit* direktem Bezug zur Schulsituation. Die betroffenen Kinder und Jugendlichen haben beispielsweise Leistungsängste, Versagensängste oder soziale Ängste. Ursache hierfür kann Mobbing sein – ein schlechtes Klassenklima führt beispielsweise häufig dazu, dass Schüler Schulangst entwickeln und folglich der Schule fernbleiben.

Bei Schulverweigerern wissen die Bezugspersonen meistens über die Situation Bescheid, auch wenn das nicht unbedingt heißt, dass es ihnen recht ist. Aber es geschieht auch zum Teil mit ihrem Wissen und ihrer Zustimmung, weil die Eltern sehen, dass es ihren Kindern schlechtgeht. Oftmals leiden die Kinder und Jugendlichen an somatischen Beschwerden, ihre Angst löst in ihnen Schwindel, Bauchweh, Kopfschmerzen, Durchfall, Erbrechen oder andere Symptome aus. Manchmal sind die Symptome wie Bauch- oder Kopfschmerzen aber auch nur vorgetäuscht, und es ist für die Eltern – und teilweise selbst für Arzte – schwer zu entscheiden, ob die Kinder simulieren oder nicht.

Hausärzte befreien Schüler dann durchaus über Wochen von der Schule, ohne eine Überweisung zum Psychologen daran zu knüpfen. Damit spielen sie eine fatale Rolle im System der Schulverweigerung – auch wenn die Symptome nicht vorgetäuscht sind. Es wäre wichtig, die Bezugspersonen darauf hinzuweisen, dass es psychische Zusammenhänge für die Schulverweigerung geben könnte und man dem auf den Grund gehen muss. Die Aussicht auf einen Behandlungserfolg ist umso größer, je früher die Therapie beginnt. Je fortgeschrittener der Verlauf ist, umso behandlungsresistenter wird der Schüler.

Schuleschwänzen (engl.: «truancy») ist ein weiterer Unterbegriff des schulvermeidenden Verhaltens. Wer die Schule schwänzt, tut das meist nicht aus Gründen der Angst oder anderen negativen Emotionen heraus[92], sondern aus Unlust. Damit kann z. B. auch oppositionelles, aggressives oder straffälliges Verhalten einhergehen. Schuleschwänzen wird deshalb eher als Störung des Sozialverhaltens betrachtet. Schulschwänzer erhalten den Anschein aufrecht, dass sie zur Schule gehen – sie stehen auf, packen ihre Sachen, verlassen das Haus – kommen aber nie in der Schule an, sondern verbringen den Tag anderswo. Die Eltern wissen nichts davon und werden zum Teil auch nicht von der Schule über das Fehlen ihrer Kinder informiert.

Warum schwänzen Kinder die Schule?

Die Ursachen, warum Kinder nicht oder nur sporadisch zur Schule gehen, sind komplex und von Fall zu Fall unterschiedlich gelagert. Es gibt individuelle Belastungsfaktoren, die das Risiko für Jugendliche vergrößern, zum Schulvermeider zu werden, aber auch familiäre und allgemein gesellschaftliche Gründe, die ein solches Verhalten begünstigen.

Wenn es um individuelle Eigenschaften geht, zählen Leistungsdefizite in bestimmten schulischen Bereichen oder auch eine allgemein niedrige Intelligenz zu den Hauptursachen. Die daraus resultierenden schlechten Noten führen bei den Betroffenen zu Schamgefühlen, Frustration und Resignation, die letztlich in einer Totalverweigerung münden können: Niemand konfrontiert sich gerne mit Situationen, die diese starken Emotionen auslösen, also geht man ihnen lieber aus dem Weg.

Verstärkt wird dieses kontraproduktive Verhalten (nur, weil ich mich nicht mit einem Problem auseinandersetze, geht es ja nicht weg) bei vielen Schülern dadurch, dass sie darüber hinaus Defizite bei den sozialen Kompetenzen haben. Besonders fällt hier ins Gewicht, wenn die Betroffenen nur über eine unzureichende Impulskontrolle und Emotionsregulation verfügen, also ihre (negativen) Gefühle nicht gut steuern und produktiv und reflektiert damit umgehen können. Oft fällt es den Schülern schwer, selbst Problemlösestrategien zu entwickeln, z. B. bei Konflikten im Klassenverband. Werden die Kinder dann deswegen gemobbt, wird der Schulbesuch zum täglichen Spießrutenlauf.

Unzureichendes Einfühlungsvermögen und eine niedrige Frustrationstoleranz sorgen im Schulkontext ebenfalls für Probleme, die die Integration in einen Klassenverband oder die konzentrierte Teilnahme am Unterricht erschweren.

Neben der individuellen Konstitution des Einzelnen gibt es auch familiäre Risikofaktoren, die dafür sorgen können, dass Kinder nicht mehr zur Schule gehen. Auch hier geht es um eine zusätzliche Belastung der Kinder, die sie überfordert und es ihnen unmöglich macht, regelmäßig den Unterricht zu besuchen. Dazu gehören z. B. die Trennung der Eltern oder die psychische Erkrankung eines Elternteils. In diesen Situationen schaffen es Eltern dann oftmals nicht mehr, die Kinder ausreichend zu betreuen und den Schulbesuch zu kontrollieren. Im Gegenteil: Mitunter übernehmen die Kinder sogar genau diese Rolle für die Erziehungsberechtigten und gehen deshalb nicht zur Schule, weil sie meinen, sich kümmern zu müssen.

Weitere Risikofaktoren, die zum Schulabbruch führen können, sind häufige Klassenwiederholungen und Schulwechsel. Zudem kontrollieren Lehrer Fehlzeiten oft nicht ausreichend oder melden diese nicht bei den Eltern oder beim Amt.

All diese Faktoren müssen nicht zwangsläufig zu schulvermeidendem Verhalten führen, aber sie stellen ein Risiko dar und werden in der Arbeit mit Betroffenen vielfach offenkundig.

Wie hängen Schulvermeidung, Mobbing und Medienabhängigkeit zusammen?

Zunächst einmal: Übergewichtig zu sein bedeutet noch lange nicht, adipös zu sein. Oft kann aber ein bereits bestehendes Übergewicht durch eine schwierige Schulsituation befördert werden. Die bedenkliche Entwicklung beginnt dann, wenn der Gang zur Schule aufgrund von Diskriminierung mehr und mehr gemieden wird.

Hänseleien und Ausgrenzung in der Schule sind ein leidvolles und viel erlebtes Phänomen für übergewichtige und adipöse Kinder und Jugendliche und führen nicht selten alleine schon dazu, dass die Betroffenen nicht mehr zur Schule gehen. Gerade, wenn es um das fatale Zusammenspiel der ISO-Faktoren geht, ist Mobbing ein großes Thema: Es gehört zu den von übergewichtigen Kindern am häufigsten gemeldeten Formen von Beeinträchtigungen durch Mitschüler. Lehrer spielen dabei leider nicht immer eine schützende Rolle und sind oft selbst nicht frei von Vorurteilen[93]: Immer noch denken viele, wer dick ist, sei faul, disziplinlos und/oder dumm.

Kinder und Jugendliche, die gemobbt werden und die Schule deshalb meiden, fressen ihren Kummer zu Hause häufig umso mehr in sich hinein. Da sie nicht mehr zum Unterricht gehen, haben sie mehr Zeit, die sie totschlagen müssen, und verbringen diese oftmals vor ihren Screens – während sie nebenbei essen.

Die 16-jährige Ulrike zum Beispiel war, bevor sie zu uns in die Insula kam, seit einem halben Jahr nicht mehr in der Schule gewesen. In erster Linie deswegen, weil sie mit ihrem Lehrer nicht zurechtkam. Sie entwickelte psychosomatische Probleme wie chronische Bauch- und Kopfschmerzen, die für ihren Hausarzt Grund waren, sie immer wieder und zwischendurch über viele Wochen hinweg krankzuschreiben. Ihre Mutter versuchte sich des Problems anzunehmen, indem sie versuchte, ihre Tochter auf einer neuen Schule anzumelden, doch sie blieb erfolglos. In der Zwischenzeit verbrachte Ulrike ihre Zeit mit Computerspielen und Videostreaming, aß viel und unkontrolliert und wurde immer dicker.

Wie wir inzwischen wissen, kann die Entwicklung des ISO-Syndroms auch mit einer Medienabhängigkeit beginnen. Der Schüler bleibt dann der Schule fern, um mehr Zeit zum Zocken zu haben. Damit verändert sich der gesamte Tagesablauf.

In der Studie Geld für Games 2019 der DAK wurde entsprechend ein Zusammenhang zwischen Zocken und Schule hergestellt: «Ein riskantes Gaming-Verhalten kann zu verstärkten Schulproblemen führen», erklärt Studienleiter und Suchtexperte Professor Dr. Rainer Thomasius. «Elf Prozent der Risiko-Gamer fehlen innerhalb von einem Monat eine Woche oder mehr in der Schule oder Ausbildung. Das ist etwa dreimal häufiger als bei unauffälligen Spielern.»[94] Darüber hinaus gibt es inzwischen einige Studien, die nachweisen, dass Schulvermeidung und Mediennutzung insgesamt zu ungesunden Lebensstilen führen.[95] Dies betrifft nicht nur das Essverhalten, sondern auch die Bewegung, also Sport. Das liegt nahe: Wer viel vor dem Bildschirm sitzt, bewegt sich naturgemäß weniger und hat damit natürlich auch ein größeres Risiko, übergewichtig zu werden bzw. sich schlechtere Ernährungsgewohnheiten anzugewöhnen. Bleiben die Kinder der Schule fern, weil sie gemobbt werden, dienen Essen und Mediennutzung der Stressbewältigung und dem Frustabbau. Gleichzeitig führen die Betroffenen im Internet ein virtuelles Leben jenseits von Übergewicht und Mobbing. Sie erleben die virtuelle Welt als angenehmer und wertschätzender als die reale und meiden Letztere umso mehr – ein Teufelskreis entsteht.

Immer größer werden die Hinweise, dass durch die exzessive Mediennutzung Jugendlicher das Phänomen der Schulvermeidung zunimmt. Trotz der mitunter stark unterschiedlichen Sichtweisen von Pädagogik[96], Soziologie[97] und Kinder- und Jugendpsychiatrie[98] herrscht Einigkeit darüber, dass Schulverweigerung eine massive Bedrohung der weiteren Entwicklung der Betroffenen darstellt.

Was kann man zur Vorbeugung tun?

Wenn es darum geht, Schulvermeidung vorzubeugen, ist – wie bei der Mediensucht auch – die Familie der erste Ansatzpunkt. Aufgrund der gesellschaftlichen Veränderungen insbesondere in Mitteleuropa, lösen sich die familiären Strukturen immer mehr auf. Die Grundstruktur «Vater-Mutter-Kinder» ist weit seltener gegeben als früher. Getrenntlebende Eltern und Patchwork-Konstellationen stellen viele Familien vor herausfordernde Situationen, weil aufgesplittete Familiensysteme oft höheren Belastungen ausgesetzt sind.

Zum einen sind die Beziehungskonstellationen komplizierter, ob Patchwork oder nicht. Die ehemals klassische Struktur Vater-Mutter-Kind hat keinen Bestand mehr in diesen Fällen, und das Kind muss sich innerhalb der neuen Konstellation neu verorten und seine Rolle finden – oft ringt es lange Zeit damit.

Zum anderen muss das, was vorher vonseiten der Eltern gemeinsam bewältigt wurde, nun entweder allein oder nach klaren, gemeinsam gefundenen Regeln geschafft werden, eventuell gibt es durch die Trennung auch veränderte Arbeitssituationen, weil ein Partner nun seine Arbeitsstunden aufstocken muss, um die Lebenshaltungskosten im nun allein geführten Haushalt bestreiten zu können. Das alles führt häufig zu einem Mangel an Zeit: Zeit für Zuwendung, Gespräch und einen offenen Austausch.

Um solche natürlichen Komplikationen nicht zum Risikofaktor für das eigene Kind werden zu lassen, sollten sich Eltern häufiger Unterstützung holen. Letztlich geht es immer wieder um konkrete Beziehungsarbeit. Wenn zwischen Bezugsperson und Jugendlichem ein vertrauensvolles Verhältnis besteht, sie gemeinsame Zeit verbringen, Gespräche führen und Eltern Interesse an den Belangen des Kindes zeigen, bietet das eine wichtige Basis.

Werden Kinder so begleitet, stärkt sie das nicht nur innerlich, sondern liefert ihnen ein Modell für einen sozialen Umgang miteinander. Soziale Kompetenzen sind für Kinder essenziell, um sich den zahlreichen zwischenmenschlichen Herausforderungen zu stellen, die ihnen in der Schule begegnen.

Klassenwiederholung, Schulwechsel, schlechtes Schul- oder Klassenklima, Mobbing und wenig Rückhalt durch Freunde sind wie erwähnt individuelle Risikofaktoren. Genau wie Lernschwächen und Leistungsdefizite sind das ohne Zweifel erschwerte Bedingungen für einen erfolgreichen Schulbesuch. Trotzdem müssen sie keine dramatischen Folgen haben. Man kann ihnen innerhalb der Familie konstruktiv begegnen, auch in einer, die wegen Trennung oder anderen Problemen bereits Risikofaktoren in sich trägt. Dafür braucht es kein Geld, keinen sozialen Status, keinen Bildungsgrad, dafür braucht es im Grunde nur bewusst und aktiv genutzte gemeinsame Zeit und Zuneigung.

Damit eng verknüpft ist die gesellschaftliche Aufgabe – und speziell die von Eltern, Erziehern und Lehrern –, Kinder und Jugendliche dabei zu unterstützen, ihre menschlichen Grundbedürfnisse zu stillen, die außerhalb von körperlicher Unversehrtheit liegen: das Bedürfnis nach Liebe, danach, Verbundenheit, Geborgenheit und Anerkennung zu erleben. Wenn dies gelingt, haben die Kinder keinen Grund, sich diese Bedürfnisbefriedigung in einer exzessiven Mediennutzung zu suchen. Jugendliche brauchen die Chance, Begeisterung in ihrem Leben zu leben. Und das darf keinesfalls nur durch Medien passieren – sondern zum Beispiel beim Sport, bei der Begegnung mit anderen Menschen, durch Musik oder andere Hobbys. Mediennutzung wird dann voraussichtlich keinen übermäßig großen Platz im Leben dieser Kinder einnehmen und so auch kein Auslöser für schulvermeidendes Verhalten sein.

Wird zusätzlich ihre Medienkompetenz gestärkt und Kinder wissen: Was nützt mir? Was hilft mir weiter? Was erweitert meine Lebensspielräume? Aber was sind die Risiken? Dann kann das Internet, produktiv und sinnvoll genutzt werden.

Eltern sollten darüber hinaus ihren Kindern vermitteln, wie wichtig Bildung in unserer Kultur ist. Dann kann sich in ihnen das Verständnis verankern, dass sich jemand, der aus dem Bildungssystem aussteigt, von einem autonomen, wirtschaftlich unabhängigen Leben abschneidet. Bert te Wildt beschreibt es sehr eindrücklich[99]: Die Gebildeten und Wohlhabenden können ihre Räume im realen Leben erschließen und erweitern. Sie machen Sport und fahren in den Urlaub. Ohne Bildung und Wohlstand ist man darauf angewiesen, dies lediglich zu simulieren. Es bleibt nur, online Tennis zu spielen oder Fußball auf der Spielkonsole. Wer aus der Schule ausgestiegen und adipös ist, kann sich nur noch im Netz zum schlanken Avatar machen, weil er der große Held im realen Leben nicht mehr sein kann. Wenn Jugendliche diesen Zusammenhang wahrnehmen, erkennen sie, dass in die Schule zu gehen bedeutet, sich Gestaltungsfreiheit zu bewahren und Chancen für ihr Leben zu erarbeiten.

Welche Möglichkeiten gibt es einzugreifen?

«**D**a wo die Angst wohnt, da geht es lang» ist ein Satz, der Günter Ammon (1918–1995), dem Begründer der dynamischen Psychotherapie, zugeschrieben wird. Der Ausspruch bringt auf den Punkt, was ein guter und heilsamer Umgang mit den Problematiken ist, um die es hier geht.

Wenn ein Kind nicht mehr zur Schule geht, braucht es Unterstützung, sich mit den Gründen für seine Vermeidungshaltung zu konfrontieren, unabhängig davon, ob es sich um Angst oder Unlust dreht. Dahinterzukommen, warum es sich entzieht, was es belastet oder eben abstößt, ist der wichtigste erste Schritt, um aus dem Strudel auszusteigen. Dabei geht es erneut um Beziehungsarbeit, denn nur, wenn Vertrauen zwischen der Bezugsperson und dem Kind besteht, wird es die angebotenen Hilfestellungen annehmen und eine Annäherung an das vorher Abgewehrte und Angstmachende zulassen. Nur rechtzeitiges Handeln bewahrt davor, dass sich das Verhaltensmuster verfestigt. Oft kann es deswegen sehr wichtig sein, sich psychotherapeutische Unterstützung zu holen.

Grundsätzlich aber fordern solche Zusammenhänge Zeit, auch für Therapeuten. Es kann dauern, bis ein Schüler, der schon über längere Zeit die Schule verweigert hat, sich wieder in die Höhle des Löwen wagt. Aus der Praxis im Adipositas-Zentrum wissen wir, wie wichtig es ist, die therapeutische Arbeit langfristig zu denken. In der Regel sind unsere Patienten 6 Monate im Adipositas-Rehazentrum und in den Wohngruppen der Insula sogar 2 bis 3 Jahre. Das sind Zeiteinheiten, in denen nachhaltiger Einfluss gelingen kann. Geduld und die Bereitschaft, mit aller Liebe da zu sein und konsequent mit dem Kind zu arbeiten, sind auch vonseiten der Eltern und anderer Bezugspersonen enorm wichtig – egal, wie lange es dauert, bis Fortschritte sichtbar werden.

Eine schwierige Rolle im gesamten Komplex spielen, wie bereits erwähnt, Hausärzte, die von Schulangst oder Schulphobie Betroffene über längere Zeiträume krankschreiben, ohne weitere Maßnahmen daraus abzuleiten. Das schulvermeidende Verhalten wird in der Regel dadurch noch verstärkt. Dabei wollen wir nicht verneinen, dass der Betroffene wirklich unter somatischen Beschwerden leidet. Doch wenn eine körperliche Erkrankung ausgeschlossen werden kann, nimmt man das Problem nur ernst, wenn man möglichen psychischen Auslösern auf den Grund geht. Dafür ist eine Verordnung oder Empfehlung zur Weiterbehandlung durch entsprechende Ärzte und Therapeuten notwendig. Eine Krankschreibung allein lässt den betroffenen Schüler in einem Strudel von Hilflosigkeit, Langeweile und sinnlosem Zeitvertreib zurück, in dem er alleine bleibt, meist sogar ohne Aufsicht, weil die Eltern in der Regel in dieser Zeit arbeiten.

Leider gibt es immer noch Schulen, die kein funktionierendes Rückmeldesystem haben, also den Eltern nicht Bescheid sagen, wenn ihre Kinder fehlen. Lehrer, die sich am Ende des Halbjahres mit der Vergabe von schlechten Noten zufriedengeben, anstatt sich mit dem Schüler und seinen Eltern auseinanderzusetzen, sind ein Teil des Problems – mal abgesehen davon, dass auch die Lehrer selbst Ursache dafür sein können, dass Kinder nicht mehr in die Schule gehen wollen (siehe dazu auch die Patienten-Interviews im Anhang): weil sie sich von den Lehrern ungerecht behandelt oder nicht verstanden, ignoriert oder sogar vorgeführt fühlen.

Wenn Schüler wochenlang entschuldigt fehlen, ist ein Gespräch mit den Eltern wichtig, um herauszufinden, ob in der Schule Bedingungen vorliegen, die dem Kind den Gang zur Schule erschweren und ihm geholfen werden kann, indem man über diese

Bedingungen (wie z. B. Mobbing) spricht und sie zu verbessern versucht.

In Fällen, in denen das Kind wegen seiner Fehlzeiten aus dem System zu fallen droht, muss die Schule die Schulaufsichtsbehörde informieren, die wiederum das Jugendamt unterrichtet. Um diese letzte Konsequenz vermeiden zu können, braucht es die Kommunikation zwischen allen Beteiligten.

Ein Beispiel für einen traurigen Verlauf, bei dem weder Prävention noch Intervention geleistet wurden, ist Klaus (siehe Interview im Anhang). Klaus, der die örtliche Hauptschule besuchte, verlor mit 14 Jahren seinen Vater. Ab da hatte er «keinen Kopf mehr für die Schule», wie er es selbst beschreibt. Er blieb zu Hause und spielte exzessiv das Computer-Rollenspiel Metin2 – gegen die Langeweile. Dass dahinter eigentlich die Trauer über den Tod seines Vaters steckte, die er nicht verarbeiten konnte, sah in seinem Umfeld niemand. Seine Mutter vertrat die Ansicht, es sei seine Sache, ob er zur Schule ging oder nicht, und ließ ihn gewähren. Freunde fragten am Anfang noch nach, doch irgendwann hörten sie damit auf, und die Kontakte brachen weg. So blieb Klaus zwei Jahre lang der Schule fern, spielte am Computer vor allem Metin2 bis «zur höchsten Liga» – und wurde extrem adipös. Man sollte meinen, dass spätestens nach ein paar Monaten die Polizei vor der Türe gestanden hätte, die von der Schulbehörde informiert worden war –, aber dies war nicht der Fall. Kein Jugendamt und keine Behörde haben sich in der gesamten Zeit eingeschaltet. Absurderweise erhielt Klaus, als er bereits in der Insula-Klinik aufgenommen war – die Folge einer späten Intervention seiner Mutter – dann doch noch einen Bußgeldbescheid über 350 €.

Klaus ist ein besonders dramatisches Beispiel, aber sicher kein Einzelfall. Es verdeutlicht, dass der Punkt, an dem man Klaus hätte helfen können, verpasst worden ist: bei der Trauerarbeit. Wenn man die Entwicklung zurückverfolgt, werden immer wieder die

Momente sichtbar, in denen das Umfeld hätte tätig werden müssen: die Mutter, die dem Kind bei der Bewältigung seiner Trauer hilft, die Schule, die bei der Mutter nachfragt, weil Klaus sich nicht mehr im Unterricht zeigt und dann falls nötig die Behörde einschaltet, die wiederum das Jugendamt informiert.

Nach so langer Zeit der Schulvermeidung konnte Klaus sich in das Lernen und Mitarbeiten nicht mehr richtig einfinden. Nur durch seine vorhandene Intelligenz und sehr viel Unterstützung und Geduld von allen Therapeuten und dem Klassenlehrer konnte er seinen Hauptschulabschluss in der Insula-Schule am Ende schaffen. Leider findet nicht jeder betroffene Schüler eine solche Unterstützung. Umso wichtiger ist es für Eltern, Lehrer und andere Bezugspersonen, rechtzeitig Handlungsspielräume zu erkennen und tätig zu werden.

Therapie von schulvermeidendem Verhalten im Adipositas-Zentrum Insula

Patienten, die monatelang die Schule nicht besucht haben, brauchen in der Adipositas-Therapie oft eine behutsame und schrittweise Heranführung an den Unterricht. Das geschieht über eine sehr intensive psychologische Betreuung. Die radikale Strukturierung des Tagesablaufs und die Integration in die therapeutische Gruppe, wie die Patienten es hier in der Klinik erfahren, sind zusätzlich hilfreich. Nur so können Unterricht und Bildung wieder in das Leben der jungen Menschen eingebunden werden. Das gilt besonders, wenn Mediensucht mit der Schulvermeidung einhergeht.

Das Ärzte- und Therapeuten-Team der Insula befasst sich in den letzten 20 Jahren bereits intensiv mit dem Thema Schulvermeidung. Ein besonderes Augenmerk liegt dabei auf den ursächlichen körperlichen Beschwerden: Interessanterweise werden diese bei Schulangst und Schulverweigerung besonders häufig am Wochenanfang, aber kaum am Wochenende und in den Ferien beobachtet. Diese psychosomatischen Probleme werden im Adipositas-Zentrum sehr ernst genommen und als Ausdruck einer Notlage gedeutet, die einer multiprofessionellen Therapie bedürfen, also einer ganzheitlichen Behandlung. Dazu gehört auch die behutsame Wiedereingliederung in einen schulischen Alltag. Durch die angegliederte Insula-Schule können Patienten mit wenigen Stunden pro Tag, in kleinen Gruppen, mit Stärkung in der Therapie, in den ärztlichen Gesprächen und in den multiprofessionellen Kontakten wieder Schritt für Schritt ins Schulleben und ins das Leben überhaupt zurückfinden.

Die Insula-Schule

Finanziert durch die Regierung Oberbayern und verwaltet durch das Christliche Jugenddorfwerk Buchenhöhe (CJD), wurde 2009 am Adipositas-Zentrum Insula eine eigene Schulklasse mit Lehrkräften des mobilen sonderpädagogischen Diensts (MSD) eingerichtet. Sie bietet den jugendlichen Patienten eine späte Chance, den bisher verpassten Hauptschulabschluss nachzuholen. Erstaunlich viele zuvor schulverweigernde Kinder und Jugendliche akzeptieren die Insula-Schulklasse und erwerben begleitend zur Adipositas-Therapie ihren Abschluss. Damit profitieren sie doppelt von ihrer Zeit in Bischofswiesen und erreichen weit mehr als das, wozu sie angetreten sind – nämlich Pfunde zu verlieren.

Dass diese Integration gelingt, ist sicherlich den außergewöhnlichen Rahmenbedingungen geschuldet, mit denen die Insula-Schule antritt. Die Schüler und Schülerinnen haben nur an drei Tagen in der Woche Schule. An diesen drei Tagen findet maximal 3,5 Stunden effektiver Unterricht statt. Der Lehrer steht einer Klasse von nur zehn, maximal zwölf Schülern gegenüber und kann so besonders gut auf die Schulvermeider eingehen. Die Stärkung der Schulmotivation durch die Peergroup ist in der Insula-Schule sicherlich ein weiteres wichtiges Element. Die Schüler kennen sich gut, sie haben tagtäglich auch außerhalb des Unterrichts miteinander zu tun, weil sie alle Patienten des Adipositas-Zentrums sind. Es gibt Freundschaften unter den Klassenkameraden, und man motiviert sich gegenseitig. Außerdem ist ideal, dass die medizinische Abteilung des Adipositas-Zentrums nur zehn Meter vom Klassenraum entfernt ist. Die Nähe zwischen diesen beiden Orten lässt in der Regel nicht zu, dass Patienten nach der Gesundschreibung auf dem Weg zum Klassenzimmer verlorengehen, vielmehr können sie, falls nötig, sogar dorthin begleitet werden.

Einige der Schüler schaffen sogar den Schritt von der Insula-

Schule auf eine öffentliche Schule. Unsere ehemalige Patientin Elena zum Beispiel wechselte auf das hiesige Gymnasium und erzielte dort plötzlich viel bessere Ergebnisse als in ihrer Stammschule in Berlin. Dort hatte sie damals 1,5 Jahre die Schule verweigert: «Mit 12 Jahren konnte ich sie nicht mehr in die Schule tragen. Ich war machtlos», sagte die Mutter damals. Als Grund für ihre Verweigerung gab das Mädchen an, dass es in ihrer Schule zu unruhig und laut gewesen sei, um mitzuarbeiten. Sie brauchte ein System, wie es die Insula-Schule oder andere Spezialschulen, z. B. bei CJD-Einrichtungen, bieten, um sich wieder nach und nach an die Schule zu gewöhnen.

Schulvermeidendes Verhalten – ein Fazit

Gehen Kinder nicht oder nicht mehr regelmäßig in die Schule, kann das, wie wir gesehen haben verschiedene Ausprägungsformen annehmen und unterschiedliche Ursachen haben. Auf jeden Fall muss die Schulvermeidung als psychiatrische Störung ernst genommen und entsprechend behandelt werden. Im Adipositas-Zentrum Insula ist schulvermeidendes Verhalten deswegen in den Fokus gerückt, weil es bei unseren Patienten oft mit Medienabhängigkeit und Adipositas einhergeht, also ein Teil des ISO-Syndroms ist.

Wie wichtig es ist, schulvermeidendem Verhalten in jedem Fall ein frühes, gezieltes und abgestimmtes pädagogisches Handeln entgegenzusetzen, um eine Verfestigung zu vermeiden, sollte deutlich geworden sein. Schüler, die sich dem Schulsystem lange entzogen haben, haben große Schwierigkeiten, wieder hineinzufinden und den Anschluss zu bekommen, und sind damit im schlimmsten Fall ein Leben lang von fast allen beruflichen Chancen abgeschnitten.

Wenn man die Zusammenhänge des ISO-Syndroms im Blick hat, besteht auch bei stark gefährdeten Jugendlichen die Chance, die hohe Belastung und die schweren Langzeitfolgen der Schulvermeidung im Vorhinein zu verhindern. Dazu können alle Bezugspersonen mit Aufmerksamkeit sowie viel Geduld und Zeit beitragen. Eltern, die ihr Kind in der Entwicklung eigener Interessen unterstützen, es motivieren, Freundschaften zu pflegen, und stetig am Erhalt eines stabilen Familiensystem arbeiten, bieten den besten Schutz gegen Schulvermeidung.

Kinder und Jugendliche, die nicht mehr zur Schule gehen und entsprechende psychosomatische Beschwerden zeigen, brauchen

Bezugspersonen, die der Ursache auf den Grund gehen wollen. Bei übergewichtigen Kindern und Jugendlichen ist Mobbing und Hänselei oft der Auslöser für die Schulvermeidung, und entsprechend brauchen sie Schutz und Unterstützung.

O steht für Obesitas

S eit ca. 60 Jahren wird extreme Schlankheit in unserer Gesellschaft zur attraktiven Norm erhoben. In einer Zeit der scheinbar makellosen Photoshop-Models wird jede Abweichung vom Ideal wahrgenommen: Jeder, der dicker ist, fällt auf. Gleichzeitig herrschen viele Vorurteile bezüglich der Gründe von Übergewicht. Nicht selten werden dicken Menschen in unserem Kulturkreis Willensschwäche, Maßlosigkeit oder schlichtweg Faulheit unterstellt. So leiden die Betroffenen zweifach: unter ihrem Körpergewicht und unter dem Vorwurf, selbst daran schuld zu sein.

Dass der Anspruch dünn und durchtrainiert zu sein, fit und agil, egal welchen Alters, konträr zu dem steht, wie sich die Ernährungs- und Bewegungsgewohnheiten in unserer industrialisierten Gesellschaft entwickelt haben, zeigt, wie hart dieser Vorwurf ist – und wie falsch. Immer mehr Menschen sind übergewichtig: 2014 waren weltweit 1,9 Milliarden Menschen **übergewichtig** (BMI über $25\,kg/m^2$), und ca. 600 Millionen Menschen waren **stark überge-**

wichtig, bzw. adipös (BMI über 30 kg/m²).[100] In Deutschland sind laut des 13. Ernährungsberichts der Deutschen Gesellschaft für Ernährung[101] 59 % der Männer und 37 % der Frauen in der Altersklasse der Berufstätigen übergewichtig. Der Anteil übergewichtiger Kinder liegt derzeit je nach Bundesland zwischen 8,2 % und 12 %, darunter waren zwischen 2,8 % und 5,3 % adipös, also krankhaft übergewichtig.

Welche Ursachen gibt es für krankhaftes Übergewicht?

Übergewicht ist ein Wohlstandsproblem, das aber *nicht* einfach damit zu erklären ist, dass manche es «eben einfach nicht hinkriegen». Denn die Problematik steht in einem viel größeren gesamtgesellschaftlichen Zusammenhang. Sie entsteht durch industriell hergestellte Lebensmittel, die oft dick machen, durch den verlorenen Bezug zu natürlichem und selbstgemachtem Essen, durch Bewegungsmangel, steigenden Medienkonsum und durch den Rückgang gemeinschaftlicher sportlicher Aktivitäten. – Kombiniert mit dem Aufrechterhalten des Schlankheitsideals, kann dieses Spannungsfeld krank und unglücklich machen.

Die Thematik ist hochkomplex. Doch leider wird Übergewicht in der Bevölkerung häufig «nur» als körperliche Erkrankung und nicht als seelisches Leiden angesehen. Dabei ist unumstritten, dass die meisten Betroffenen massive psychische Probleme haben. Und gerade, wenn wir von krankhaftem Übergewicht sprechen, womit wir es bei Adipositas zu tun haben, sollte man sich nicht mit der einfachen Erklärung zufriedengeben, dass jemand zu dick ist, weil er zu viel gegessen hat. Wir würden Alkoholismus auch nicht allein durch übermäßigen Alkoholkonsum erklären. Sicher, Adipöse sind adipös geworden, weil sie zu viel und ungesund gegessen und getrunken haben. Aber warum sie das tun, ist damit noch nicht beantwortet. Das hat in fast allen Fällen weit- und tiefgreifendere Gründe.

Die Nahrungsaufnahme als existenzielles Bedürfnis für den Menschen ist immer mit Sinnlichkeit, Genuss und Wohlgefühl verbunden. Schon immer gehört das gemeinsame Essen zum Ritual des Zusammenlebens. Bei der Adipositas zeichnet sich jedoch die ungesunde Entwicklung ab, dass die Nahrungsaufnahme zur Ersatzbefriedigung wird. So wird Essen häufig als Strategie eingesetzt, um negative Gefühle zu überdecken und Probleme zu verdrängen. Sie dient als Mittel zum Frustabbau. Der Betroffene isst, um dem Körper etwas «Gutes» zu tun und sich dadurch «besser» zu fühlen. Übermäßiges Essen unterstützt dabei einerseits die Abwehr von Unlustempfindungen und andererseits die Verdrängung von Ängsten und Depressionen. Adipositas kann beispielsweise durch Verlusterlebnisse wie die Trennung vom Elternhaus, Scheidung der Eltern oder den Tod einer Bezugsperson ausgelöst werden. Auch andauernde Belastungssituationen, Einsamkeit, «Sich-ungeliebt-Fühlen» und Langeweile können dazu führen, dass das Essen als Ausgleich herhalten muss, aber gleichzeitig die ursächlichen Probleme in einem Teufelskreis verstärkt.

In der Arbeit mit unseren Patienten in der Insula-Klinik sind wir immer wieder aufs Neue mit dem dramatischen Verlauf der Lebensgeschichten konfrontiert, wo Essen zum Ersatz für die Befriedigung menschlicher Grundbedürfnisse wie Liebe, Zuwendung, Körperkontakt, Gemeinschaft und Freundschaft wird. Je größer das empfundene Defizit durch familiäre Faktoren, durch Internetsucht, durch Isolation wird, desto schwerwiegender zeigt sich das Problem im Wortsinn im Gewicht der betroffenen Person. Die oft drastische Entwicklung, dass Übergewicht und vor allem krankhaftes Übergewicht häufig zu sozialer Ausgrenzung, Mobbing und Vorurteilen führen, verstärkt die Probleme der Betroffenen noch zusätzlich.

Bei schwerwiegenden Traumata wie sexuellem Missbrauch kann die Adipositas die Funktion eines regelrechten Schutzpanzers gegen den Täter übernehmen – es ist nur allzu verständlich, dass dieser Schutzpanzer nicht so leicht «abgelegt» werden kann.

Aus dieser Perspektive verwundert es auch nicht, dass eine Adipositas, die allein durch Diäten behandelt wird, nur in den seltensten Fällen nachhaltigen Heilerfolg zeigt und die Rückfallquoten hoch sind.

Adipositas kann auch durch Binge-Eating oder Bulimie ausgelöst werden, zwei Essstörungen, die als psychische Störung gelten.[102] Binge-Eating bezeichnet ein Essverhalten, bei dem große Mengen meist auch sehr schnell gegessen werden. Bulimie wird oft nur mit Magersucht in Verbindung gebracht. Tatsächlich aber gibt es die Essbrechsucht sowohl bei Magersucht als auch bei Adipositas, sie hat nur ganz unterschiedliche Funktionen. Während bei bulimischen Magersüchtigen schon bald nach kleinen Mahlzeiten erbrochen wird, um den Magen «wieder zu leeren» und dadurch zu wenige Kalorien aufgenommen werden können, kommt es bei bulimischen Binge-Eatern zum sogenannten Überlauferbrechen. Dabei wird so lange weitergegessen, bis der Brechreiz einsetzt. Das meiste Gegessene bleibt jedoch im Magen und reicht für die Entwicklung der Adipositas aus.

Im Folgenden soll geklärt werden, wie Adipositas entsteht und welche Stufen der Adipositas es gibt. Dazu wurden weltweit bereits zahlreiche Studien durchgeführt und viele Lehrbücher geschrieben. Zugrunde gelegt wird dabei immer der Body Mass Index (BMI), der einen einheitlichen Messwert darstellt, um Übergewicht und Adipositas zu definieren. Er berechnet sich aus Körpergewicht in Kilogramm dividiert durch Körpergröße in Metern hoch zwei. Somit lautet die Formel Gewicht in $kg / (Größe\ in\ m)^2$. Sie hat aber nichts mit der Körperoberfläche zu tun, wie viele Laien bei m^2 vermuten, sondern stellt einen Näherungswert für das Körperhöhenwachstum des Menschen dar. Für Erwachsene liegt der Normalwert bei $19–25\ kg/m^2$. Bis BMI 30 spricht man von Übergewicht und in den Stufen bis BMI 35, 40 und darüber von Adipositas bzw. Obesitas, von krankhaftem Übergewicht Grad I bis III.

Ob bei Kindern und Jugendlichen ein Übergewicht besteht, zeigt der Wert an, der mit dem «BMI Percentil» angegeben wird:

- BMI-Percentil: < 10   Untergewicht

- BMI-Percentil: 10–90   Normalgewicht

- BMI-Percentil: > 90–97   Übergewicht

- BMI-Percentil: > 97–99,5   Adipositas

- BMI-Percentil: > 99,5   Extreme Adipositas

Ein Beispiel: Befindet sich ein 16-jähriger Junge auf dem 99,5 BMI-Perzentil, dann gehört er mit seinem BMI zu den übergewichtigsten 0,5 % der deutschen 16-jährigen Jungen (weitere Erklärung und Graphik für Jungs und Mädchen auf www.a-g-a.de).

Die Gewichtsklassifikation bei Erwachsenen anhand des BMI ist wie folgt:

- BMI < 19   Untergewicht

- BMI 19–24,9   Normalgewicht

- BMI 25–29,9 kg/m²   Übergewicht

- BMI 30–34,9 kg/m²   Adipositas Grad I

- BMI 35–39,9 kg/m²   Adipositas Grad II

- BMI ≥ 40 kg/m²   Adipositas Grad III

Dabei sollte beachtet werden: Besonders sportliche Menschen haben eine erhöhte Muskelmasse, die auf der Waage entsprechend zu Buche schlägt. So können Sportler, besonders Menschen, die Krafttraining betreiben, einen erhöhten BMI-Wert haben, ohne dass sie übergewichtig sind.

Will man der Entwicklung der Adipositas auf den Grund gehen, betrachtet man am besten die Gewichtsentwicklung der Person bis zurück in die Säuglingszeit. Stellt man dabei fest, dass die Person bereits von frühester Kindheit an übergewichtet war, kann das ein Hinweis auf eine genetisch bedingte Form der Adipositas sein, wie z. B. die Leptin-Mutation, die Leptin-Rezeptormutation oder die Melanokortin4-Rezeptormutation. Diese Mutationen verursachen, dass die Betroffenen kein Sättigungsgefühl empfinden und einfach immer weiteressen. Gerade im Bereich der extremen Adipositas sind solche Mutationen häufiger zu finden. Liegen sie vor, können sie allerdings teilweise gezielt medikamentös behandelt werden. Grundsätzlich ist das Auftreten von Mutationen aber selten, und andere Auslöser für Adipositas sind weit häufiger.

Genauso wichtig, wie sich ein Bild vom Ess- und Trinkverhalten zu machen, ist es, sich das Sport- und Freizeitverhalten der Betroffenen näher anzuschauen. In der Insula erfragen wir allerdings nicht nur Art und Häufigkeit der Bewegung des Patienten, sondern thematisieren auch das Freizeitverhalten der gesamten Familie: Halten die Eltern sich statt auf dem Sportplatz bevorzugt auf dem Sofa zu Hause auf, ist es nicht überraschend, wenn auch die Kinder Bewegung meiden. Oft bekommt man dann durchaus traurige Aussichten auf den möglichen Langzeiterfolg der Therapie.

Insgesamt zeigt sich bezüglich der Vorgeschichte der extrem adipösen Jugendlichen und jungen Erwachsenen ein Spektrum zwischen zwei Extremen. **Zum einen kann es sein, dass es am Ernährungsverhalten nicht viel zu kritisieren gibt, aber das Bewegungsverhalten sehr zu wünschen übriglässt. Dies ist vor allem dann der Fall, wenn sich die Betroffenen durch unkontrollierten und dauernden Medienkonsum im Grunde gar nicht mehr bewegen und somit nur wenige Kalorien verbrauchen.** Energieaufnahme und Energieverbrauch stehen dann in keinem gesunden Verhältnis mehr.

Auf der anderen Seite des Spektrums gibt es **Betroffene, die durchaus Sport getrieben haben und sogar Mitglied im Sportverein waren, aber durch unkontrolliertes Essen und Binge-Eating massiv an Gewicht zunahmen und dann im Verlauf immer mehr auf sportliche Aktivitäten verzichteten.** In solchen Fällen muss dann oft die Diagnose einer manifesten Essstörung gestellt werden. Dann ist die Langzeitprognose eher ungünstig, und auch die bariatrische Chirurgie (Magenverkleinerungsoperation) will gut überlegt sein. Diese sogenannten bariatrischen Operationen kommen nur bei extremer Adipositas zum Einsatz und verhindern Binge-Eating sehr effizient, da durch die Magenverkleinerung schon bald Übelkeit oder sogar das sogenannte Dumping-Syndrom (Schwindel, Unterzucker, Kollaps) entstehen. Somit ist es dem Patienten körperlich gesehen kaum noch möglich, bis zum Erbrechen zu essen, wenn der Magen nicht durch Binge-Eating erneut langsam ausgedehnt wird.

Da das Binge-Eating allerdings vorher meist eine psychische Funktion hatte (wie z.B. Belohnung, Trost), ist der Patient mit einem operativen Eingriff alleine in vielen Fällen noch nicht erfolgreich behandelt, selbst, wenn er an Gewicht verliert: Eine Untersuchung des Sunnybrook Research Institute in Toronto zeigte, dass die Selbstmordrate bei operierten Patienten vierfach höher lag als bei den nicht operierten Patienten.[103] Sehr häufig gab es in diesen Fällen psychiatrische Vorerkrankungen, die mit der Operation selbstverständlich nicht geheilt werden konnten. **Nur wenn Ärzte und Therapeuten den Ursachen der Adipositas auf den Grund gehen, ist es möglich, den Betroffenen langfristig und ganzheitlich zu helfen.**

Welche Erkrankungen können mit Adipositas einhergehen?

Die extreme Adipositas stellt eine Herausforderung für viele Bereiche der Medizin dar. Nicht nur Internist und Orthopäde sind gefragt, sondern auch Lungenfacharzt, Gynäkologe, Endokrinologe und Psychiater müssen einbezogen werden. Fast immer besteht in den hohen BMI-Klassen eine entzündliche Fettleber (Steatohepatitis, englisch: Non Alcoholic Steato Hepatitis = NASH): Durch Fetteinlagerung in Leberzellen werden diese in ihrer eigentlichen Funktion behindert. Ebenso häufig kommt es zu einem Anstieg der Harnsäure mit Harnsäure-Kristallbildung in den Gelenken. Das führt zu Gelenkentzündungen und somit zu Gicht.

Fast die Hälfte aller Adipositas-Patienten der Insula leidet unter Bluthochdruck. Salzärmeres Essen und erste Gewichtsreduktion während der stationären Therapie schaffen allerdings schnelle Abhilfe. Haben die Patienten sechs Monaten Langzeittherapie hinter sich und erfolgreich Gewicht reduziert, müssen nur noch 2 bis 3 % von ihnen Medikamente gegen Bluthochdruck nehmen.

Extreme Adipositas stellt außerdem ein hohes Risiko für Altersdiabetes dar: Der Körper kann den erhöhten Blutzuckerspiegel nicht mehr durch die Produktion von eigenem Insulin regulieren, und die Betroffenen müssen letztlich Insulin spritzen. Fast alle Insula-Patienten haben bei Therapiestart neben erhöhten Blutfetten bereits einen erhöhten Blut-Insulinspiegel – der erste Hinweis auf Altersdiabetes: Der Körper versucht, durch vermehrte Insulinproduktion des erhöhten Blutzuckers Herr zu werden, was zuletzt die Bauchspeicheldrüse überfordert – wodurch die Blutzuckerwerte noch mehr ansteigen. Trat ernährungsbedingter Diabetes früher hauptsächlich bei älteren Menschen auf, weshalb man den Begriff Altersdiabetes verwendete, haben ihn inzwischen auch vermehrt Jugendliche. Man spricht daher grundsätzlich nur noch vom Diabetes Typ II, um diesen Widerspruch zu vermeiden.

Die Gewichtszunahme und der Bewegungsmangel bleiben nicht ohne Folgen für Knochen und Gelenke: Gelenkverschleiß, Wirbelsäulenfehlstellungen und die Entwicklung eines Knick-Senk-Spreizfußes sind leider an der Tagesordnung. Die dadurch entstehenden Bewegungsschmerzen sorgen dafür, dass die Betroffenen sich noch weniger bewegen – so entsteht ein weiterer Teufelskreis, der eine weitere Gewichtszunahme verursacht.

Stark übergewichtig zu sein beeinflusst nachvollziehbarerweise die Psyche der Betroffenen: Häufig entwickeln sie Depressionen und ziehen sich aus dem Sozialleben zurück. Nicht selten kommt es zu einem regelrechten Hass auf den eigenen Körper, der häufiger bei Frauen als bei Männern selbstverletzendes Verhalten begünstigen kann. Sich von diesen Gefühlen und dem schädigenden Verhalten durch intensiven Medienkonsum und unkontrolliertes Computerspielen ablenken zu können, wird von den Betroffenen teilweise wie eine Therapie empfunden, verzögert jedoch oft nur den Beginn der notwendigen Psychotherapie.

Bei Frauen entstehen mit der Gewichtszunahme auch häufig gynäkologische Probleme. Der hohe Insulinspiegel führt bei einem Teil von ihnen zu Zysten am Eierstock; manche produzieren vermehrt männliche Geschlechtshormone. In der Folge bleibt die Menstruation aus, und die Betroffenen entwickeln männliche Behaarung (Hirsutismus). Man spricht dann vom polyzystischen Ovarien Syndrom (PCOS), das durch Gewichtsreduktion und die Absenkung des Insulinspiegels heilbar ist.

Darüber hinaus sind auch die Lungenärzte und Hals-Nasen-Ohrenärzte durch die Adipositas gefordert. Durch die Zunahme von Fettgewebe verengen sich – häufiger bei Männern als bei Frauen – die Atemwege im Bereich des weichen Gaumens: Die Betroffenen schnarchen. Bei zunehmendem Gewicht kann es während des Schlafs auch zum Verschluss der Atemwege kommen. Die Atmung beginnt dann erst wieder, wenn Stresshormone den Patienten aus dem Tiefschlaf reißen und sich die Atemwege durch steigende Muskelspannung wieder öffnen. Man spricht dann vom Schlaf-Apnoe-Syndrom (Apnoe, griechisch: keine Atmung). Es kann durch eine nächtliche Beatmungstherapie behandelt werden: Über eine Atemmaske wird während des Schlafs höherer Druck auf die Atemwege ausgeübt und verhindert so deren Kollaps. Extreme Adipositas erfordert allerdings einen hohen Druck, der von den Patienten zum Teil nicht mehr toleriert wird. Speziell bei jungen Menschen kann diese Erkrankung aber durch rechtzeitige und nachhaltige Gewichtsreduktion geheilt werden.[104] Bleibt das Schlaf-Apnoe-Syndrom unbehandelt, sind Konzentrationsstörungen und Bluthochdruck die Folge, weil der dringend notwendige Tiefschlaf durch die Atemstillstände verhindert bzw. unterbrochen wird. In diesen Fällen muss die Beatmungstherapie oft ein Leben lang fortgesetzt werden, auch wenn das Gewicht wieder reduziert wurde.

Umso wichtiger ist es, rechtzeitig bei der Entwicklung von Adipositas einzuschreiten und entsprechende Diagnostik und Therapie zu ermöglichen: Dann können sich die beschriebenen Symptome noch zurückentwickeln und langfristige Schäden verhindert werden – und außer den sogenannten Schwangerschaftsstreifen durch die übermäßige Hautdehnung und der Hautfaltenbildung wird nicht viel zurückbleiben.

Wie kann man Übergewicht verhindern?

Wir haben es bereits ausgeführt: Kinder imitieren in vielen Fällen das, was Eltern ihnen vorleben. Ernähren sich die Eltern gesund, treiben ganz selbstverständlich Sport, gehen regelmäßig spazieren und ermuntern ihre Kinder ebenfalls dazu, etabliert sich dieses Verhalten auch eher bei den Kindern. Wer schon in jungen Jahren viel im Freien gespielt hat, Aktivitäten mit der Familie und Nahestehenden kennenlernte, bei regelmäßigen Sportaktivitäten in einem Verein Freude an der Bewegung in der Gemeinschaft erlebte, für den gehört Aktivität und Bewegung zu einem befriedigenden Leben. Die Gefahr ist dann weitaus geringer, sich in einem virtuellen, bewegungsarmen Leben zu verlieren.

Wie beim Medienkonsum und bei der Bewegung spielt das Verhalten der Eltern auch in Sachen Essen eine große Rolle. Der Zeitpunkt ist dabei nicht unwichtig: Am besten, Kinder lernen von klein auf, sich gesund zu ernähren und sich zu bewegen. Denn dann wird dieses Verhalten zur Routine und kann oftmals selbst in der Pubertät beibehalten werden, in der ansonsten fast alles auf den Kopf und in Frage gestellt ist.

Sind Kinder es im Gegensatz dazu schon früh gewohnt, ihren Hunger mit einem Griff ins Süßigkeitenfach zu stillen, wird es schwierig, ihnen später anderes zu vermitteln. Es geht dabei nicht darum, Süßigkeiten zu verbieten, sondern im Blick zu haben, wie viel konsumiert wird, und einen bewussten Umgang zu lernen.

Was ein Kind im Kühlschrank vorfindet, liegt in der Verantwortung der Eltern. Genauso, was gekocht wird. Nicht selten haben wir Patienten, die nur ganz selektiv essen, weil es zu Hause halt nur

Nudeln und Fleisch gab: «Das Kind isst ja kein Gemüse.» Was es nicht mag, wird also auch nicht gekocht. Wer aber nie etwas Neues probiert, wird seinen Geschmack auch nicht erweitern. Eltern können es ihren Kindern durchaus zumuten, abwechslungsreiches Essen zu servieren, und dazu gehören auch Obst und Gemüse als gesunde Zwischenmahlzeiten.

Ob sie es wollen oder nicht: Eltern sind auch Vorbilder bei der Entscheidung, wann und wie Essen zu sich genommen wird. Gemeinsames Essen ist in allen Kulturen zu allen Zeiten gelebt worden. Schon unsere Vorfahren saßen zusammen um das Lagerfeuer und teilten sich Büffel und Beeren. Heute gibt es alles «to go» – ob Fast Food oder Edelsnack. «Wir essen auf der Straße, im Auto, vor dem Bildschirm, mit Smartphone – oft alleine», sagt Professor Dr. Thomas Ellrott, Leiter des Instituts für Ernährungspsychologie an der Universitätsmedizin Göttingen.[105] Dabei sind gemeinsame Mahlzeiten gesünder. Sie ersetzen das ständige Zwischendurch-Essen, das am Ende eine höhere Gesamtkalorienaufnahme bedeutet, und sind damit ein wichtiger Baustein zur Vorbeugung von Übergewicht.

Sicherlich ist es schwieriger geworden, die Familie gemeinsam an einen Tisch zu bekommen – diese Zeit erfüllt jedoch als «soziales Lagerfeuer»[106] ganz wesentliche gesellschaftliche Funktionen. Gespräche, die notwendig sind, um als Familie im Austausch zu bleiben, können bei schulpflichtigen Kindern und arbeitenden Eltern oft nur noch bei einem gemeinsamen Essen – selbstverständlich ohne Handy und Fernseher – stattfinden. Viele andere Gelegenheiten am Tag finden sich oft nicht mehr. Dieser Austausch ist als Prävention also ganz elementar, damit Kinder mitteilen können, was sie beschäftigt. Gemeinschaft bietet ein Gefühl von Geborgenheit. Kinder, die sich am «sozialen Lagerfeuer» wärmen dürfen und wissen, wohin sie kommen können, wenn sie Unterstützung brauchen, müssen Essen nicht als Ersatzbefriedigung wahrnehmen.

Außerdem vermitteln gemeinsame Mahlzeiten ein gesundes Verhältnis zum Essen, denn Maß und Rahmen sind vorgegeben.

Lebensmittel sollten dabei niemals als Erziehungswerkzeug dienen. Dass das Wetter nur schön wird, wenn der Teller am Ende der Mahlzeit leer ist (übrigens eine missverstandene Formulierung aus dem Plattdeutschen), und Traurigkeit oder Schmerz ganz schnell mit einem Bonbon weggelutscht werden kann, festigt einen Zusammenhang zwischen Essen und Emotionen, der auch im Pubertäts- und Erwachsenenalter noch hergestellt wird.

Essen sollte stattdessen immer positiv wahrgenommen werden. Dazu müssen Eltern der Versuchung widerstehen, Nahrung als Ausgleich emotionaler Not anzubieten oder als Mittel, um Hinwendung und aktive Kommunikation zu ersetzen oder gar Konflikte zu vermeiden: «Jetzt essen wir erst mal was Schönes, statt zu streiten.» Und genauso wenig sollte eine Assoziation mit Angst erzeugt werden, indem Bezugspersonen mit Strafen drohen, wenn nicht «brav aufgegessen wird».

Findet das Essen im Gegensatz dazu von Anfang an unabhängig von den genannten Themen in einer offenen und liebevollen Atmosphäre statt, kann es für das Kind ein ganz selbstverständlicher Teil des Alltags und eine stärkende Erfahrung sein.

Welche Möglichkeiten gibt es einzugreifen?

Alles, was zur Vorbeugung von Übergewicht sinnvoll ist, ist auch sinnvoll, wenn bereits Obesitas besteht. Kommen Kinder und Jugendliche nach einer Langzeittherapie nach Hause, sind die oben beschriebenen Herangehensweisen in jedem Fall hilfreich, um die neuen Gewohnheiten aus der Therapie im Alltag zu Hause beibehalten zu können. Eltern, die mitmachen bei der Bewegung und einen gemäßigten Medienkonsum und ein gesundes Essverhalten vorleben, sind ausschlaggebend für den Langzeiterfolg einer Therapie. Im Gespräch mit seinem Kind zu bleiben, und wenn nötig therapeutische Begleitung zu organisieren, damit Essen nicht so schnell wieder zur Ersatzhandlung wird, ist außerdem eine große Unterstützung.

Wirklich schwierig wird es, wenn der Betroffene keinen Handlungsspielraum mehr zulässt. Der unserer Erfahrung nach häufigste, aber auch schwierigste Fall ist die alleinerziehende Mutter mit einem computerspielabhängigen Sohn, der im Prinzip sein Zimmer nicht mehr verlassen und sich auch keiner ambulanten oder stationären Therapie unterziehen möchte. Diese Mutter braucht viel Geduld und eine hohe Frustrationstoleranz und wird dafür auch nicht unbedingt belohnt. Doch Bindung und Verstehen können ein Weg sein. Indem die Mutter versucht, einen Zugang zu dem virtuellen Leben des Sohnes zu bekommen, kann sie manchmal wieder Zugang zu ihrem Kind finden – ähnlich wie die Therapeuten im Modul «Zeig uns deine Welt» im Adipositas-Zentrum.

Wenn der Jugendliche dann wieder Vertrauen zu seiner Bezugsperson aufgebaut hat, ist es sinnvoll, kleine Arbeiten im Haushalt an das «Kind» zu delegieren, um es wieder ins reale Leben zurückzuholen und zu integrieren. Nicht selten kommt es in diesem Zusammenhang zu einem «Deal», der die Interessen der Eltern und die des Kindes gleichermaßen berücksichtigt und der durchaus akzeptabel sein kann: Beispielsweise kann das WLAN in der Wohnung erst dann für zwei Stunden freigeschaltet werden, wenn sich der Jugendliche vorher in irgendeiner Form sportlich betätigt hat. Dabei sollten Eltern die heutigen technischen Möglichkeiten nicht unterschätzen. Im typischen Fall wird eine medienabhängige Tochter in 2 Stunden Medienzeit zahlreiche Folgen ihrer heißgeliebten (Endlos-)Serie herunterladen und bei einem Highspeed-Zugang ein Mehrfaches an Filmlaufzeit gewinnen. Das Datenvolumen muss also begrenzt werden, wenn die Maßnahme greifen soll.

Im Adipositas-Zentrum Insula haben in fast dreißig Jahren noch nie alle Patienten eine hundertprozentige Teilnahme an der Sporttherapie gezeigt – außer bei der testweisen Einführung von zusätzlichen Highspeed-WLAN-Zugangszeiten nach freiwilligen Bewegungseinheiten. Dies war für das therapeutische Team der Insula eine große Überraschung – und ein Lichtblick für die familiären Verhandlungen zu Hause. Idealerweise würde ein solches Abkommen für alle Familienmitglieder gelten, vor allem, wenn Übergewicht ein «familienübergreifendes» Thema ist.

In den Jahren 2010 bis 2019 ist die Nachfrage nach stationären Adipositas-Rehas für Jugendliche bei Krankenkassen und Rentenversicherung stark zurückgegangen, wenngleich die Anzahl der Übergewichtigen auch in dieser Altersklasse gestiegen ist. Tatsächlich können wir uns das nur mit der immer besseren Entwicklung des Internets und seinen unbegrenzten Möglichkeiten der Unterhaltung erklären. Ganz offensichtlich hat der Leidensdruck abgenommen, etwas an seinem Übergewicht zu ändern: Vor 15 Jahren saß man mit Übergewicht in seinem Zimmer: ohne etwas zu tun zu haben, ohne vergleichbare Sozialkontakte. Heute gibt es im Netz tolle Ablenkung und dank Flatrate ununterbrochene Unterhaltung. Dadurch sind der Leidensdruck und die Motivation geringer, etwas zu ändern.

Den Krankenkassen ist an dieser Stelle kein Vorwurf zu machen: Der Zugang zur Reha ist in mehreren Bereichen, bis hin zur Planung von Reha auf Rezept, vereinfacht worden, um die Hemmschwelle noch weiter zu vermindern und dem Trend zu begegnen.

Tatsache ist, dass gerade in der Anfangsphase des ISO-Syndroms oft nur eine geringe Bereitschaft bei den Betroffenen besteht, eine stationäre Therapie zu machen. Sie können sich leicht ausrechnen, dass sie in der Klinik – anders als zu Hause – nicht 10 oder sogar 20 Stunden online sein können, dort, wo ihr jetziges Leben stattfindet. Die Eltern bieten sich oft nicht als besseres Vorbild an oder freuen sich sogar, dass das Kind zu Hause ist und nicht etwa in Drogenkreisen verkehrt.

Für viele betroffene junge Menschen kommt der Wendepunkt erst nach 2 bis 3 Jahren, wenn sie wahrnehmen, dass sie kaum noch zurück in das reale Leben können, weil sie jeglichen Bezug dazu verloren haben. Wenn Jugendliche nicht mehr zur Schule gehen, Freundschaften sterben lassen, Aktivitäten einstellen und sich selbst vor der Familie ins Zimmer zurückziehen, folgen nicht selten Depression und Selbstmordgedanken und schließlich die psychiatrische Einweisung oder der späte Weg in eine Adipositas-Reha-Maßnahme.

Welche medizinischen Behandlungsoptionen gibt es?

Dass eine Adipositas-Therapie auf lange Sicht nur Erfolg bringt, wenn sie mit einer psychotherapeutischen Begleitung einhergeht, haben wir deutlich gemacht. Nur wenn man das Problem, das dem Essverhalten des Patienten zugrunde liegt, kennt, kann man gemeinsam eine alternative Lösung zum übermäßigen Essen finden. Für die überwiegende Mehrzahl der ambulanten und stationären Adipositas-Therapien bleiben dennoch die sogenannten konservativen Ansatzpunkte Ernährungstherapie und Sporttherapie wesentlich, weil Ernährung und Bewegung die zentralen Themen bei Entstehung und Therapie des extremen Übergewichts sind.

Da es aber mittlerweile vielfache Möglichkeiten gibt, durch operative und nichtoperative Eingriffe das Essverhalten zu kontrollieren und zu steuern, beschreiben wir auch diese verschiedenen Therapieformen im Überblick.

Magenverkleinerung

In Deutschland wird die sogenannte bariatrische Adipositas-Therapie, die chirurgische Magenverkleinerung, vor allem für Erwachsene angeboten. In einer großangelegten schwedischen Studie wurde der Langzeiterfolg nach 5, 10, 15 und 20 Jahren gemessen. Dabei konnten mit durchschnittlichen Gewichtsänderungen von −23 %, −17 %, −16 % und −18 % im Vergleich zum Ausgangsgewicht signifikante Gewichtsverluste bei den Patienten nachgewiesen werden. Im Gegensatz dazu konnte bei den Studienteilnehmern der Kontrollgruppe, die sich einer konservativen Therapie unterzogen haben, durchschnittlich 0 %, 1 %, –1 % und –1 % Gewichtsreduktion festgestellt werden.[107]

Der Langzeiterfolg der durchschnittlich 6-monatigen Behandlung der Insula-Patienten zwei Jahre nach Therapiebeginn liegt bei 54 % (Nachbeobachtungsgewicht geringer als Aufnahmegewicht), bzw. bei 20 % (signifikante Gewichtsabnahme um mindestens 11 % bzw. 14 kg oder 0,5 BMI-SDS).[108, 109]

Allerdings sind die Risiken der Magenverkleinerung bei Minderjährigen deutlich höher, da sie nach der Operation die lebenslang notwendige, medikamentöse Nahrungsergänzung mit Calcium und Vitamin-B-Komplex in 80 % der Fälle nicht konsequent einhalten.[110] Zudem kann die Magenverkleinerung nur einen Teil der Therapie darstellen – wie schon erläutert, verbessert sie die psychische Situation des Patienten nur zum Teil. Speziell beim ISO-Syndrom, wenn also Bewegungsmangel durch Medienabhängigkeit der Auslöser der Adipositas ist, muss man sich die Frage stellen, ob es die richtige Maßnahme ist, einen gesunden Magen größtenteils zu entfernen – oder ob hier nicht andere, konservative sowie pädagogische Maßnahmen sinnvoller wären.

Aus dem Blickwinkel der menschlichen Entwicklungsgeschichte ist die Magenverkleinerung allerdings gar nicht abwegig. Zu Zeiten, als noch kein Getreide und keine Kartoffeln angebaut wurden und außer Wildbienenhonig kein Zucker verfügbar war, war die Energiedichte unserer Nahrung deutlich geringer: Der Mensch brauchte ca. drei Kilo Nahrung am Tag. Diesen «Luxusmagen» haben wir leider auch heute noch, und wenn wir ihn mit den heutigen hochkalorischen Nahrungs- und Genussmitteln füllen, ist die Konsequenz offensichtlich. So gesehen ist die Magenverkleinerung ein scheinbar schlüssiges Konzept für unseren heutigen Lebensstil. Doch wenn in Krisenzeiten hochkalorische Nahrungsmittel fehlen oder keine Substitutions-Medikamente zur Verfügung stehen, kann der verkleinerte Magen zu einem Problem werden. In jedem Fall sollten Ärzte und Psychologen die Methode immer genau abwägen.

Endobarrier

Auf der Suche nach Therapiemöglichkeiten der Adipositas wurde u. a. ein nichtchirurgisches Verfahren namens Endobarrier entwickelt. Dabei wird im Rahmen einer Magen- und Dünndarmspiegelung ein kondomartiger Schlauch im Zwölffingerdarm eingesetzt, der u. a. die schnelle Zuckeraufnahme verhindert. Dieses noch experimentelle Verfahren kann neben der Gewichtsabnahme besonders gut die diabetische Entwicklung bei Adipositas verhindern und sogar rückgängig machen.[111]

Bariatrische Embolisation

Eine neue, experimentelle, ebenfalls nichtoperative Therapieform ist die bariatrische Embolisation. Hierbei wird – ähnlich wie beim Herzkatheter – gezielt die arterielle Versorgung beeinflusst, in diesem Fall in einem kleinen Bereich der Magenwand. Allerdings soll hier nicht mehr, sondern weniger Blut fließen, da dieser Teil des Magens das Hungerhormon Ghrelin in das Blut abgibt. Durch eine Sonde werden sogenannte Mikropellets in die Arterien der Magenwand injiziert. Diese mikroskopisch kleinen Plastikkügelchen drosseln die Durchblutung und damit die Produktion des Hungerhormons und vermindern so den Appetit.[112]

Therapie von krankhaftem Übergewicht im Adipositas-Zentrum Insula

Bei den konservativen Therapieformen, die darauf abzielen, das Ernährungs-, Freizeit- und Sportverhalten der Betroffenen zu verändern, sind die therapeutischen Maßnahmen im stationären und ambulanten Bereich der Insula weitgehend an den Therapieleitlinien der Deutschen Adipositas-Gesellschaft (DAG) ausgerichtet.

Ernährungstherapie

Bei der Vielzahl an Diäten ist es heutzutage nicht mehr leicht, den Überblick zu behalten. An unserer Klinik wird primär eine ausgewogene und kalorienbilanzierte Vollwertkost nach den Regeln der Deutschen Gesellschaft für Ernährung (DGE) angeboten, da kein Patient mit Magenknurren zum Sport kommen sollte. Viel wichtiger erscheint es uns, die vielen Zwischenmahlzeiten und das Naschen zu vermeiden, um die Tageskalorien wirklich zu reduzieren.

Um die richtige Ernährung für sich zu finden, sollte man sich zuerst ganz einfache Dinge fragen:

- Wie oft esse ich am Tag?
- Wie groß sind meine Mahlzeiten?
- Was sind die Hauptbestandteile meiner Mahlzeiten?
- Wie oft gibt es Fleisch und Wurst?
- Wie viel trinke ich?

Im Dschungel der Fertigprodukte und Fast-Food-Ketten muss man manchmal schon Experte sein, um überhaupt beurteilen zu können, was überhaupt in den häufig vor dem PC verzehrten Gerichten enthalten ist. Die Werbung trägt das Ihrige zur Verwirrung bei, preist sie doch Produkte als gesundheitlich wertvoll an, bei denen so mancher Ernährungsberater die Hände über dem Kopf zusammenschlägt.

Während der stationären Therapie versucht das Ernährungsteam der Insula zunächst, den Patienten ihre eigenen Essensgewohnheiten bewusstzumachen. Sie lernen, selber zu kochen und vor allem auch, das Essen schön anzurichten, in der Gemeinschaft zu essen und Tischgespräche stattfinden zu lassen. Es werden in der Lehrküche gezielt Alltagsgerichte gewählt, die schnell umzusetzen sind, um zu zeigen, dass gesundes Essen nicht immer bedeutet, stundenlang in der Küche zu stehen, oder gar kostspielig sein muss. Auch als Fast Food bekannte Gerichte wie Döner, Pizza und Hamburger in gesünderer Version finden immer wieder ihren Platz in der Lehrküche. Je einfacher sich die Ernährungsumstellung für den Patienten gestaltet, umso größer ist die Chance, dass diese in den Alltag übernommen wird. Natürlich geht auch das, wie bei jeder Veränderung, nicht ohne gewisse Unbequemlichkeiten einher, an die die Insula-Patienten aber nach und nach herangeführt werden.

Den Ernährungstherapeuten ist vor allem wichtig, zuerst einmal einen geregelten Mahlzeitenrhythmus in den Therapiealltag zu integrieren, der dann auch zu Hause von den Jugendlichen übernommen werden kann. Wichtig sind hier drei Hauptmahlzeiten, die den Körper mit den zentralen Nährstoffen, Vitaminen und Mineralstoffen versorgen sollen, um Heißhungerattacken vorzubeugen.

Hier wird es meist schon das erste Mal schwierig, da viele Insula-Patienten es gewohnt sind, morgens lange auszuschlafen, weil sie nachts lange gespielt haben. Hier lernen sie nun, dass der Tag morgens rechtzeitig um 6 bis 7 Uhr (je nach besuchter Schule) mit einem Frühstück beginnt. Zu Hause haben sie außerdem meist schnelle Sandwichscheiben, Chips und koffeinhaltige Wachmacher als erste Mahlzeit zu sich genommen, die den Blutzucker rasch ansteigen lassen. Dadurch wird ein «schnelles Glücksgefühl» von «ich bin satt» ausgelöst, was in der Regel aber nicht lange anhält. In der Insula lernen sie nun, auf «vollwertigere» Brotscheiben umzuschwenken, die zwar ein bisschen länger auf das «Glücksgefühl» warten lassen, dieses dafür aber auch länger halten. Wie groß diese Brotscheibe oder alternativ die Semmel sein sollte und wie viel und welchen Belag man sich nehmen darf, schulen wir anhand der Ernährungspyramide und mit der Faustportionsgröße.

Die Faustformel-Diät nach Walleczek

Eine der Diäten, nach denen sich der Speiseplan des Rehazentrums richtet, ist die Faustformel-Diät. Sie wurde von der österreichischen Ernährungsexpertin Sasha Walleczek entwickelt. Das Hauptaugenmerk bei dieser Diät liegt auf der richtigen Menge und Kombination von Nährstoffen. Dazu ist das Buch «Schlank mit der Faustformel» erschienen, das einen 4-wöchigen Diätplan enthält.[113] Es gibt umfangreiche Rezepte mit optimal auf die Nährstoffgruppen abgestimmten Menüs vor. Viele Gerichte sind vegetarisch, und in allen Mahlzeiten ist die glykämische Last, die den Anstieg des Blutzuckerspiegels nach einer Mahlzeit beschreibt, bereits eingerechnet und für alle Mahlzeiten gleich hoch. Das Wort Faustformel ist dabei wörtlich zu nehmen, denn die Portionsgrößen der Nahrungsbestandteile in den Hauptmahlzeiten werden nach der Faust des Patienten bemessen.

- eine maximal faustgroße Portion Kohlenhydrate (Reis, Kartoffeln, Pasta, Couscous, Brot, Müsli etc., aber auch Mais und andere stärkereiche Gemüsesorten – alles möglichst unverarbeitet, also in natürlichem Zustand und nicht industriell behandelt)

- eine handtellergroße Portion Eiweiß – d. h. Fisch, Fleisch, Eier, Milch- und Sojaprodukte (auch Tofu) sowie Hülsenfrüchte (Linsen, Bohnen, Kichererbsen), Samen und Nüsse
- mindestens zwei faustgroße Portionen stärkearmes Gemüse.

Die Ernährungspyramide der Insula

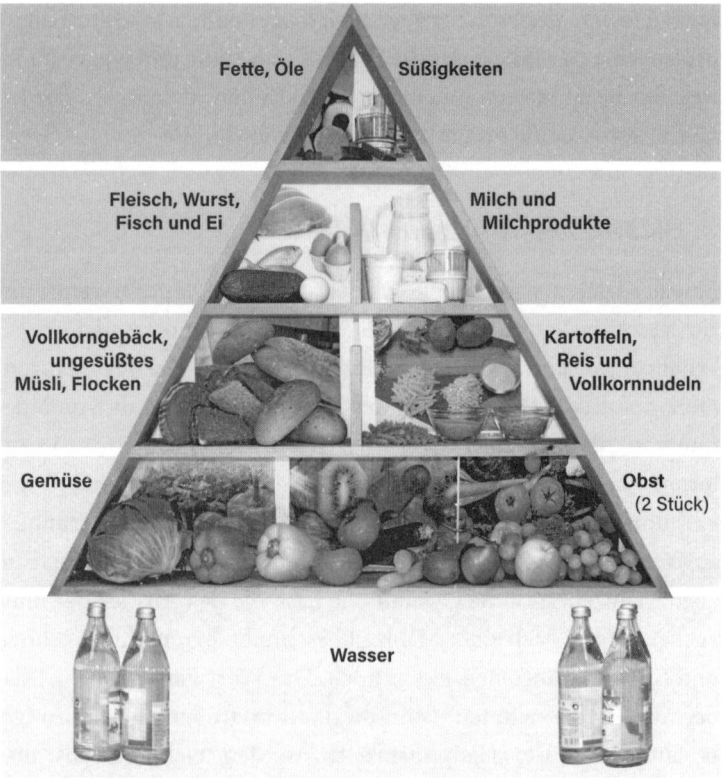

Der große Vorteil der Ernährungspyramide ist, dass jeder sein aktuelles Ernährungsverhalten ohne großes Kalorienzählen überprüfen und verbessern kann. Diese Pyramide gibt unter anderem an, welche Lebensmittel wie oft am Tag gegessen werden sollten. Zusätzlich sind in der Handpyramide die einzelnen Portionsgrößen in Form der (individuellen) Hand oder Faust festgehalten.

Früher gab es eine einheitliche Pyramide für alle, heute unterscheidet sich die Kinderpyramide von der Erwachsenenpyramide in der 2. und 3. Stufe. Sprich, die Kinder dürfen eine Portion Getreideprodukte mehr essen als die Erwachsenen, da sie meist einen aktiveren Alltag haben. Die Erwachsenen haben dafür eine Portion Gemüse bzw. Salat am Tag mehr.

Da unsere jugendlichen Patienten aufgrund ihres hohen Gewichts anfangs eine geringere Bewegungsintensität an den Tag legen, starten wir die Therapie altersunabhängig von Anfang an mit der Erwachsenenpyramide. Die Basis der Pyramide bilden die Getränke. Die Patienten von ihrem meist sehr hohen Konsum an koffein- und zuckerhaltigen Wachmachern zu entwöhnen stellt uns immer wieder vor eine große Herausforderung. Diese Energydrinks nehmen die Jugendlichen in der Regel während des Spielens oder als Standardgetränk statt Wasser zu sich, um von ihrer anregenden Wirkung zu profitieren. Bei regelmäßigem Konsum tritt bei den koffeinhaltigen Getränken allerdings ein Gewöhnungseffekt ein; ab einer Tagesdosis von 200 bis 500 mg sind sie gesundheitlich bedenklich und ab 4000 mg möglicherweise sogar tödlich.

Es ist immer wieder zu beobachten, dass unsere Patienten zu Beginn der Reha-Maßnahme spontan und zielsicher zu den kohlenhydratlastigen Lebensmitteln greifen. Bei jeder Mahlzeit gibt es daher eine Salatbar, an der sich die Patienten bedienen sollen. Ziel ist es, einen Zugang zu gesunden und kalorienärmeren Lebensmitteln zu erlernen. Eine Herausforderung besteht darin, immer wieder aufzuklären, typisches individuelles Essverhalten zu analysieren und die Patienten für «Kalorienfallen» zu sensibilisieren. Es geht uns dabei nicht darum, dass die Patienten keine Kohlenhydrate oder keinen Zucker mehr zu sich nehmen sollen. Wir begleiten sie vielmehr dabei, mehr Verantwortung für die eigene gesunde Nahrungsaufnahme zu übernehmen.

Reduzierter Kohlenhydrat-Verzehr nach Atkins

Eine andere Zielsetzung haben Patienten, die sich auf unsere Empfehlung hin für eine Kohlenhydrat-Reduktion, z. B. für die modifizierte Atkins-Diät, entschieden haben. Nach dieser sollen sie nur bis zu 60 g Kohlenhydrate am Tag zu sich nehmen. Die meisten Adipositas-Patienten sind allerdings einen sehr hohen Kohlenhydrat-Verzehr und speziell einen extremen Zuckerkonsum gewohnt. Auf die modifizierte Atkins-Diät lassen sich deshalb nur wenige ein, obwohl mit ihrer Hilfe das Gewicht und der Insulinspiegel deutlich schneller gesenkt werden können.

Eine **zwölfstündige Kohlenhydrat-Pause über Nacht** ist für die extrem adipösen Patienten schon leichter anzunehmen. Da Kohlenhydrate der Teil der Nahrung sind, der im Körper zu Zucker umgewandelt wird und somit für eine Insulinausschüttung sorgt, bewirkt die Pause, dass sich bei einem insulinresistenten Patienten die Insulinempfindlichkeit wieder erhöht und dadurch der Insulinspiegel und das Diabetes-II-Risiko absinkt.

Speziell zum Frühstück und Mittagessen bieten wir eine ausgewogene Vollwertkost an und reduzieren lediglich zum Abendessen den Kohlenhydrat-Anteil stark (Eiweißbrot, Gemüse, Salat, Schinken, Käse, Quarkspeisen etc.). Die Patienten werden aufgefordert, nach dem Abendessen ab 18 Uhr möglichst nichts mehr (oder zumindest keine Kohlenhydrate) zu essen und dafür als Ersatz vermehrt kohlenhydratfreie Getränke (am besten Mineralwasser) zu trinken. Auf keinen Fall aber ist gewünscht, dass sich Adipositas-Patienten tagsüber durch Kohlenhydratreduktion kraftlos fühlen und sich weniger bewegen.

Haben sich die Patienten an diese Empfehlung gehalten, haben sie signifikant mehr abgenommen (mehr als 1 % des Anfangsgewichts pro Woche) und ihren Insulinspiegel viel stärker absenken können als diejenigen Patienten, die diesen Ernährungsvorschlag nicht einhalten konnten. **Die eingesparten Kohlenhydrate sollten dabei weniger durch Fleisch als durch Gemüse und Salat ersetzt werden**, sonst droht ein Anstieg der Harnsäure und damit Gichtgefahr.[114]

Zusätzlich zur Kohlenhydratreduktion empfehlen wir, am Abend früher schlafen zu gehen, wenn sich der Hunger erneut meldet: Hunger wird nämlich unabhängig von der Magenfüllung im Liegen geringer empfunden als im Sitzen oder Stehen. **Zudem gilt: Wer länger schläft, nimmt besser ab.** Hieraus entsteht noch ein weiterer Vorteil: Ein starker Hunger am Morgen hilft, rechtzeitig aufzustehen, wenn ein ganz normales Frühstück wartet. Besonders bei Patienten mit ISO-Syndrom findet man häufig eine Tag-Nacht-Umkehr, die durch die Ernährungsumstellung rückgängig gemacht werden kann.

Auch psychotherapeutisch bietet die o. g. Ernährungsempfehlung einige positive Ansatzpunkte. Speziell die Zeit zwischen dem Abendessen und dem Schlafengehen wird unter die Lupe genommen: Wie kann man sich ablenken, um nicht erneut zu essen? Könnte leichter Sport, vielleicht gemeinsam mit anderen, Ablenkung verschaffen?

Das Ziel unserer Langzeittherapie liegt grundsätzlich darin, den Patienten einen neuen, natürlichen Zugang zum Essen nahezubringen. Dies erfolgt einerseits durch die Verpflegung in unserem Haus und andererseits durch den wöchentlich stattfindenden Ernährungsunterricht, der aus Theorie- und Praxis-Einheiten in der Lehrküche besteht. In den Praxis-Kocheinheiten wird das Zubereiten gesunder Haupt- und Zwischenmahlzeiten sowie von Snacks für zwischendurch gelernt. Gegessen wird dann gemeinsam in der Gruppe am Tisch und ohne Handy. Ein Ritual, das Familien sehr gut auch zu Hause einführen können. Alle kochen gemeinsam und genießen dann zusammen eine (medien-)freie Zeit beim Essen. Die Ernährungstherapie ist ein fester, fortlaufender Bestandteil der Reha-Maßnahme. Alltagstaugliche Möglichkeiten *gemeinsam* mit den Patienten zu entwickeln ist dabei ihr höchstes Ziel.

Sporttherapie

Damit eine gesunde Ernährung auch nachhaltig zu einem gesunden Gewicht führt, müssen sich die Betroffenen viel mehr bewegen. Das fängt schon damit an, kleine Gewohnheiten umzustellen und beispielsweise die Treppe statt den Aufzug zu nutzen. Eltern können auch hier unterstützend sein und ihr Verhalten im Alltag entsprechend ändern. Eine Idee wäre es, das Auto für kurze Wege stehenzulassen und die Strecke zu Fuß oder mit dem Rad zurückzulegen.

An unserer Klinik haben wir bestimmte Vorgehensweisen entwickelt, die sich in der langjährigen Arbeit unseres multiprofessionellen Teams bewährt haben. Je nachdem, welche individuellen Voraussetzungen die Patienten mitbringen, werden sie den verschiedenen Sportgruppen der Insula zugeordnet, die nach verschiedenen Leistungsgruppen eingeteilt sind. Sie erhalten somit im Durchschnitt täglich eine Sporteinheit zur Förderung ihrer konditionellen und koordinativen Fähigkeiten.

Gerade am Anfang müssen wir den Jugendlichen häufig die Sorge vor Blamage und die Angst zu scheitern nehmen und ihnen versichern, dass es nicht gefährlich ist – sie haben sich schließlich meist jahrelang nicht mehr über das notwendige Maß hinaus bewegt. Auch die Angebote selbst müssen so gestaltet sein, dass sich die Patienten nicht überfordert fühlen.

Vor allem spielerische Bewegung gemeinsam mit anderen betroffenen Patienten darf in einem ganzheitlichen Therapieansatz neben Ausdauer- und Kraftübungen nicht fehlen. Wir erleben, dass die regelmäßige körperlich aktive Auseinandersetzung mit sich selbst und anderen einen enorm positiven Effekt auf die Patienten hat. Je passiver der Lebensstil der Patienten war, desto größer ist die Herausforderung, sie zu regelmäßiger sportlicher Aktivität zu motivieren. Das ist ganz besonders bei medienabhängigen Patienten der Fall, die im Schnitt zwischen 8 und 12 Stunden am Tag vor dem Bildschirm verbringen. Als extrem hilfreich haben sich in diesem Zusammenhang klare Strukturen erwiesen: Die Patienten bekommen genaue Terminvorgaben für körperliche Aktivitäten oder Sporteinheiten – sie bieten Patienten und Therapeuten gleichermaßen Sicherheit und Verbindlichkeit.

Fitness- und Krafttraining

Eine Adipositas-Therapie kann, vereinfacht gesagt, schnell oder nachhaltig wirken. Sehr wirksam und schnell, aber nicht gesund, wäre die plötzliche und starke Kalorienreduktion ohne begleitendes Sportprogramm. Bei übergewichtigen Menschen mit Bewegungsmangel besteht von vornherein das Problem, dass sie nicht nur über ein Zuviel an Fettgewebe, sondern auch über ein Zuwenig an Muskelmasse verfügen. Das schnelle Abnehmen ohne Sport gibt dem Muskel keinen Stimulus, zu wachsen oder auch nur erhalten und besser durchblutet zu werden. Vor allem beim Fasten ohne Sport wird ein Teil der Muskulatur sogar gleich mit abgebaut. Das ist leider kontraproduktiv, denn die Muskelmasse hält uns gesund.

Umgekehrt baut man mit einem vorwiegend auf Sport ausgerichteten Therapieprogramm Muskeln auf und nimmt dadurch weniger ab. Manche untrainierten Patienten mit relativ wenig Übergewicht haben in der Messung der Körperzusammensetzung einen Mangel an Magermasse bzw. Muskelmasse und umso mehr Fettmasse. Sie profitieren enorm von der Sporttherapie, auch wenn sie im Gesamten weniger Gewicht verlieren.

Haltungs- und Rückenschule

Patienten mit pathologischem Medienkonsum leiden häufig unter Haltungsschäden und muskulären Dysbalancen – kein Wunder, wenn man sich anschaut, wie viele Stunden sie mehr oder weniger bewegungslos in sitzender Haltung vor dem Smartphone/der Konsole/dem PC verbringen.

Neben einem Fitness- und Krafttraining erhalten diese Patienten deshalb zusätzlich eine Haltungs- und Rückenschule, um die Rückenmuskeln wieder zu kräftigen und die Statik der Wirbelsäule zu verbessern. Auch Hüft- bzw. Beinfehlstellungen sehen wir häufig bei unseren Patienten und bieten dagegen Übungen an. Wichtig ist hierbei allerdings ein sehr moderater Einstieg: Nicht nur, weil der Bewegungsapparat schnell überlastet wird und somit Verletzungsgefahr droht, sondern auch, weil die bewegungsbedingten Schmerzen nicht selten zu Frustration führen, die die Patienten dazu verleiten, das Sportprogramm komplett einzustellen. Besonders übermotivierte Patienten müssen deswegen besonders vorsichtig an den Sport herangeführt werden.

Erlebnispädagogik

In der Erlebnispädagogik geht es darum, den Patienten positive Gruppenerfahrungen zu ermöglichen, u. a. durch Sportangebote oder gemeinsame Ausflüge. Diese sollen sie in ihrer Persönlichkeit, ihrem Selbstbewusstsein und in ihren sozialen Kompetenzen stärken, Alternativen zum Computerspiel aufzeigen und gleichzeitig an einen aktiven Lebensstil heranführen. Hier treten reale Abenteuer in positive Konkurrenz zu virtuellen Abenteuern.

Nach unseren Erfahrungen sind vor allem diejenigen Aktivitäten beliebt, die an das virtuelle Leben und die geistigen Bilder der jungen Menschen andocken. Wir versuchen deshalb immer herauszufinden, was genau die Jugendlichen in der virtuellen Welt so gefesselt hat. Bewegungsangebote, in denen die virtuelle und die reale Welt ineinander übergehen, wie es bei Pokemon-Go zum Beispiel der Fall ist, werden von den Jugendlichen gerne genutzt. Aber auch Spiele wie Paintball kommen bei vielen sehr gut an, weil sie an die Computerspielgewohnheiten der Jugendlichen anknüpfen: Im Grunde wird dabei eine ähnliche Situation wie in einem Ego-Shooter-Spiel simuliert – nur im realen Leben und mit echtem Schweiß.

Andere Alternativen sind die klassische Schatzsuche oder Spiele, bei denen man Geheimnisse lüften muss, wie es bei Geo-Coachings und Schnitzeljagden der Fall ist. Grundsätzlich bevorzugen die Jugendlichen solche Angebote, die einen herausfordernden Charakter haben, bei denen es um etwas geht und wo sie sich mit anderen vergleichen können – zumal sie im Rahmen der Therapie auf «ebenbürtige Gegner» treffen.

Die Einladung zu einem Wochenende auf der Selbstversorger-Hütte hingegen, eine andere erlebnispädagogische Maßnahme, erreicht gerade die Patienten, an die sie hauptsächlich adressiert ist, nämlich die medienabhängigen, am allerwenigsten. Das Positive der Herausforderung ist ihnen schwer zu vermitteln. Zu sehr befürchten sie, zu versagen oder sich mit falschen Fragen zu blamieren, Fragen, die für Jugendliche «aus dem realen Leben» vielleicht absurd erscheinen. Hinzu kommt die Furcht vor großer körperlicher Belastung, die bisher beim Online-Abenteuer vollkommen vermieden werden konnte. Auch Regen, Schnee und Kälte und die damit einhergehenden Unannehmlichkeiten müssen online nicht erlebt werden und schrecken die Jugendlichen ab. Die Neugier und

Motivation, sich real mit ihnen zu beschäftigen, sind nicht sonderlich ausgeprägt – und was man noch nie erlebt hat, wird auch nicht unbedingt vermisst.

Wir versuchen, die Betroffenen langsam und behutsam an solche Aktivitäten heranzuführen; besonders die medienabhängigen Patienten stehen dabei in unserem Fokus: Es gilt, sie niederschwellig zur Teilnahme zu motivieren, um sie nicht durch zu fordernde «Real-Erfahrungen» ganz an die virtuelle Welt zu verlieren.

Die regelmäßigen Sport- und Erlebnispädagogikangebote können die passiven Verhaltensmuster der Jugendlichen aufbrechen und sukzessive neue reale Erfahrungsräume für die Patienten schaffen. Sie können den Spaß und die Freude an Bewegung und körperlicher Aktivität in verschiedenen Formen wiederentdecken, wieder in die Auseinandersetzung mit ihrem eigenen Körper und der Umwelt gehen, Herausforderungen annehmen lernen, die mit eigenen Kompetenzen und in Zusammenarbeit mit anderen Patienten bewältigt werden können, und dadurch ihr Selbstwertgefühl wiedergewinnen. Langfristiges Ziel ist es, dass die Patienten ein Gefühl für die Balance zwischen passivem Medienkonsum und körperlicher Aktivität in der realen Welt entwickeln. Die Chance, das zu erreichen, sehen wir allerdings nur in einer Langzeittherapie.

Psychotherapie bei Adipositas und Medienabhängigkeit

Während ihres Aufenthalts werden unsere Patienten durchgängig psychologisch und psychotherapeutisch begleitet. Selbst, wenn ihr Übergewicht nicht durch psychische Probleme verursacht worden ist, haben sie dennoch häufig durch Abwertung und Mobbing und die daraus entstehende Isolation und Einsamkeit gelitten: Bei einer

Umfrage unter den Patienten und WG-Bewohnern im Adipositas-Zentrum (2018) gaben fast 90 % von ihnen an, aufgrund ihres Übergewichts schon einmal im Freundeskreis oder in der Schule Opfer von psychischer oder physischer Gewalt gewesen zu sein.[115] In einer Umfrage der Deutschen Angestellten Krankenkasse (2016)[116] wurde deutlich, wie schwer es übergewichtige Menschen in der Gesellschaft haben. Der Großteil der Gesellschaft lehnt ihr zufolge stark übergewichtige Menschen ab und findet sie unästhetisch (71 %). 15 % der Befragten gaben sogar an, den Kontakt ganz zu meiden. Da verwundert es nicht, dass unsere Patienten ein geringes Selbstwertgefühl, Angst vor sozialen Kontakten haben und depressiv sind.

Eine Studie des Integrierten Forschungs- und Behandlungszentrums für Adipositas-Erkrankungen (2016)[117] stellte einen Zusammenhang zwischen Mobbingerfahrungen und dem langfristigen Erfolg von Gewichtsreduktion fest. Ihr zufolge hatten Patienten mit unbearbeiteten Mobbingerfahrungen, im Vergleich zu Patienten ohne diese Erfahrungen, größere Schwierigkeiten, ihr Gewicht nach einer Abnahme langfristig zu halten. Frust oder Traurigkeit erhöhen die Bereitschaft zu unkontrolliertem emotionalen Essverhalten. Bleiben diese Empfindungen in einer Therapie unbearbeitet, sind die Erfolgsaussichten geringer. Auch deshalb sind wir überzeugt: Lediglich ein ganzheitlicher Therapieansatz, der sich Körper und Psyche widmet, kann einen dauerhaften Heilungsprozess in Gang setzen.

Bei Patienten mit ISO-Syndrom handelt es sich häufig um sozial unsichere Patienten, die durch ihr exzessives Medienverhalten nur noch wenig «Face-to-face-Kontakte» und soziale Kompetenz besitzen. In Diskussionen oder Auseinandersetzungen mit anderen Patienten stellen wir immer wieder fest, dass speziell die mediensüchtigen Patienten über eine geringere Konfliktfähigkeit verfügen, da sie im virtuellen Lebensraum viel weniger gefordert wird: Kommt es dort zu Auseinandersetzungen, kann man sich ihnen mit einem Klick entziehen.

In der Regel löst der Gedanke an eine Langzeittherapie Stress und Unsicherheit bei den Jugendlichen aus. Was kommt da wohl auf mich zu? Sind die auch nett zu mir? Bekomme ich ein Einzelzimmer? Gibt es da WLAN? Darf ich meine Mediengeräte nutzen, oder muss ich sie ganz abgeben?

Jeder Mensch hat unterschiedliche Bewältigungsstrategien. Es gibt eine kleine Gruppe Neuanreisender, die den Weg nach vorne antreten. Sie sind offen für Kontakte, interessiert, stellen ihre Fragen an die Mitarbeiter und klären somit relativ zügig ihre Bedürfnisse.

Dann gibt es die Gruppe derjenigen, die zunächst sehr zurückhaltend agieren. In den ersten Tagen werden Fragen oft noch telefonisch und über Dritte geklärt, in einer Art Dreiecksbeziehung zwischen dem Patienten, den Sorgeberechtigten und den Mitarbeitern. Die Bezugspersonen bleiben am Anfang die Ansprechpartner. Erst wenn diese Patienten sich etwas eingelebt und Vertrauen aufgebaut haben, werden Themen direkt zwischen ihnen und den Mitarbeitern geklärt.

Und dann gibt es Neuanreisende, die so verunsichert sind, dass sie gar nicht erst aus dem Auto steigen. Dabei spielt das Alter keine Rolle; es waren auch schon 21-jährige Männer darunter. Für diese Gruppe ist der Schritt, eine Langzeittherapie zu absolvieren, ein sehr großer. Sie haben sich zwar darauf eingelassen, handeln aber eher nicht aus eigenem Antrieb, sondern auf das Drängen besorgter Eltern, Betreuer oder Freunde hin. Sie benötigen besonders viel Verständnis, Behutsamkeit und Akzeptanz.

Für alle Patienten geht es dann zunächst vorrangig darum, das Umfeld in der Klinik kennenzulernen. Hier sind alle Kontaktpersonen, egal ob Reinigungskraft, Hauswirtschafter, Hausmeister, Therapeut oder Arzt, gefragt, sensibel in den Beziehungsaufbau einzusteigen. Wichtig ist dabei eine respektvolle und wertschätzende Grundhaltung.

Der 18-jährige Paul beschrieb nach Beendigung der Therapie: «Zu Beginn war ich richtig überrascht von den Reaktionen der Mitarbeiter. Ich hatte erwartet, dass sie mein Freizeit- und Spielverhalten sehr kritisch und negativ bewerten, so wie es meine Eltern getan hatten. Sätze, wie z. B. «Du gehst ja nie raus» oder «Du wirst ja immer dicker» hingen mir zum Hals raus. Solche Sätze hatte ich im Vorfeld auch von den Therapeuten erwartet und hatte mich auch lange gegen eine Therapie in der Insula gewehrt. Überrascht war ich dann, dass sich alle Mühe gaben, mich positiv zu empfangen. Natürlich fragten sie nach meinen Gewohnheiten vor der Insula. Ich hatte aber das Gefühl, dass sie sich ehrlich für mich interessierten, ohne meine Aussagen schlechtzureden.»

Bausteine für Sozialkompetenz

1. Die Gruppenstruktur – Auseinandersetzung ist gefragt

Wer unsicher im Kontakt zu und mit anderen Menschen ist und dadurch ein schwieriges/gestörtes Sozialverhalten an den Tag legt, erhöht das Risiko, gemobbt zu werden. Das wiederum erhöht die Gefahr von Rückzug, unkontrolliertem Essverhalten und Internetabhängigkeit.

Im Rahmen der Therapie werden die Patienten deshalb unter anderem auch dabei unterstützt, neue Handlungsmuster zu erlernen und immer wieder zu trainieren und so ihr Selbstwertgefühl zurückzugewinnen. Ziel ist es, dass diese neuen Muster Sicherheit geben und im Anschluss an die Reha auch in das heimische Umfeld übertragen werden können.

Zunächst ist die Gruppenstruktur, in der der Alltag in der Reha stattfindet, eine stützende Bedingung für alle Patienten. Es gibt Doppelzimmer, die Zimmer befinden sich nebeneinander, es gibt gemeinsame Essenszeiten, Angebote und Therapiegruppen, die Patienten müssen regelmäßig zum Unterricht gehen. Das heißt, dass die Patienten allein durch diese vorgegebenen Strukturen immer wieder soziale Kontakte erleben – der soziale Rückzug wird erschwert, und Auseinandersetzung ist gefragt.

2. Training der Basiskommunikation

Ein Training der Basiskommunikation ist ein weiterer wesentlicher Baustein, um die Patienten zu stärken. Selbst einfache Kontaktaufnahmen wie in die Augen schauen, Zuhören, Ausredenlassen, eine aufrechte Körperhaltung oder Smalltalk stellen für viele Patienten große Hürden dar. Die Bedeutung dieser Fertigkeiten wird mit den Gruppenteilnehmern thematisiert, Zusammenhänge werden aufgezeigt. Parallel werden sie immer wieder trainiert, z. B. in Rollenspielen und Videosequenzen. Dort lernen die Patienten u. a., wie sie mit der Veränderung ihres eigenen Kontaktverhaltens soziale Situationen insgesamt beeinflussen können. Ein adipöses Mädchen, das z. B. gelernt hat, den Blickkontakt souverän zu halten, statt ihm auszuweichen, und aufrecht anstatt zusammengesunken dasteht, wird selbstbewusstere Signale aussenden und nicht so schnell das Opfer von Mobbing werden.

3. Handlungsstrategien bei Mobbing

Wir trainieren mit den Jugendlichen auch, wie sie sich in Mobbingsituationen verhalten können, um die Situation nicht noch weiter zu verschärfen. Ein Jugendlicher, der auf verbale Angriffe und Beleidigungen mit Rechtfertigung und umständlichen Erklärungen reagiert, wird mit hoher Wahrscheinlichkeit auch weiterhin ein Opfer von Übergriffen sein. Wenn ein Jugendlicher aber gelernt und trainiert hat, kurz zu kontern und sich dann abzuwenden, besteht zumindest eine reelle Chance, dass er aus der Opferrolle aussteigen kann. Diese Kompetenz trainieren wir immer wieder, u. a., indem wir konkrete Mobbingerlebnisse der Patienten nutzen. Es wäre utopisch, davon auszugehen, dass die Patienten in Zukunft keine Mobbingerfahrungen mehr machen werden. Sie können aber definitiv neue Handlungsstrategien entwickeln, um für Deeskalation zu sorgen.

Wie wichtig diese Therapie-Bausteine sind, haben wir u. a. an der 15-jährigen Sarah erlebt: In der Anfangszeit zog Sarah sich sehr stark zurück. Sie hatte großes Heimweh und wollte die Therapie abbrechen. Gemeinsam mit den Eltern bestärkten die Therapeuten sie darin, zu bleiben. Mitpatienten sowie Therapeuten bemühten sich, Kontakt zu Sarah aufzubauen. Dabei wurde immer deutlicher, dass Sarah sehr unsicher darin war, mit anderen zu interagieren. Ihr gelang es zunächst kaum, auch nur zu antworten – ein Gespräch zu führen fiel ihr sehr schwer. Immer wieder versuchte sie, sich zurückzuziehen, und wirkte dabei entweder weinerlich oder unfreundlich und abweisend. Der Schulbesuch war für Sarah auch im Kontext der Insula zunächst unvorstellbar, sie berichtete von starken Kopf- und Bauchschmerzen.

Sarah zeigte in der Klinik genau jene Verhaltensmuster, die sie in den vergangenen Jahren zu Hause umgesetzt hatte. Bei ihrer therapeutischen Begleitung ging es also – neben der Adipositas-Behandlung – darum, sie bei der Entwicklung eines anderen Kontaktverhaltens zu unterstützen und ihr neue Wege im Umgang mit Mobbingsituationen zu zeigen. Parallel sollte sie an eine kontrolliertere Mediennutzung sowie an einen regelmäßigen Schulbesuch herangeführt werden.

Für Sarah war das Leben in der Gruppe und mit einer Zimmernachbarin eine völlig neue Erfahrung und somit eine große Herausforderung. Gleichzeitig bot ihr das die Chance, neue, korrigierende Erfahrungen im sozialen Miteinander machen und dabei lernen zu können.

Im Gruppenalltag zeigte sich, dass Sarah extrem sensibel auf lockere Bemerkungen der Mitbewohner reagierte. Sie nahm allgemeine Kommentare persönlich, reagierte gekränkt und sagte mehrfach, dass sie sich gemobbt fühle und nicht mehr beim gemeinsamen Essen dabei sein wolle. In diesen Situationen versuchte sie zunehmend, sich mit ihrem Handy zurückzuziehen. Diesen Versuch unterbanden die Mitarbeiter. Ein Rückzug hätte Sarahs soziale Probleme nur verstärkt, die Ängste vertieft und den Reiz des Handys vergrößert. Es ging entsprechend darum, ihr einen klaren Rahmen zu setzen: an Mahlzeiten wird teilgenommen. Auch in Bezug auf den Schulbesuch wurden klare Rahmenbedingungen vorgegeben: Jeder schulpflichtige Patient besucht die Schule, also auch sie. Gleichzeitig wurde Sarah beim Umgang mit den Mitpatienten konkret unterstützt: Ein Mitarbeiter begleitete sie, kommentierte für sie schwierige Situationen mit Humor und entschärfte somit mehrfach die Lage. Sarah hatte durch dieses konkrete Erleben die Chance, sich entspannter und mit weniger Angst und Abwehr auf das Essen einzulassen.

Parallel nahm sie am sozialen Kompetenztraining teil. Sie trainierte, stärker auf ihre Haltung und auf ihren Blickkontakt zu achten. Sie übte, Mimik und Gestik von Mitmenschen sicherer zu interpretieren, und wurde auch im Gruppenalltag immer wieder darin bestärkt, Kontakte auszuhalten und zunehmend mitzugestalten.

Hypnotherapie

Die Psychotherapie bei Adipositas liefert noch einen weiteren interessanten Weg, mit dem wir bei einigen Patienten erstaunliche Wirkung erzielt haben, besonders bei den medienabhängigen: die Hypnotherapie. Hierbei wird das Wissen um die Effekte von Suggestion und Phantasiereisen genutzt. Die Jugendlichen erleben auf diese Art ein anderes, normalgewichtiges Leben auf sehr realistische Weise. Durch die Hypnose erzeugen wir eine wirksame und zum Teil auch neue Motivation, das Gewicht zu reduzieren. Sie liefert einen sehr sanften Zugang zu ihrer Gefühlswelt, und kann helfen, sie neu aufzubauen und zu stärken.

Im Vorfeld wird das genaue Therapieziel besprochen. Dabei benennt der Jugendliche, welches Zielgewicht er erreichen möchte, und zählt auf, wer sich alles über seinen Abnahmeerfolg freuen wird. Im Rahmen der Phantasiereise stellt er sich dann konkret vor, wie er von genau diesen Mitmenschen, die ihm wichtig sind, gelobt wird. Der Therapeut fragt im Zuge dessen auch, wie der betreffende Patient sein Ziel erreicht haben wird, woraufhin dieser seine eigene persönliche Erklärung formulieren kann: zum Beispiel mit einer veränderten Ernährungsweise und einem bewegungsintensiven Freizeitverhalten, die mit dem Patienten bereits als gesund und wünschenswert vorab besprochen wurden. Diese Bilder verankern sich im Unterbewusstsein des Patienten und haben eine zusätzliche Kraft, sein Ernährungs- und Freizeitverhalten zu ändern.

Speziell die von uns früh angestrebte kohlenhydratarme Ernährung am Abend kann hypnotherapeutisch thematisiert werden, zum Beispiel mit der folgenden Botschaft: «Ich weiß, dass ich ab jetzt abnehme und über Nacht beginne, meine Fettreserven zu verbrennen. Der kleine abendliche Hunger wird mein Freund. Ich begrüße ihn und lerne, mit ihm umzugehen. Morgens habe ich dann großen Hunger auf ein gutes Frühstück, das ich mir dann auch leisten kann und der mich aus dem Bett holt.»

Internetabhängige Jugendliche kann der hypnotherapeutische Ansatz deswegen sehr gut erreichen, weil intensives Online-Spielen oft tranceartig (als flow) erlebt wird und sie dadurch mit dem Trancezustand, der in der Hypnose erlebt wird, schon in gewisser Weise vertraut sind. Die angeleitete tiefe Entspannung in der Hypnose wird von ihnen als besonders wohltuend empfunden – und zwar ganz anders als die Trance im Spiel, in die sie sich flüchteten, weil im Alltag schon immer die nächste negative Herausforderung auf sie wartete und sie zudem, meist unbemerkt, auch in einen Online-Stress geraten sind. In einer Phantasiereise können Bilder entstehen, die ein Zurück in die reale Welt, bei der Familie und den alten Freunden als erreichbares Ziel beschreiben. Dies gelingt vor allem, wenn dieses Zurück längst innerlich begehrt wird und positiv codiert werden kann.

Nicht selten haben wir es nämlich mit Patienten zu tun, die nach zwei oder drei Jahren in der virtuellen Welt einfach nur Angst haben, in die reale Welt zurückzukehren. Sie haben Angst zu scheitern oder erneut Mobbingopfer zu werden, speziell solche mit extremer Adipositas. Auch hier bietet die Hypnotherapie gute Ansätze, das begehrte und gefürchtete reale Zurück zu imaginieren und auf diese Weise achtsam vorzubereiten.

Obesitas – ein Fazit

Adipositas kommt selten allein. Das ISO-Syndrom zeigt, dass Mediensucht und Schulvermeidung oft mit der krankhaften Gewichtszunahme einhergehen. Und wenn Jugendliche auch nicht unbedingt internetabhängig sind oder dauerhaft in der Schule fehlen, haben sie durch ihr Übergewicht zumindest große soziale und meist auch psychische Probleme, manchmal sogar Störungen. Unsere Gesellschaft macht es Übergewichtigen nicht leicht, und diese Stigmatisierung hat ihren Anteil an der psychischen Belastung. Adipositas und speziell extreme Adipositas ist jedoch in jedem Fall ein körperlicher Zustand, der unbedingt verändert werden kann und soll. Die körperlichen Langzeitschäden sind immens und, wenn nicht rechtzeitig eingegriffen wird, fatal. Nach einer gewissen Zeit ziehen sie den Körper in enorme Mitleidenschaft, und es kommt zu Folgekrankheiten, die nicht mehr geheilt werden können.

Daher ist es unabdingbar, dass Eltern oder andere nahestehende Personen Einfluss nehmen. Im besten Fall, bevor es zu Schlimmerem kommt. Die Familie kann präventiv wirken, gesundes Essverhalten, einen aktiven Lebensstil und auch einen sinnvollen Medienkonsum vorleben. Familie sollte als Ort fungieren, wo ein Kind (und später auch ein Jugendlicher) erlebt, dass man Sorgen teilen kann und nicht in sich hineinfressen muss. Leistet Familie das, ist viel geschafft, um einer Adipositas mit all ihren Begleit- und Folgeerscheinungen vorzubeugen.

Nicht immer können Angehörige oder das Jugendamt direkt eingreifen, wenn sich Dramatisches abzeichnet. Ohne Eigenmotivation zur Therapie, gerade wenn das krankhafte Übergewicht mit

Mediensucht einhergeht, muss das Umfeld oft lange abwarten, bis der Leidensdruck so hoch ist, dass der Jugendliche in die Therapie einwilligt.

In der Reha kann der Betroffene durch gezielte Gewichtsabnahme sowie Fitness- und Muskelaufbau wieder nach und nach körperlich gesunden. Sehr erfreulich dabei ist, dass praktisch alle Adipositas-Folgekrankheiten bis hin zum Diabetes Typ II durch die Gewichtsabnahme reversibel sind.

Durch medizinische und psychologische Therapie sowie durch die Gemeinschaft mit anderen betroffenen Jugendlichen werden die Patienten auch wieder psychisch und sozial stabilisiert. Leider gibt es bei Adipositas und Mediensucht hohe Rückfallquoten, wie im gesamten Suchtbereich. Anhand unserer Nachbeobachtungen (Katamnesestudien) zeigt sich, dass zwar 54 % der Insula-Patienten ihr Gewicht nachhaltig senken können, aber nur 20 % von ihnen 2 Jahre nach Therapiebeginn so viel weniger wiegen, dass auch Folgeerkrankungen wie beispielsweise Diabetes Typ II, Bluthochdruck und entzündliche Fettleber nicht wieder auftreten.[118] Hier ist eine langfristige Heilung nur möglich, wenn der Jugendliche nach der Heimkehr Unterstützung erfährt, Lebensweisen angepasst werden und womöglich vor Ort Begleitung gesucht wird.

Nachwort: Lust auf eine Rückkehr ins analoge Leben

In einem Abschlussgespräch am Ende des 6-monatigen Therapie-aufenthaltes formulierte Sebastian, der 55 kg abgenommen hatte: «Bei mir ging es nicht nur darum, dass ich abnehmen musste. Genauso wichtig war, dass ich gelernt habe, wieder zur Schule zu gehen, nicht nur vor dem Computer zu sitzen, und wieder Spaß daran gefunden habe, mit anderen Menschen etwas zu unternehmen. Das war für mich ein heftiger Weg. Durch ausschließlich Sport und Ernährung hätte ich vielleicht auch erst einmal abgenommen, und meine Krankenkasse wäre zufrieden gewesen. Ich glaube aber, das hätte nicht lange angehalten, weil alles andere auch eine große Rolle bei mir spielt. Wenn ich allein daran denke, wie schwer es für mich war, wieder zur Schule zu gehen! Ich bin mir sicher, dass ich so nun viel bessere Chancen habe, mein Leben hinzukriegen und damit auch mein Gewicht zu halten.»

Sebastians Äußerungen machen auf der einen Seite Mut. Sie stehen dafür, dass den Kindern und Jugendlichen durch eine ganzheitliche Perspektive langfristig geholfen werden kann, wenn sie sich für eine umfassende Behandlung der Adipositas entscheiden. Auf der anderen Seite sind Sebastians Sätze auch das erschreckende Zeugnis dafür, wie sehr sich die Lebenswirklichkeit der Adipositas-Patienten in den letzten 10 Jahren verändert hat. Er ist einer unter Tausenden von jungen Menschen in Deutschland, bei denen das ISO-Syndrom auftritt, also zum krankhaften Übergewicht noch Schulabsentismus und Mediensucht dazukommen.

Wir als Ärzte- und Therapeutenteam der Insula-Klinik sehen täglich, wie schwer es ist, diesen Teufelskreis zu durchbrechen und ganzheitlich zu behandeln. Wir wissen, wie schwer es ist, jemanden ins reale Leben zurückzuholen, der unbeweglich und von der realen Welt abgeschnitten in seinem «Kinderzimmer»-Sessel sitzt und auf dem Bildschirm als schlanker, agiler Avatar in herausfordernden und spannenden Welten unterwegs ist. Wir erleben täglich, welche Anstrengung es verlangt, einen jungen übergewichtigen Patienten wieder zu realen Kontakten zu führen, wenn er auf seinen Social-Media-Profilen Hunderte von Freundschaften pflegt. Wir erfahren immer wieder aufs Neue, welche große Herausforderung es bedeutet, sich mit echten Menschen auseinanderzusetzen, wenn man gewohnt ist, die sonnigsten Seiten seines von Problemen überschatteten Lebens darzustellen oder einfach in die perfektionierte Welt von Serien oder Influencern eintauchen kann.

Die allgegenwärtige Präsenz des Internets hat das Leben der Menschen nachhaltig verändert. Gerne wird es als Quelle unbegrenzten Wissens beschworen, das für jedermann zugänglich ist und damit unsere Gesellschaft bereichert. Wir wollen das mit diesem Buch und unserem ausführlichen Kapitel zur Internetsucht nicht komplett verneinen. Aber wir wollen damit vor den fatalen Folgen warnen, die es haben kann, wenn Kinder und Jugendliche unvorbereitet und unbegleitet diese Welt betreten und aus ihr nicht mehr herausfinden. Ihr Interesse gilt nicht zuallererst dem Wissenserwerb, sondern der Unterhaltung – und davon gibt es im Netz wohl weit mehr. Was Kinder und Jugendliche wann und in welchem Umfang konsumieren, gerät dabei schnell außer Kontrolle. Steve Jobs, der Mitbegründer von Apple, war dafür bekannt, dass er in seiner Familie besonders strikt auf die Computernutzung seiner Kinder achtete. Genauso streng begrenzen auch die fortschrittlichsten Eltern des Silicon Valley die Internetnutzung ihrer Kinder. Das sollte uns vor der Annahme warnen, dass sich das Netz und seine User selbst reglementieren.

In diesem Buch war auch aus diesem Grund viel von Sucht die

Rede, und vom Gegenbegriff der Kontrolle. Dabei haben wir immer wieder darauf verwiesen, dass die Kontrolle in erster Linie der Auftrag der engsten Angehörigen, also in der Regel der Eltern, ist. Wer, wenn nicht sie, haben den unmittelbarsten Zugang zu den Kindern, also auch zu deren «Kinder»-Zimmer? Sie sind es, die die Entwicklung nachhaltig prägen und begleiten können. Dieses Privileg und Geschenk sollte gleichzeitig eine hochverbindliche Aufgabe sein. Kinder und Jugendliche sind mitten in der Entwicklung ihrer Persönlichkeit begriffen, sie lernen erst noch, mit Dingen umzugehen und sich zu beherrschen und brauchen dabei Vorbild und Schutz. Eltern und Bezugspersonen stehen an allererster Stelle und bilden die Front für den gesellschaftlichen Auftrag, der mit dem Genannten einhergeht und auch eine Aufforderung an Gesetzgeber, Schulen und andere Ausbildungsinstitutionen ist. Alle drei besprochenen Bereiche des ISO-Syndroms sind damit gleichermaßen gemeint: der Medienkonsum, die Schule samt ihren Herausforderungen und die Ernährung im Zusammenhang mit körperlicher Aktivität.

Vor dem ISO-Syndrom können Eltern ihre Kinder am besten durch bewusstes Vorleben schützen. Doch wenn das Kind bereits in den Brunnen gefallen ist, gibt es immer noch die im Buch aufgezeigten Spielräume, die ungünstige Entwicklung abzuwenden. Wie sehr es sich lohnt, Kinder und Jugendliche, die bereits unter dem ISO-Syndrom leiden, nicht in ihrer virtuellen Welt zu belassen, zeigen Sebastians einleitende Worte ebenso – Angehörige dürfen die Hoffnung nicht aufgeben und keine Mühen scheuen – genauso wenig wie die Gesellschaft sich von den Betroffenen nicht abwenden darf.

Wie wir gezeigt haben, ist es schwierig, zeitaufwendig und äußerst anstrengend, junge Menschen mit dem ISO-Syndrom zu begleiten und es kostet immense Kraft und Geduld, es zu tun. Dieses Buch möchte ermutigen, sich aktiv mit den Problemstellungen auseinanderzusetzen, auch wenn es zunächst ausweglos erscheint.

Es ist unsere Pflicht und Verantwortung als Eltern und Pädagogen, aber auch als Gesellschaft insgesamt, diese Kinder und Jugendlichen nicht allein zu lassen. Leider kann man den Betroffenen all die verlorenen Jahre nicht zurückgeben. Doch in der Insula sehen wir auch jeden Tag eindrucksvoll aufs Neue, was geschieht, wenn wir Jugendliche erfolgreich in ein lebenswertes Leben zurückbegleiten können und wir es schaffen, ihnen wieder Freude am Umgang mit anderen Menschen, Face-to-face-Freundschaften, realen Erlebnissen und Aktivitäten zu schenken.

Anhang

Patienteninterviews – so unterschiedlich verläuft das ISO-Syndrom

Die Gespräche mit den Patienten, die eigentlich nur Nebenschauplatz sein sollten, um Beispiele bei der Arbeit an diesem Buch zur Hand zu liefern, haben sich als enorm aufschlussreich erwiesen. Deswegen haben wir uns entschieden, neben den einzelnen Auszügen, die im Buch als Anschauungsmaterial dienen, zwei komplett ungekürzte, anonymisierte Interviews anzuhängen.[119] Sie erzählen einiges über unsere wichtigsten Buchthemen wie Ursache, Verlauf, Therapie und Prävention des ISO-Syndroms und führen die Stränge, die wir auseinandersortiert haben, um die einzelnen Phänomene zu erklären, wieder klar und verständlich zusammen – jede Leidensgeschichte auf ihre individuelle Weise. Die Patienten haben sich gerne zu den Interviews bereit erklärt, zumal durchaus das Anliegen zu spüren war, den Lesern ein ähnliches Schicksal ersparen zu wollen. Umgekehrt finden sich an der einen oder anderen Stelle Verharmlosungen oder Beschönigungen. Durch gezieltes Nachfragen unsererseits haben wir versucht, diesen Widerspruch sichtbar zu machen, und so entsteht für den Leser der Interviews ein zusätzlich eindrucksvoller und facettenreicher Eindruck. Natürlich sind die persönlichen Angaben wie Name, Zeit oder Ort anonymisiert worden.

Interview mit Klaus
(geführt von Dr. Wolfgang Siegfried)

Klaus kam mit 17 Jahren im November 2016 in die Insula mit einem Gewicht von 208 kg und hat innerhalb von 2 Jahren 66,2 kg abgenommen. Zunächst war er stationär zur Langzeittherapie im Adipositas-Rehazentrum. Nach 9 Monaten erfolgte der Wechsel in die vollstationäre therapeutische Adipositas-Wohngruppe.

S.: Klaus, wie war denn dein Leben vor der Aufnahme in der Insula?

K.: Ich habe die meiste Zeit vor dem PC gesessen, wirklich 24/7, also immer. Ich habe nur vor der Kiste gehockt. Irgendwann habe ich gemerkt, dass es so nicht mehr weitergeht.

S.: Hast du dann auch viel gegessen vor dem PC?

K.: Ja, man snackt ab und zu einfach so ein paar Chips, so nebenbei. Aus ein paar wird dann die ganze Tüte, und wenn man noch Hunger hat, nimmt man sich die nächste oder trinkt süße Getränke.

S.: Hast du auch Mahlzeiten mit den Eltern eingenommen?

K.: Nur am Abend gegen 18 Uhr gab es warm bei uns.

S.: Bei uns heißt bei deiner Mutter, wo du zu Hause warst.

K.: Ja.

S.: Und da hast du nur abends mit ihr gegessen und sonst nicht?

K.: Ja.

S.: Und sonst so gesnackt. Wer hat die Chipstüten gekauft?

K.: Da bin ich meistens selber in die Stadt gegangen.

S.: Und hattest du Geld dafür?

K.: Ja. Kostet ja auch Geld ... wenn man nur so von Chips lebt und davon so dick wird, muss man viele Chips kaufen.

S.: Was hast du sonst noch so gekauft?

K.: Gummibärchen, Skittles ... was man schnell nebenbei snacken kann.

S.: Wie groß waren deine Portionen zum Abendessen?

K.: Zwei normale Portionen gab es meistens. War dann noch was über, habe ich mir noch einen Nachschlag geholt.

S.: Hast du dann nachts auch gegessen oder geschlafen?

K.: Nee, nachts habe ich auch was gegessen – das war ein Fehler.

S.: Was hast du nachts gegessen?

K.: Manchmal ein Brot mit vier oder fünf Belägen, was auch nicht gut ist.

S.: Also bist du in die Küche gegangen und hast dir noch was zum Essen gemacht?

K.: Ja.

S.: Öfter?

K.: Nee, in der Küche war ich eigentlich kaum, außer halt, um meine Chipstüten zu holen.

S.: Aber wenn du Brot mit Wurst und Käse magst, dann musst du ja auch irgendwie in die Küche gehen?

K.: Ja, klar.

S.: Was hast du gefrühstückt?

K.: Meistens nichts, denn zu der Zeit habe ich noch geschlafen.

S.: Was hast du getrunken?

K.: Eigentlich habe ich mir ab und zu mal ein Glas Wasser genommen, aber meistens Fanta oder 'ne Billigmarke von Cola oder irgendwie so was.

S.: Und wer hat das gekauft?

K.: Die hat meine Mutter ab und zu gekauft. Das war mit normalem Zucker oder mit Zuckerersatzstoff.

S.: Was hat denn deine Mutter dazu gesagt, dass du dich so total zurückgezogen hast und gar nicht mehr ansprechbar warst?

K.: Eigentlich gar nichts, weil … sie … hatte halt die Meinung, dass ich selber für mein Leben verantwortlich bin und wenn ich es so verbocke, dann habe ich halt selber Schuld.

S.: Na ja, du hast bei ihr zu Hause gelebt, mitgegessen und WLAN benutzt – das war aber okay für sie? Du hättest dann also ewig in dem Kinderzimmer bleiben können?

K.: Nee, meine Mutter hat ja mitgesucht, wo ich hinkann. Erst war eine Psychiatrie in Aussicht, wegen Mediensucht und so – da habe ich es nicht reingeschafft, da hätte ich sagen müssen, dass ich es nicht mehr aushalte und sterben will oder irgendwie so was. Das war ja aber nicht so, und dann wurde mir die Insula vorgeschlagen von meinem alten Psychologen.

S.: Deine Mutter hat schon eine Einrichtung für dich gesucht, weil sie mit deinem Lebensstil nicht einverstanden war. Kann man das so sagen?

K.: Ja, dann war von Psychiatrie die Rede – aber dafür hätte sozusagen Gefahr für Leib und Leben bestehen müssen oder Suizidgefahr – ja – aber das war nicht, und dann hat man sich für die Insula entschieden zur Behandlung von meinem Übergewicht.

S.: Wie war dein Tagesablauf, bevor du zu uns gekommen bist?

K.: Aufgestanden, Kaffee getrunken, eine geraucht.

S.: Wann bist du aufgestanden?

K.: 13 Uhr.

S.: Wie alt warst du da?

K.: 17 Jahre.

S.: Wie war der weitere Ablauf?

K.: Habe während des Kaffeetrinkens den PC angemacht, weil ich wusste, dass ich später noch dranwill. In der Zeit, in der er hochgefahren ist, habe ich dann erst mal ein Brot gegessen oder so was.

S.: ... hast du dich geduscht und angezogen?

K.: Duschen eher nicht so oft ... mach ich jetzt öfter (lacht).

S.: Und dann hast du dich an den PC gesetzt, unabhängig davon, ob draußen z. B. schönes Wetter war oder schlechtes?

K.: Ja.

S.: Ab wann warst du dann am PC?

K.: So 14 Uhr, weil ich vorher mit dem Hund noch rausgehen musste.

S.: Ah ja, das hast du gemacht. Das ist doch gut. Was hast du dann ab 14 Uhr gespielt?

K.: Metin2.

S.: Das war damals dein bevorzugtes Spiel? Hast du eigentlich immer nur das gespielt?

K.: Ja, ist eigentlich das einzige Game, was ich wirklich feiere.

S.: Weil es gut ist? Warum ist das so gut?

K.: Es ist ein IP-bedingtes Spiel, also man kann sich selber in die Rolle versetzen ... sodass man quasi die Rolle übernimmt – da gibt's ja diese Rassen ...

S.: Welche Rassen? Erkläre mir das bitte mal genauer.

K.: Ja, der Krieger ist halt – wie der Name schon sagt, der starke Mann, der mit einem Schwert alle niedermetzelt. Dann gibt es den Sura-Botschafter aus der Hölle. Hat eine rote Krallenhand mit einem Auge drauf, also irgendwie so.

S.: Warst du das auch manchmal?

K.: Ja, ich war sehr stark. Dann noch der Schamane, Magier halt und der Ninja mit Dolch oder Pfeil und Bogen. Da konnte man in die Rolle eines solchen Kriegers schlüpfen und kämpfen gegen andere ...

S.: Und? Konntest du was erreichen?

K.: Ja, man konnte halt der Beste sein.

S.: In welcher Hinsicht?

K.: Auf der PK-Liste, der Player-Kill-List.

S.: Wer die meisten umgebracht hat ...?

K.: Ja, genau. Also das war praktisch das einzige Kriterium für gutes Spielen. Wie viele andere man umgebracht hat. Genau.

S.: Und das hat dir so ein Erfolgserlebnis beschert, dass du gar nichts anderes mehr machen wolltest?

K.: Ja, ich war auf Platz 1.

S.: Ach so, du warst auf Platz 1 von allen, die da gespielt haben?

K.: Ja.

S.: Und wie viele haben da gespielt?

K.: Ich glaube, pro Stunde waren immer 300 Spieler online – in Europa mindestens.

S.: Und wie viele sind es, die das insgesamt spielen? Zigtausende? Weltweit?

K.: Ja, damals ca. 8 Millionen weltweit.

S.: In welcher Sprache ist das Spiel?

K.: Englisch ..., einige schreiben aber auch auf Deutsch. In meiner Gruppe hauptsächlich Deutsch.

S.: Da gibt es deutsche Gruppen? Und du warst immer in einer deutschen Gruppe oder auch in einer englischen Gruppe?

K.: Erst in einer komplett deutschen, und als ich dann einen Kollegen kennengelernt habe, der fließend englisch spricht, habe ich erweitert auf Englisch und Deutsch. Er wurde dann mein Co-Leader.

S.: Als du in der deutschen Gruppe der Beste warst, hast du dich dann nach mehr Spielgegnern umgeschaut, oder?

K.: Genau.

S.: Dann hast du damit ja ganz gut Englisch gelernt oder?

K.: Ja so lala, ich kann ein bisschen was.

S.: Aber besser als vorher auf jeden Fall? Aber das Vokabular ist wahrscheinlich ziemlich kriegerisch oder?

K.: Ja.

S.: Hast du dann nur Englisch gesprochen oder auch Englisch geschrieben?

K.: Meistens nur gesprochen, weil Schreiben ist nicht so meine Sache.

S.: Hast es dann immer mit Mikrophon und Kopfhörer gespielt?

K.: Ja, mit Headset.

S.: Hast du auch etwas anderes gespielt?

K.: Nee, nur Metin2. Meine Kollegen haben immer versucht, mich zu Counter Strike reinzuholen, aber das Spiel ist gar nichts für mich. League of Legends finde ich auch nicht gut.

S.: Was ist denn das Spezifische bei Metin2? Was gefällt dir da und bei anderen nicht? Das musst du mir noch mal genauer erklären!

K.: Ich denke mal, das ältere, aber auch futuristische Design gefällt mir. Ab und zu gibt es *custom maps* auf verschiedenen Servern, die halt die alte Map hernehmen und sie auseinanderbauen und anders anordnen. Allein schon die ältere Map und dieser japanische Stil haben mir schon immer gefallen. Wenn man das dann alles umbaut, bisschen schöner macht und bisschen verziert mit Pflanzen und Bäumen, sieht es schon schnieke aus, und dann braucht man kein WOW, wo jetzt 5 Millionen drinstecken und die Graphikansprüche sehr hoch sind.

S.: Und Metin2 ist eher ein Low-Budget-Spiel?

K.: Genau.

S.: Muss man da was zahlen zum Spielen?

K.: Ist kostenlos.

S.: Und auch nicht so, dass man dann plötzlich während des Spiels später bezahlen muss?

K.: Man muss nicht bezahlen – man kann bezahlen.

S.: Man kann bezahlen? Wofür?

K.: Für die Items. Die kann man im Internetshop kaufen zum Beispiel Waffen, Reittiere oder *pets* (Haustiere), die bestimmte Werte haben, um stärker zu sein.

S.: Und meinst du, dass sich darüber dieses Metin2 dann finanziert?

K.: Ja, hauptsächlich über *micro payments* und es geht aber natürlich auch um die Klickzahl, die Likes und so was. Es gibt ja bestimmte Seiten, wo man voten kann, welcher Server der Beste ist. Und sobald man Platz 1 erreicht hat mit dem Server, dann verdient man auch auf der Seite Geld. Ich glaube 200 Euro oder so was.

S.: Und du warst dann von allen Deutschen, die da mitgespielt haben, der mit der höchsten Killing-Rate? Wie kann man so gut werden? Durch Reaktionsschnelligkeit oder durch Denken und Kombinieren?

K.: Nee, das ist auch eine Sache des Equipments, was man hat.

S.: Aber du hast ja gar nichts ausgegeben – gerade mal 10 Euro im Monat, hast du gesagt.

K.: Ja, aber ich habe mir davon Gutscheine gekauft und konnte die *coins* in Ingame-Ware umwandeln. Damit habe ich mir meistens Equipment gekauft, und das Equipment habe ich wiederum verkauft, damit ich später mehr von diesen Gutscheinen hatte, die ich brauchte. Dann konnte ich mir im *item shop* wieder das holen, was ich brauchte.

S.: Und ohne das hättest du dann nicht Erster werden können?

K.: Nee, man muss viel Zeit investieren, um da perfekt zu sein.

S.: Und du investierst Zeit, um dich mehr oder weniger hochzuleveln, indem du bessere Waffen hast?

K.: Ja, aber das Leveln muss man auch selber separat noch machen.

S.: Und das Level bedeutet, dass du schneller reiten, weiter sehen und in alle Richtungen sehen kannst?

K.: Da gibt es Statuswerte. Da gibt es den *bonus port*, da muss man auf Plus klicken, danach steigt das halt. Das ist auch wichtig, sonst hält man nichts aus und macht kein *damage*.

S.: Also du hältst selber auch mehr Attacken von anderen aus, wenn du dich da hochlevelst?

K.: Ja, genau.

S.: Wie viele deutsche Nutzer von Metin2 gab es dann?

K.: Ca. 3 Millionen.

S.: Und von denen warst du der Beste! Warst du stolz?

K.: Ja, sehr sogar.

S.: Und das ist doch eigentlich das, was dich dann am meisten angefixt hat, dass du der Beste von denen warst. Oder?

K.: Ja.

S.: Ist das wirklich auch nachvollziehbar? Oder kann es sein, dass die anderen Benutzer auch gesagt bekommen: «Du bist der Beste», und die dann genauso angefixt sind wie du?

K.: Also ich hatte sehr viel Konkurrenz, die versucht haben, mich vom Platz 1 runterzuhauen. Einer hieß Badger, den kannte ich nach 2 Jahren persönlich. Ich habe ihn im *teamspeak* getroffen und mich mit ihm unterhalten. Eigentlich ist er ein sehr netter Dude. Aber er wollte immer Platz 1 werden.

S.: Was heißt persönlich kennengelernt?

K.: Ich habe einmal mit ihm telefoniert, und dann hat er mich auch besucht. Meine Mutter hat gedacht, ich hab einen Vogel.

S.: Warum? Weil da plötzlich jemand kam und sonst kam nie jemand?

K.: Genau.

S.: Und wie lange habt ihr euch dann unterhalten?

K.: Er hat seinen PC mitgebracht, wir haben uns vielleicht 5 Stunden oder so unterhalten und währenddessen haben wir auch gekämpft im Spiel.

S.: Dann habt ihr PCs untereinander direkt angeschlossen – oder beide ins Internet?

K.: Beide ins Internet.

S.: Ihr habt praktisch gegeneinander gekämpft, während ihr im gleichen Raum wart?

K.: Ja.

S.: Und das hat nur einmal stattgefunden?

K.: Ja, weil er dann umgezogen ist.

S.: War er bei dir in der Nähe zu Hause?

K.: Ja.

S.: Und er war sympathisch?

K.: Ja, aber zu alt.

S.: Wie alt?

K.: 40.

S.: Wie kann der so lange spielen?

K.: Er hatte einen Arbeitsunfall, seitdem hat sein Bein nicht mehr funktioniert. Er hatte immer Berufe, bei denen er lange stehen musste oder so. Sein Unfall war in einer Kfz-Werkstatt, da ist die Hebebühne runtergeknallt auf sein Bein. Das wurde komplett zertrümmert und konnte nicht rekonstruiert werden.

S.: Ist er dann arbeitsunfähig geworden? Kam er im Rollstuhl zu dir?

K.: Er hatte Krücken dabei, das andere Bein hat ja noch funktioniert.

S.: Dann hat er genauso wie du den ganzen Tag zum Computerspielen genutzt?

K.: Ja, und er hat viel Geld investiert, der hatte sein Arbeitslosengeld und Hartz IV fast nur in das Spiel reingesteckt – pro Monat ca. 300 Euro.

S.: Und du hast nicht so viel Geld reingesteckt, weil du dir durch Cleverness so die Punkte geholt hast, mit denen du die Waffen kaufen konntest?

K.: Ja, durch Handeln.

S.: Warst du dann irgendwie noch mehr angeturned, weil du mehr erreicht hast ohne zu investieren, gegenüber einem 40-Jährigen, der 300 Euro im Monat reinsteckt und trotzdem nur Zweiter ist? Also ist das nachvollziehbar, dass du Erster warst von 3 Millionen Leuten in Deutschland?

K.: Also, als letzter Status ist mein Charakter nach wie vor auf Platz 1. Man kann es im Internet nachsehen. Das Spiel ist der Hauptserver von Metin2, und es existiert noch, aber da spielen nicht mehr so viele.

S.: Aha, also das heißt, dass dich bis jetzt noch keiner schlagen konnte. Also bist du immer noch auf Platz 1. Wann hast du das letzte Mal Metin2 gespielt?

K.: Vor zwei Monaten.

S.: Seitdem hast du es gar nicht mehr gespielt?

K.: Nein.

S.: Warum nicht?

K.: Ich kam nicht dazu.

S.: Auch keinen so großen Bock dazu gehabt?

K.: Ja, das auch.

S.: Wie viel wiegst du aktuell?

K.: 135 kg.

S.: Aber du hattest schon mal weniger gehabt?

K.: Ja, der tiefste Wert war 129 kg.

S.: Und du glaubst, du kannst dein Gewicht in dieser Größenordnung stabilisieren?

K.: Ja.

S.: Oder willst du noch mehr abnehmen?

K.: Ich will schon noch ein bisschen abnehmen, aber in der Richtung will ich es schon stabilisieren.

S.: Bei deiner Körpergröße von 2,05 m ist das Gewicht natürlich schon gar nicht mehr so schlimm. Und mit dieser stattlichen Größe hast du dann auch anfangs mit 208 kg einige Mädchen und Jungs ganz schon eingeschüchtert, vor allem an einem ganz bestimmten Tag im Rehazentrum. Du warst schon 2 Monate bei uns und hattest schon 20 kg abgenommen, und dann wolltest du unbedingt wieder Metin2 spielen. Erzähl doch bitte, mal was da passiert ist.

K.: Weil das Gebäude damals kein WLAN hatte, habe ich halt `ne Morddrohung gesetzt, dass ich das komplette Haus umbringe, wenn ich kein WLAN bekomme.

S.: Es gab eine Patientin, die sich dann wirklich sehr bedroht fühlte und dir deswegen einen Hotspot über ihr Handy gegeben hat und dann hast du dich in den Schlaf gespielt. Als ich notfallmäßig nachts ins Rehazentrum kam, warst du am Schlafen und das restliche Haus in hellem Aufruhr – kannst du dich erinnern?

K.: Ja.

S.: Am nächsten Tag haben wir dann im therapeutischen Team überlegt, ob wir dich wegen der Morddrohung sofort entlassen oder was wir eigentlich machen sollen. Die von dir bedrohte Mitpatientin hat die Therapie abgebrochen und ist abgereist. Wir beide haben dann erst mal gemeinsam einen langen Spaziergang über den zugefrorenen Hintersee gemacht. Du hast mir dabei erstmals so ausführlich wie jetzt von deinem ungebremsten und suchtartigen Medienkonsum und von Metin2 berichtet und wie wichtig dir das ist ... – wichtiger als das ganze reale Leben. Ich habe damals auch selber besser als jemals zuvor begriffen, wie stark dieser Drang zu spielen werden kann, wie viele Erfolgserlebnisse einem das gibt, vor allem, wenn sonstige Erfolgserlebnisse komplett ausbleiben. Du warst ja praktisch nur zu Hause und hast dein Spiel ... oder vielleicht sogar dein Leben gespielt von mittags um 13 oder 14 Uhr bis morgens um 6 oder 8 Uhr.

K.: Ja, manchmal bin ich auch bis 10 Uhr wach geblieben, und dann habe ich gepennt bis 1 Uhr nachts.

S.: Und hast dann auch andere Dinge vernachlässigt wie Körperpflege und sonstige soziale Kontakte. Das alles war dir dann ziemlich egal?

K.: Stimmt.

S.: Als du zu uns kamst vor 2 Jahren, warst du ja nicht in einem besonders guten Zustand.

K.: Ja. Hat sich aber vieles geändert, hab ja einiges auch nachgeholt.

S.: Stimmt, aber noch mal zurück... Du hast nachts also von der Mitpatientin Hotspot bekommen und hast dann auch gespielt, aber gar nicht lange.

K.: Nee, ich habe dann reingeschaut, was meine Gilde macht, die ich gegründet habe, nachdem ich Erster war.

S.: Du wolltest eigentlich nur sehen, ob du immer noch auf Platz 1 bist?

K.: Genau.

S.: Dann haben wir sogar aufgrund dieses Eklats vom kalten Entzug bei der Mediensucht Abstand genommen. Es gab ja auch vor dir schon viele Patienten mit Adipositas, Mediensucht und schulvermeidendem Verhalten. Wir haben dann im Team beschlossen, einen Medienraum einzurichten, und haben mit dir und anderen Patienten eine Arbeitsgruppe dazu gegründet mit der Frage, was dieser Medienraum enthalten soll an Hardware und Software, und ihr habt selbst Vorschläge für die Verhaltens- und Nutzungsregeln des Medienraumes gemacht. Mittlerweile gibt es den Medienraum seit über einem Jahr, und du hast ihn auch schon öfter benutzt. Aber nicht sehr oft, wie ich höre – oder?

K.: Ja, eher selten.

S.: Das heißt, es gibt Tage, an denen du gar nicht online bist?

K.: Ich habe vor, die Tage, bevor ich nach Hause fahre, noch mal zu schauen, was es Neues gibt auf dem Server oder Sonstiges, da bin ich dann für zwei Stunden dran, und dann ist das auch erledigt. Also es spielt jetzt längst nicht mehr so eine Rolle wie damals, nee.

S.: Warum nicht?

K.: Ich habe halt mehr zu tun mit Therapie oder Sonstigem oder Freunde treffen, die ich jetzt habe.

S.: Du bist dann auch zur Schule gegangen, hat aber erst mal auch nicht so geklappt – warum?

K.: Weil ich noch der Meinung war, dass ich nicht schulfähig bin und nicht klarkomme mit der Lehrerin, die da war.

S.: Warum warst du nicht schulfähig – mit 18 Jahren?

K.: Wenn man seit zwei Jahren nicht zur Schule gegangen ist, dann hat man als Letztes im Kopf, dass man zur Schule geht.

S.: Dann hast also ganz einfach keinen Bock gehabt.

K.: Kein Bock auch. Und auch speziell nicht auf das Thema.

S.: Was war das Thema?

K.: Geschichte.

S.: Was hast du jetzt für einen Abschluss?

K.: Einen Mittelschulabschluss.

S.: Den hast du hier bei uns in der Insula-Schulklasse gemacht?

K.: Ja, bei Herrn Althaus.

S.: Damit könntest du ja auch eine Ausbildung machen? Was hast du jetzt vor?

K.: Ja, eine Ausbildung im Hotel- oder Gastrobereich

S.: Und das soll möglichst bald losgehen?

K.: Das Problem ist, dass ich nachgelesen habe. Ich kann erst nächstes Jahr anfangen, aber wenn ich die Zusicherung bekomme, dass ich in der Berufsschule anfangen darf, dann habe ich eine Lehrstelle.

S.: Dann bist du zwei Jahre und einen Monat bei uns gewesen. Erst 9 Monate in der Reha und den Rest in der Wohngruppe. Du hast in der ganzen Zeit jede Woche psychologische Einzel- und Gruppentermine gehabt, sowie Sporttherapie und Ernährungstherapie und medizinische Beratung. Würdest du sagen, dass das neben der Gewichtsreduktion geholfen hat, dich von deiner Mediensucht zu lösen?

K.: Auf jeden Fall. Jeden Tag Termine haben ist natürlich am besten, dann hat man auch weniger Zeit, um vor der Kiste zu sitzen und zu zocken.

S.: Und haben deine Eltern nicht auch versucht, Termine zu machen – du musst mit dem Hund rausgehen, jetzt kommt die Oma oder die Tante, oder jetzt fahren wir zur Schwester?

K.: Ich habe keine Oma, keine Tante, keine Schwester.

S.: Und deine Mutter ist auch alleine?

K.: Mein Vater ist verstorben, und jetzt hat sie einen neuen Verlobten.

S.: Als du zu uns kamst, war dein Vater schon verstorben, und deine Mutter konnte auch nichts weiter gegen deine Mediensucht unternehmen?

K.: Das mit meiner Mediensucht ging los, als sich meine Eltern getrennt haben. Mein Vater ist ausgezogen und hat dann in einer Pension gelebt. Ich habe ihn gehasst, weil er meine Mutter und meinen Bruder und mich oft geschlagen hat. Er hat auch viel Alkohol getrunken und ist nach 6 Monaten in der Pension mit 56 Jahren plötzlich gestorben. Zu Hause hat er mich nie ins Internet gelassen, weil er selber ständig bei Facebook online war. Es gab nur einen Anschluss.

S.: Wie lange ging das dann zu Hause mit deiner Mediensucht?

K.: Zwei Jahre.

S.: Und dein Bruder?

K.: Mein Bruder ist ausgezogen, als er zwei Kinder hatte.

S.: Besteht die Gefahr, dass du wieder so mediensüchtig wirst, wie du es schon mal warst?

K.: Nee, auf keinen Fall – das tue ich mir nicht mehr an. Ich würde mir höchstwahrscheinlich schon was kaufen, womit ich auch spielen kann. Aber ich würde mich nicht darauf konzentrieren da der Beste zu sein, sondern nur Spaß zu haben.

S.: Was sind denn jetzt deine Hobbys?

K.: Momentan mit Freunden treffen und was mit meinen Freundinnen unternehmen oder draußen einfach spazieren gehen. Sport ab und zu und Krafttraining, aber das darf ich momentan nicht.

S.: Warum?

K.: Weil ich Rückenschmerzen habe. Ansonsten kann ich noch Ergometer fahren und manchmal auch Ausdauerrunden gehen.

S.: Und Ballspiele oder so was?

K.: Mag ich gar nicht.

S.: Und wärst du jetzt auch in der Lage, dir selber was Gesundes zu kochen?

K.: Ja.

S.: Hast du ja gelernt bei uns in der Ernährungstherapie.

K.: Das gesunde Kochen, das normale Kochen konnte ich schon vorher.

S.: O.k., das hast du also auch schon zu Hause gemacht. Aber jetzt kein gesundes Kochen, dass es nicht nur Ravioli aus der Dose gibt?

K.: Nee, ich habe mir meistens Spaghetti gemacht.

S.: Spaghetti mit roter, gekaufter Soße – oder?

K.: Ja.

S.: Und wie viel Gramm Spaghetti hast du gegessen?

K.: Die ganze Packung, das sind 500 Gramm, oder?

S.: Und dann auch die Soße in entsprechender Menge?

K.: Ja.

S.: Und meistens, wenn deine Mutter nicht da war.

K.: Ja, und dann ab und zu eine Bratensoße dazu.

S.: Wie sieht deine Ernährung aus, wenn du demnächst alleine wohnst oder in unserer Wohngruppe?

K.: Auf jeden Fall gesünder, ich würde mir viel mit Gemüse machen oder manchmal auch nur Salat. Wenn halt das richtige Dressing dran ist, dann schmeckt der Salat auch super. Diese Einstellung hatte ich halt damals nicht.

S.: Was ist das richtige Dressing? Auch mal etwas süßlich?

K.: Süßlich, es kann auch etwas pikant sein.

S.: Das finde ich auch. Viele kennen nur so einen essigsauren Salat und wissen gar nicht, wie Salat auch schmecken kann, und essen deswegen keinen Salat. Aber da hast du ja dann bei uns einiges dazugelernt. Und da hoffen wir jetzt sehr, je nachdem, wie das weitergeht in deiner eigenen Wohnung in wenigen Monaten oder in der Wohngruppe der Insula. Das ist ja auch noch eine Option, und da wäre auch noch ein Platz frei für dich. Das fände ich gar nicht schlecht, dass du noch eine Zwischenphase für das Alleinewohnen, die «Auswilderung», hättest.

K.: Das wäre natürlich optimal.

S.: Würdest du das gerne machen?

K.: Ja klar, aber da wäre noch der Kostenträger zu klären.

S.: Ja, das müssen wir dann sehen, dass wir das vertreten können und für dich ein Wort einlegen können beim Sozialamt zum Beispiel oder beim Jugendamt, dass deine Therapie noch weiter finanziert wird. Denn du bist jetzt 19.

K.: Ich werde dieses Jahr 20.

S.: Da könnte dann das Jugendamt durchaus noch Kostenträger für dich sein, das geht ja bis 25 Jahre, wenn die Leistungen vor dem 18. Lebensjahr angefangen haben. Jetzt aber bitte noch mal wegen der Schule kurz zurück zu damals, als du die Nacht zum Tage gemacht hast und fast nur noch Metin2 gespielt hast. Hast du da nichts anderes gemacht oder doch auch mal Videos geschaut oder soziale Netzwerke genutzt?

K.: Nee, eigentlich nicht, ich war halt ab und zu in Steam online, um zu schauen, wer von meinen Kollegen gerade online ist.

S.: Wie lange ging das zu Hause, dass du nur noch Metin2 gespielt hast?

K.: Zwei Jahre.

S.: Eigentlich, seitdem dein Vater gestorben war?

K.: Ja, das hat so angefangen.

S.: Das heißt, du warst, als das losging, 14 Jahre alt?

K.: Ja.

S.: Was war dann mit der Schule?

K.: Die Schule habe ich nach seinem Tod vermieden, ich hatte keinen Kopf für die Schule. Ich bin da nur gesessen und habe nichts gemacht.

S.: Bist du zu Hause geblieben von der Schule, weil du traurig warst über den Tod deines Vaters?

K.: Ja.

S.: Erst dann hast du angefangen, so viel im Internet unterwegs zu sein?

K.: Ja.

S.: Sozusagen als Alternative zur Schule und gegen die Langeweile zu Hause? Kann man das so sagen?

K.: Ja, das kann man so sagen.

S.: Dann ruft doch aber die Schule an und fragt, wo du bleibst? Als Antwort reicht «Der kommt nicht» ja nicht aus. Du warst doch schulpflichtig.

K.: Sie haben nicht angerufen, und ich habe auch keine Briefe von der Polizei erhalten, dass ich zu Schule gehen muss oder sie mich abholen, wenn nicht. Das Einzige, was sie mal abgeholt haben, war ein Schlagring, den ich im Schublädchen von meinem verstorbenen Vater gefunden habe. Davon habe ich ein Foto gemacht. War dämlich.

S.: Was hast du damit gemacht?

K.: Ich hab's in die WhatsApp-Gruppe gestellt. Dann kam die Polizei. Ich habe meine Mutter vorgewarnt: «Die Polizei ist da.» Sie meinte, ich muss dann eben auch mal zur Schule – sie war ja aber gar nicht wegen der Schule gekommen.

S.: Also du bist nicht mehr zur Schule gegangen, aber es hat von der Polizei keiner so richtig nachgefragt, warum du nicht hinkommst?

K.: Nein.

S.: Und deine Mutter?

K.: Nein, sie meinte, es ist meine Sache: «Ist deine Sache, ob du zur Schule gehst oder nicht.»

S.: Du warst bis dahin auf der Hauptschule gewesen, oder? Mit welchen Noten?

K.: 4 bis 3, aber in Sport eine 5 und in Bio meistens eine 5.

S.: Und deine Freunde aus der Schule, haben die mal gefragt, was mit dir ist und warum du nicht mehr kommst?

K.: Tatsächlich ja, manchmal haben wir uns im Internet getroffen.

S.: Und dann war's auch wieder gut?

K.: Ja.

S.: Gab's andere, die auch nicht mehr kamen?

K.: Ja, tatsächlich.

S.: Und dann hat keiner mehr nachgefragt?

K.: Ja, nachdem ich hier war, habe ich einen Bußgeldbescheid von 350 Euro erhalten.

S.: Bußgeld wegen Schule schwänzen?

K.: Genau und das nach zwei Jahren. Eigentlich kommt das sofort.

S.: Und du hast das gezahlt?

K.: Nein, irgendjemand von der Insula hat da angerufen, und dann musste ich nicht zahlen. Ansonsten hätte ich auch Sozialstunden im Altenheim gemacht.

S.: Was würdest du denn anderen Leuten empfehlen, die in so einer Situation sind wie du damals?

K.: Auf jeden Fall nicht direkt das komplette Haus bedrohen, sondern lieber nachfragen: «Hey kannst du mir einen Hotspot geben? Ich halte es nicht mehr aus.»

S.: Oder man geht einfach in den Medienraum, der jetzt eingerichtet ist, und da könnt ihr – mit einer gewissen Kontrolle – machen, was ihr wollt.

K.: Wir können da auch öfter reingehen, halt nicht den ganzen Tag, aber pro Tag maximal zwei/drei Stunden gehen klar.

S.: Was würdest du jemandem empfehlen, der zu Hause so viel im Internet ist wie du?

K.: Sich mal mit Leuten in Kontakt setzen, die vielleicht auch übergewichtig sind und auch durch diesen Medienkonsum belastet sind. Das war bei mir ja der Fall, dass ich mit meinem Teamspeak mal geredet habe. Dann ist mir eingefallen: Scheiße, so will ich nicht mehr weiterleben. Wenn man diese Einsicht hat, kann man schon ein bisschen besser was machen. Letztlich kann man sich auch dort, wo die Mediensucht stattfindet, im Internet, in den sozialen Netzwerken, erkundigen: «Mir geht's nicht gut, wer kann mir helfen? Wer kann mir was empfehlen?»

S.: Genau. Es sind aber längst nicht alle übergewichtig, die mediensüchtig sind.

K.: Ja, klar. Also ganz unabhängig von der Insula. Man geht psychisch kaputt, wenn man die ganze Zeit vorm Rechner sitzt und denkt, man ist ja in seiner Welt und will einfach nur abschalten von der richtigen Welt. Das war auch so ein Thema, das wir sehr oft in der Gruppe hatten ... also so im Teamspeak. Gegen Abend ist uns halt nichts mehr eingefallen, worüber man reden könnte, dann haben wir halt so was in den Raum geworfen und haben dann stundenlang diskutiert darüber.

S.: Worüber genau?

K.: Sollte man jetzt die reale Welt ausschalten und die virtuelle Welt im Vordergrund haben oder nicht?

S.: Und was ist dabei rausgekommen?

K.: Ich habe die reale Welt genommen, weil die mir letztlich doch wichtiger ist als die virtuelle. Natürlich nicht so extrem wichtig zu diesem Zeitpunkt, denn ich habe in der virtuellen Welt quasi gelebt, ich kannte da jeden.

S.: Haben sich andere für die virtuelle Welt entschieden?

K.: Ja, das fand ich ganz krass.

S.: Und wovon lebt so jemand dann, der sich ganz für die virtuelle Welt entscheidet?

K.: Von Hartz IV.

S.: Die meisten, die als Erwachsene in so einem Internet-Forum unterwegs sind, leben von Hartz IV?

K.: Entweder das oder machen Früh-Jobs.

S.: Und was würdest du jetzt sagen – stell dir mal vor, du wärst jetzt selber Vater und hättest einen Sohn wie dich und eine Ehefrau. Was würdest du tun, um das zu verhindern – diese Entwicklung, die bei dir so chaotisch gelaufen ist?

K.: Ich würde auf jeden Fall im WLAN-Netz einen Timer einstellen, dass er ab ... sagen wir mal, er ist jetzt 15 und schulpflichtig ... dass sich das WLAN ab 0 Uhr automatisch abschaltet, dann hat er keine Möglichkeit mehr, was zu machen.

S.: 0 Uhr wäre dann schon ziemlich spät.

K.: Ja, ich war auch mit 13 bis 23 Uhr wach.

S.: Also über einen Timer, und ansonsten darf dein Sohn dann von nachmittags um drei bis 0 Uhr grenzenlos im Internet sein?

K.: Nee, ich würde dann noch einen Timer einsetzen, dass er um 16 Uhr erst angeht.

S.: Und sonst? Was würdest du unternehmen mit so einem Sohn, der nur noch eins will – ins Internet?

K.: Sollte es dazu kommen, und er gibt ein Scheiß drauf, was mit der realen Welt ist, und wenn er dann auch noch übergewichtig ist, würde ich ihn tatsächlich hierherschicken, weil mir das geholfen hat, und dann würde es ihm auch helfen.

S.: Freut mich, dass du das doch am Ende positiv siehst. Ist ja auch nicht bei allen so, die Entwicklung in der Insula. Ich hoffe, dass wir beide noch möglichst lange in Kontakt bleiben und ich hören kann, wie es dir geht, sowieso natürlich, wenn du in unsere Wohngruppe 3 gehst und auch irgendwie, wenn du eine Wohnung in Berchtesgaden hast, was du dir ja überlegt hast, dass wir uns dann immer wieder mal in größeren Abständen treffen... Was machen dein Gewicht und dein Medienkonsum und die Schule? Ist da noch was Weiteres geplant?

K.: Schule eigentlich nicht, aber in die Berufsschule muss ich ja gehen, wenn ich die Ausbildung mache.

S.: Und das ist dann die Frage, ob du dann die Berufsschule wirklich machst. Denn du hast ja eigentlich mit Schule ständig ein Problem gehabt. Denn die zwei weiterführenden Schulanläufe, die du hier hattest, sind ja letztlich nach dem Mittelschulabschluss gescheitert.

K.: Ja, aber das werde ich auf jeden Fall durchziehen, weil die Ausbildung sehr wichtig ist.

S.: ... weil du irgendwann mal dein eigenes Geld verdienst und dann auch selbstbestimmt leben kannst und nicht abhängig bist von anderen Leuten. Versprichst du mir das jetzt hier mal? Dass du in die Berufsschule gehst und nicht in den alten Stil verfällst und die Schule schwänzt?

K.: Ja, versprochen!

Diagnosen bei Klaus

- Adipositas permagna, Aufnahme-BMI 53,4 kg/m^2
- Mediensucht (erst ab ICD 11 codierbar)
- Störung der Impulskontrolle (bisherige Ersatzdiagnose für Mediensucht)
- ISO-Syndrom (noch nicht codierbar)
- Depression
- Arterielle Hypertonie (nur anfangs durch Adipositas)
- Steatohepatitis (entzündliche Fettleber)
- Gallensteine (oft bei Adipositas)
- Hyperinsulinismus (Vorstadium Diabetes mellitus Typ II)
- Dylipoproteinämie (Störung der Blutfette)
- Knick-Senk-Spreizfuß (durch Gewicht und Bewegungsmangel)
- Nikotinabusus

Einschätzung von Dr. Wolfgang Siegfried

Klaus hat ganz offensichtlich sehr unter dem frühen Tod seines Vaters gelitten, obwohl der ihn, seinen Bruder und seine Mutter geschlagen hat. Seine dann alleinerziehende Mutter konnte das Abgleiten von Klaus in Mediensucht, Schulvermeidung und Adipositas nicht verhindern, hat aber dennoch zuletzt gemeinsam mit dem Jugendamt für eine Therapie gesorgt. Angekommen im Rehazentrum, lief die Gewichtsabnahme sehr gut; die Mediensucht war anfangs kein Thema. Klaus war durch die Therapie und vor allem auch durch die Mitpatienten abgelenkt, und es zeigte sich erneut, was für ein wichtiger Baustein der Therapie das Zusammensein mit anderen Mitpatienten ist. Vor allem hierdurch wurde Klaus aus seiner sozialen Isolation und zurück ins reale Leben geholt, ein Leben, das er jetzt nicht mehr missen möchte. Klaus' Bereitschaft zur Mitarbeit in der Therapie und in der Insula-Schule, im Ernährungsunterricht und in der Psychotherapie war dagegen immer wieder schlecht. Er musste oft ermahnt werden zu kommen oder mitzumachen. So konnte er den Mittelschulabschluss in der Insula zwar durch eine gute «Grundintelligenz», aber kaum durch häufiges Lernen schaffen. Umso wichtiger wird es sein, Klaus beim anstehenden Besuch der Berufsschule durch eine weitere Therapie in einer vollstationären Adipositas-Wohngruppe oder zumindest in einer teilbetreuten Wohngruppe zu unterstützen. Aus dem langen Gespräch mit ihm, nachdem er sich unter Gewaltandrohung einen Internethotspot bei einer Mitpatientin besorgt hatte, entstand die Idee eines Medienraumes im Adipositas-Zentrum, an dem er in der Aufbauphase kräftig mitwirkte.

Interview mit Maria
(geführt von Dr. Wolfgang Siegfried)

Maria, 16 Jahre alt, ist seit 14 Monaten in Therapie im Adipositas-Zentrum Insula. Das Aufnahmegewicht lag bei knapp 80 kg bei einer Körpergröße von 151 cm und einem Aufnahme-BMI von 34 kg/m².

S.: Maria, bitte berichte uns von deiner Zeit vor der Insula und in der Insula.

M.: Ich habe zu Hause bei meinen Eltern gelebt. Irgendwann hatte ich halt meine Anfälle bekommen, also Suizidversuch und Selbstmordgedanken. Ein Internet-Freund hatte die Rettung angerufen, die mich dann mitgenommen haben in die Klinik. Dort war ich dann für 3 Monate. Nachdem ich dort aber 3 kg zugenommen hatte, meinte meine Ärztin, sie hätte eine Übergewichts-Klinik für mich gefunden. Ich habe mir die Insula dann angeschaut. Mir hat es so gut gefallen, dass ich unbedingt hierherkommen wollte.

S.: War Übergewicht der einzige Grund, weshalb du zu uns gekommen bist?

M.: Nein, nicht ganz, ich hatte auch ein bisschen Mediensucht. Meine Eltern konnten mich nicht so richtig stoppen. Nach der Schule wollte ich sofort zum Computer und spielen. Meine Eltern haben mich zwar dann schon zurückgehalten und darauf bestanden, dass ich zuerst die Hausaufgaben mache und mich erst danach an den Computer setze. Da saß ich dann sehr lang, meist bis spätabends. Ich musste aber jeden Tag in die Schule. Wenn ich jetzt in mich gehe, muss ich sagen, dass ich manchmal vorgegeben habe, krank zu sein oder mich übergeben zu haben. Ich saß dann aber heimlich am Computer.

S.: Also du hast dich manchmal krank gestellt, und deine Mama hat es dir geglaubt.

M.: Ja, genau.

S.: Worum ist es dir dabei vorrangig gegangen: Wolltest du am Computer sein, oder wolltest du nicht in die Schule?

M.: Beides. Weil ich am PC sein wollte, aber auch, weil ich in meiner Hauptschulzeit die ganzen 4 Jahre von Anfang an gemobbt worden bin. Ich habe es nie so richtig zu Hause gesagt, aber am Ende ist dann alles herausgekommen. Die Schule habe ich trotzdem durchgezogen.

S.: Und abgeschlossen?

M.: Ja, mit einem Hauptschulabschluss.

S.: Beschreibe mir mal genauer, wie das abgelaufen ist, wenn du damals nach der Schule nach Hause gekommen bist.

M.: Ich habe ca. eine Stunde meine Hausaufgaben gemacht. Es kam darauf an, wie viel wir aufbekommen hatten. Da war ich aber meist auch schon nebenbei am Handy dran. Wenn ich fertig war, habe ich meine Eltern gefragt, ob ich an den Computer kann. Das haben sie mir dann meistens für eine Stunde erlaubt. Danach habe ich auch immer heimlich weitergespielt. Sobald meine Mutter aufgetaucht ist, habe ich Schularbeiten am PC vorgeschoben. Oft habe ich meiner Mutter noch im Haushalt geholfen. Währenddessen hatte ich ständig mein Handy in der Hand. Ich konnte es irgendwie nicht weglegen. Am Abend habe ich statt meiner Mutter dann meinen Vater um Erlaubnis gebeten, den PC für 1 bis 2 Stunden oder länger nutzen zu dürfen. Mein Vater meinte, ich könne mir das selbst einteilen, obwohl er ganz genau wusste, dass ich das nicht konnte. Und ich war aber auch viel in meinem Zimmer und habe mit meinem Handy rumgedaddelt.

S.: Was machst du denn da an deinem Handy oder am Computer?

M.: Ganz verschieden. Facebook, Instagram, News.

S.: Hast du auch etwas gespielt?

M.: Ja, ich habe sehr oft Spiele heruntergeladen und mir angeschaut, wie die sind und ob sie was für mich sind. So ist eigentlich mein Tag vergangen.

S.: Und war ein Spiel etwas für dich?

M.: Am Handy nicht wirklich. Eher auf dem Computer. Da habe ich öfter meine Eltern gefragt, ob ich den Computer in mein Zimmer stellen darf, damit ich das Spiel spielen kann. Dann bin ich auch heimlich nachts an den Computer gegangen und habe gespielt.

S.: Nachts? Von wann bis wann beispielsweise?

M.: Ich musste gegen 21 Uhr schlafen gehen. Dann habe ich gewartet, bis meine Eltern zu Bett gegangen sind. Von 23 Uhr bis 3 Uhr habe ich gespielt.

S.: Wie hast du das dann mit der Schule gepackt?

M.: Na ja, ich habe noch ein bisschen geschlafen und musste dann aber aufstehen, weil meine Mutter mich geweckt hat. Und dann musste ich in die Schule gehen.

S.: Da warst du sicher richtig müde, oder?

M.: Ja. (lacht)

S.: Manchmal bist du dann auch nicht aufgestanden. Wie hast du deine Mutter rumgekriegt, nicht zur Schule gehen zu müssen?

M.: Ich habe ihr gesagt, ich habe Bauchschmerzen oder ich habe mich übergeben. Und von da an hatte es angefangen, dass ich mir dachte, ich schau mal, wie weit ich mit meiner Mutter gehen kann und wie weit sie mir das glaubt. Ich habe immer wieder versucht, irgendeine andere Krankheit zu erfinden, um zu Hause zu bleiben und am Computer zu spielen.

S.: Hat dir das deine Mutter immer geglaubt, oder hat sie es auch manchmal nicht geglaubt?

M.: Meistens hat sie mir geglaubt. Aber es gab auch eine Zeit, da habe ich es jeden Tag versucht. Und da hat sie es dann nicht mehr geglaubt und mich in die Schule geschickt.

S.: Und du bist gegangen?

M.: Ja, ich musste natürlich gehen. Und auch in der Schule habe ich oft gesagt, dass ich Bauchschmerzen habe und nach Hause möchte. Da musste mich meine Mutter extra abholen.

S.: Das hört sich alles so distanziert an. Du sprichst darüber, als ob es schon 10 Jahre her wäre. Aber eigentlich ist es ja erst 1 Jahr her. Ist das jetzt alles anders?

M.: Ja, also seit ich hier bin, ist wirklich alles anders. Ich habe auf einmal wieder mehr Kontakt zu meinen Eltern. Früher gab es oft Streit. Seit ich hier bin, verstehe ich mich voll gut mit ihnen. Ich bin nicht mehr so mediensüchtig. Ich weiß, wann ich aufhören kann. Hier ist es einfach total schön.

S.: Was hat dich bewegt, dich hier anders zu verhalten als zuvor zu Hause? Macht das die Kontrolle, oder ist es etwas anderes?

M.: Ich bin wegen Übergewicht und etwas Mediensucht hierhergekommen. Am Anfang habe ich nicht wirklich daran geglaubt, dass sich etwas verändern könnte. Im Laufe der Zeit habe ich festgestellt, dass ich Gewicht reduziere. Mit der Mediensucht war es ebenso vorbei, denn ich habe hier neue Bekanntschaften geschlossen und neue Freunde kennengelernt. Das Handy habe ich nicht mehr wirklich gebraucht, denn meine Zeit habe ich lieber mit den Freunden verbracht, anstatt drinnen mit dem Handy zu spielen.

S.: Also du hast hier interessante Alternativen zum Medienkonsum kennengelernt. Das heißt für mich allerdings noch nicht unbedingt, dass es, wenn du nach Hause kommst, nicht wieder so ist wie vorher.

M.: Aktuell bin ich ja in der Wohngruppe und auch froh darüber. Hier lerne ich das richtige Leben. Früher habe ich mir meine Internetwelt gebaut. Die ist dann halt zusammengebrochen. Seit ich hier bin, weiß ich, wie es sich anfühlt, richtig zu leben.

S.: Du bist nun seit einem Jahr bei uns, anfangs in der Reha und seit 3 Monaten bist du in der Wohngruppe. In der Wohngruppe wird ja auch verstärkt an der beruflichen Zukunft gearbeitet. Du hast dich für die Kinderpflegeschule entschieden in Bischofswiesen. Da kann man mit Hauptschulabschluss gut hingehen, und wenn du es gut machst, hast du danach sogar einen Realschulabschluss.

M.: Genau. Also es sind 2 Jahre, und danach kann man auch auf die Erzieherschule weitergehen.

S.: Nach zwei Jahren. Und das wird dir dann so angerechnet wie eine mittlere Reife.

M.: Ja.

S.: Das macht dir Spaß?

M.: Ja, sehr großen. Ich wollte von Anfang an etwas mit Kindern machen.

S.: Und schreibst du auch gute Noten?

M.: Ja, aber ich muss zugeben, dass es manchmal schwankt. Mal sind es schlechtere Noten, dann aber auch wieder bessere Noten. Es kommt darauf an, welches Fach mich sehr interessiert.

S.: Heißt, du möchtest später Erzieherin werden und auch selber mit Kindern arbeiten. Und vielleicht auch aufpassen, dass ihnen das erspart bleibt, was du erlebt hast.

M.: Ja, genau.

S.: Du hast ja jetzt auch einen Freund hier – den Klaus. Wie lange seid ihr schon zusammen?

M.: Wir sind jetzt über ein Jahr zusammen.

S.: Aber du bist doch erst ein Jahr bei uns?

M.: Ja. Wir haben uns von Anfang an gut verstanden und gleich gemerkt, dass wir viel gemeinsam haben.

S.: Auch mit dem Thema Medien habt ihr viel gemeinsam.

M.: Genau. Vor allem mit dem Spiel Metin2. Da haben wir uns am besten verstanden. Und dann haben wir gesagt, wir lieben uns. Wir kennen uns schon gut, also versuchen wir es mal miteinander. Bis heute hält es.

S.: Ihr seid also durch Metin2 zusammengekommen?

M.: Ja, wir haben stunden- und tagelang darüber geredet. Und dachten uns, wir haben so viele gemeinsame Interessen, wir versuchen es einfach mal miteinander.

S.: Meinst du, dass Klaus auf dich einen guten Einfluss hat?

M.: Ja.

S.: Inwiefern?

M.: Also, ich bin viel ruhiger geworden. Wir beide sind Dickköpfe, aber irgendwie gehen wir durch dick und dünn miteinander. Es hat sich eigentlich auch hier mit Klaus mein Leben komplett verändert. Also ich bin echt froh, ihn hier kennengelernt zu haben.

S.: Obwohl er ja nun auch ganz schön mediensüchtig war oder vielleicht auch noch ist. Und auch sein Leben noch ein bisschen in den Griff kriegen muss, z. B. Thema Lehrstelle und eigene Wohnung, wenn er die Wohngruppe verlässt. Hast du auf ihn einen guten Einfluss?

M.: Ja, ich habe ihm oft geholfen, sich um einen Job zu kümmern oder eine Wohnung zu suchen. Es war sehr schwer, etwas zu finden. Aber dann kam der Tag, an dem es eine Wohnung gab, die er besichtigen darf.

S.: Und demnächst schaut er sich die Wohnung an. Da drücken wir ihm beide die Daumen, dass das klappt. Und wenn er hier in Berchtesgaden bleibt, könnt ihr auch eure Beziehung fortsetzen. Ich glaube, er bleibt auch deswegen ganz gerne hier, weil du noch hier bist.

M.: Ja. Er hat auch selbst gesagt, dass er bei mir bleiben will. Und ich werde noch etwa 2 Jahre hier sein.

S.: Deine Gewichtsabnahme in der ganzen Zeit war nicht so toll. In dem ganzen Jahr hast du gerade um die 10 kg abgenommen. Aber du wirst ja noch eine Weile bei uns bleiben und machst ja in der Wohngruppe alles mit, wovon man profitieren kann, wie Sport, Ernährung, Psychotherapie und erlebnispädagogische

Maßnahmen. Es gibt ja auch den Medienraum in der Insula. Benutzt du den eigentlich?

M.: Am Anfang wurde mir gesagt, dass es den Medienraum gibt. Ich wollte da nicht rein. Dann bin ich manchmal doch hingegangen. Aber aktuell nutze ich den überhaupt nicht. Also ich will eher lernen, ohne Medien auszukommen.

S.: Oder mit wenig Medien?

M.: Genau. Mit wenig Medien. Sodass ich nicht reinrutsche, auch wenn es nur für 2 Stunden ist. Ich möchte eher schauen, dass ich davon wegkomme.

S.: Also du wirst dein Handy wahrscheinlich immer wieder mal brauchen und etwas nachschauen, wie z. B. einen Fahrplan oder um Klaus anzurufen. Aber du meinst, so viele Stunden am PC – das wird nicht mehr passieren.

M.: Nein, also ich habe mich echt vom Handy und von allem abgewendet. Also, das Handy benutze ich schon noch manchmal zum Draufschauen. Aber sonst würde ich sagen, dass ich eher rausgehe, anstatt mich vor den Computer zu setzen und den ganzen Tag zu spielen.

S.: Wie viele Stunden waren es durchschnittlich am Tag zu Hause, in denen du mit Medien beschäftigt warst?

M.: Insgesamt wahrscheinlich 6 bis 10 Stunden täglich.

S.: Das ist schon eher viel. Und deine Eltern, die haben das gar nicht gemerkt, dass du so viel an den Medien warst, am Handy, am Computer?

M.: Am Anfang haben sie es nicht mitbekommen, dass ich mediensüchtig bin. Aber dann hat mein Vater mich öfter beobachtet und hat dann gemerkt, dass ich ständig am Computer bin, wenn er mich sieht.

S.: Und dann?

M.: Er meinte, dass es nicht so weitergeht. Es wurden Zeiten festgelegt, in denen ich spielen durfte.

S.: Dein Vater hat es reglementiert?

M.: Ja, genau. Ich hatte dann meine Regeln und durfte erst gegen Nachmittag / Abend zum Computer.

S.: Wenn du selber deine Mutter oder dein Vater wärst: Was würdest du mit einer Maria machen? Was würdest du ihr denn sagen, damit das nicht alles so schiefgeht?

M.: Ich würde meinem Kind auf jeden Fall sagen, dass es sich selbst kontrollieren soll. Es darauf hinweisen, dass es die ganze Zeit am Computer oder Handy ist. Und es auffordern, nach draußen zu gehen und nicht das Leben im Zimmer zu verbringen.

S.: Aber das haben deine Eltern ja zu dir auch gesagt, und du hast es nicht gemacht.

M.: Ja, und ich habe es nicht gemacht.

S.: Da musst du noch einen Schritt weitergehen. Was würdest du tun?

M.: Ich würde Regeln setzen und wahrscheinlich auch sagen, dass Schluss ist: Computer- oder Fernsehsperre.

S.: Wie viel Stunden am Tag?

M.: Maximal 2 Stunden am Tag.

S.: Das hätte ich jetzt auch gesagt, maximal 2 Stunden am Tag sollten genügen, um seine Mails anzuschauen oder für die Schule etwas zu tun oder mal einen Film anzugucken. Aber alles, was darüber hinausgeht, kann zu einem Problem werden, finde ich. Es gab ja auch bei dir Probleme. Du warst sehr traurig und hast sogar einen Suizidversuch hinter dir. Wie kam es dazu?

M.: Ich hatte eine Internetbeziehung – so kann man es bezeichnen. Ich hatte mich total gut mit ihm verstanden. Und dann hat er sich von mir getrennt, weil es für ihn keinen Sinn mehr gemacht hat.

S.: Eine Internetbeziehung? Hast du ihn nie gesehen?

M.: Nie gesehen – nein.

S.: Nur immer virtuell?

M.: Nur übers Chatten oder Facetime.

S.: Ach so. Also gesehen habt ihr euch schon.

M.: Ja, aber nur über Handy. Das ist ja nichts.

S.: Und wo war derjenige?

M.: Der wohnte in Deutschland. Irgendwo im Norden. Das war sehr weit weg. Wir hatten eine Beziehung, und er hat dann Schluss gemacht. Und da hatte es mit den Suizidversuchen begonnen.

S.: War dir das so wichtig gewesen? Habt ihr euch «Ich liebe dich» gesagt?

M.: Ja, schon. Aber dann war es irgendwie nicht mehr so, und es ging alles in die Brüche. Und so bin ich in die Suizidversuche gerutscht. Ich wollte nicht mehr und habe mir die kompletten Arme aufgeschnitten. Da hatte ein Freund von mir, der weiter weg wohnt, gesagt, ich solle ihm meine Adresse geben, und er schickt mir ein Paket, um mich aufzuheitern. Das fand ich total lieb. Ich habe ihm meine Adresse geschickt, und er hat dann den Notarzt gerufen, der auf einmal vor unserem Haus stand. Ich habe kurz darüber nachgedacht, was ich schon alles gemacht habe, und dann beschlossen, mit dem Rettungswagen mitzufahren, denn ich musste in meinem Leben etwas ändern. Ich kann nicht an einer einzigen Person hängen, die mich überhaupt nicht liebt. Und dann kam ich für 3 Monate in die Psychiatrie.

S.: Und deine Eltern waren gar nicht involviert?

M.: Mein Vater war zu dem Zeitpunkt arbeiten, und meine Mutter wusste auch nichts davon. Die war im Wohnzimmer. Sie hat gelesen und wollte mich zu dem Zeitpunkt in Ruhe lassen.

S.: Hat sie das dann überhaupt mitgekriegt, dass du in die Psychiatrie gegangen bist?

M.: Sie hat es mitbekommen. Es hat geklingelt, und meine Mutter hat dem Rettungswagen die Tür geöffnet. Und war natürlich voll schockiert. Ein Notarzt stand auch vor der Tür, da ja keiner wusste, wie schlimm die Verletzungen sind. Der Notarzt hat meine Mutter beruhigt. Ich wusste davon nichts, ich habe das dann auch erst später erfahren. Bei mir in meinem Zimmer waren die Sanitäter und haben mit mir geredet.

S.: Das war dann ein anderer Mann, den du im Internet kennengelernt hast, der dann die Rettung vor die Haustür geschickt hat?

M.: Ja, genau.

S.: Dem bist du eigentlich dankbar, oder?

M.: Ja, dem bin ich sehr dankbar. Ich dachte wirklich, es sei mein Ende. Ich hatte stark geblutet und ihm das auch gezeigt. Er hat das alles dann organisiert.

S.: Das ist ja wirklich heftig. Ich bin erstaunt, wie offen du darüber erzählen kannst, jetzt wo du ein wenig Abstand dazu hast. Es ist ja gerade 1 Jahr und 3 Monate her, denn nach der Psychiatrie bist du ja direkt zu uns gekommen. Eigentlich hast du dir somit über das Internet auch selber die Rettung geholt.

M.: Ja, also ich habe wirklich keinen Ausweg mehr gesehen. Ich wollte immer wieder Suizidversuche durchführen und sah keinen Sinn mehr in meinem Leben. Und dann kam eben der Freund (Klaus, siehe erstes Interview), der mich aufgebaut hat und mir sagte, dass mein Leben einen Sinn hätte, ich müsste es nur vor mir sehen. Ich habe das nicht richtig kapiert. Ich war dann einfach nur erleichtert.

S.: Stand es an, dass ihr euch treffen wolltet, du und dein Internetfreund?

M.: Ja, es stand an. Wir hatten schon von Anfang an gesagt, wir treffen uns. Ich habe die ganze Zeit daraufhin gedrängt, und er hat mich immer wieder vertröstet. Er musste schauen, wie er Zeit hat. Dann gab es einen Termin. Und plötzlich hat er gesagt, dass er mich überhaupt nicht liebt und mich die ganze Zeit nur verarscht hat. Und dann ging es in die Brüche.

S.: Damals warst du ja auch ein bisschen übergewichtig (BMI 34,1 kg/m²), also 10 kg mehr als jetzt. War das auch ein Problem zwischen dir und ihm?

M.: Er meinte, es sei kein Problem, ihm mache es nichts aus, denn es ginge nur um den Charakter. Am Ende glaube ich schon, dass es an meinem Gewicht gelegen hat. Ich glaube nicht, dass man einfach so Schluss macht.

S.: Hat er Bilder von dir gesehen?

M.: Er hat Bilder von mir gesehen, ich habe auch von ihm Bilder bekommen. Er wollte mich auch vom Suizidversuch wegbringen. Er meinte, wenn ich mich noch einmal ritze, dann ritzt er sich auch. Ich habe ihm zuliebe damit aufgehört. Da waren wir noch zusammen. Als er dann Schluss machte, habe ich mit dem Ritzen wieder angefangen.

S.: Wie darf ich mir denn eine Internet-Liebesbeziehung vorstellen? Was schreibt man sich da?

M.: Am Anfang haben wir nur «Ich liebe dich» gesagt. Nach einer Zeit dann «Ich will mit dir kuscheln». Dann haben wir unsere Zukunft geplant, mit Kindern, Haus, was man sich halt so vorstellt. Ich dachte wirklich, er ist mein Freund, meine Liebe des Lebens. Als es dann vorbei war, war auch mein Leben komplett vorbei. Ich wollte nie wieder eine Beziehung.

S.: Und ihr hattet euch Bilder vom Gesicht oder vom ganzen Körper geschickt?

M.: Nur vom Gesicht. Ich habe von Anfang an gesagt, dass ich mehr nicht möchte.

S.: Hat er dich das gefragt?

M.: Ja, das hat er. Ziemlich oft sogar. Ich wollte es aber nicht und habe es nicht gemacht. Auch, weil ich oft im Fernsehen bei den Nachrichten mitbekommen habe, dass sehr viele Kinderpornos machen.

S.: Da warst du auch gerade mal 15 Jahre alt.

M.: Ja.

S.: Wie alt war er?

M.: Er war 16/17 Jahre.

S.: Also fast im gleichen Alter.

M.: Ja.

S.: Aus medizinischer Sicht hattest du ja am Anfang eine ganze Reihe von Problemen: das selbstverletzende Verhalten und auch mehrere Suizidversuche. Depression war mit dabei, zumindest reaktiv – also ausgelöst durch den Liebeskummer, den du hattest. Oder würdest du dich sonst auch als depressiv bezeichnen?

M.: Eigentlich hatte es nur wegen des Internetfreundes begonnen.

S.: Denn sonst kenne ich dich immer als eine ganz freudige junge Frau, die Spaß hat. Und die hier beim Sport dabei ist und auch mit anderen Patienten schöne und gute Beziehungen pflegen kann. Deswegen glaube ich, dass das wirklich nur eine reaktive Depression war, mit der du am Anfang in die Psychiatrie kamst und dann zu uns. Und du bist hier auch mit Patienten und Patientinnen zusammen, die ähnliche Probleme haben wie du, die schon einmal depressiv waren oder sich geritzt haben oder sogar einen Suizidversuch hinter sich haben. Oder auch ganz andere, die damit überhaupt nichts zu tun hatten. Aber ihr habt natürlich alle das gleiche Problem – nämlich Übergewicht. Deswegen seid ihr bei uns. Das ist dann mal mit oder ohne Mediensucht, mal mit oder ohne schulvermeidendes Verhalten. Bei dir trafen jetzt alle drei Kriterien zu.

M.: Ja.

S.: Maria, du bist noch eine Zeitlang bei uns. Wir hoffen, dass alles so gut weitergeht, wie im letzten Jahr. Vielen Dank für das offene Interview.

M.: Danke.

Diagnosen bei Maria

- Adipositas permagna, Aufnahme-BMI 34,1 kg/m²
- Entzündliche Fettleber
- Knick-Senk-Spreizfuß
- Dyslipoproteinämie (Störung der Blutfette)
- Hyperinsulinismus (Vorstadium Diabetes mellitus Typ II)
- PCO-Syndrom, Hirsutismus
- Mediensucht (erst ab ICD 11 codierbar)
- Störung der Impulskontrolle (Ersatzdiagnose für Mediensucht)
- ISO-Syndrom (noch nicht codierbar)
- Mobbingerfahrung
- Z. n. Autoaggression (Ritzen)
- Z. n. Depression und Suizidversuchen

Einschätzung von Christina Schoosleitner, betreuende Psychologin

Von Anfang an bestand für Maria der Plan einer Langzeittherapie, da sie mindestens 23 kg abnehmen sollte Im familiären Umfeld Marias nimmt das Thema Essen einen großen Stellenwert ein. Die Mutter und ihre 15-jährige Schwester leiden unter Anorexie, also Magersucht. Das Thema «Essen» scheint für Maria immer mit Belastung behaftet zu sein und hat im Familienkontext oft zu Konflikten, Abwertungen und Kontaktabbrüchen geführt. In der Therapie gilt es, sie weiterhin darin zu unterstützen, Fehlwahrnehmungen zu korrigieren und ihre eigenen Grenzen besser wahrnehmen zu lernen und ihre Bedürfnisse gegenüber ihren Mitmenschen zu äußern.

Im therapeutischen Alltag der Insula war Maria deutlich stabiler in ihrer lebensbejahenden Haltung. Unter antidepressiver Medikation und wöchentlicher Psychotherapie zeigte sie keine Anzeichen mehr für Autoaggression oder Suizid. Ihr Lebensstil ist so aktiv geworden, dass die Mediennutzung, auch mit Hilfe pädagogischer und psychologischer Unterstützung, nur noch zweitrangig geworden ist. Im sozialen Miteinander mit den gleichaltrigen Jugendlichen konnte sie neue, positive Erfahrungen sammeln und erlebte, wie es ist, in der Peergroup angenommen und integriert zu werden.

Dank

Zuallererst möchten wir unseren vielen, langjährigen Mitarbeitern des Adipositas-Zentrums danken. Sie haben immer neu ihr Herzblut in die Therapie der extremen Adipositas von teils sehr schwierigen und belasteten Jugendlichen und jungen Erwachsenen gesteckt und sind gewiss nicht immer dafür belohnt worden. Gerade im Zusammenhang mit dem ISO-Syndrom waren wir alle immer wieder zu neuen Denk- und Herangehensweisen herausgefordert. Vor allem die Arbeit unserer Psychologinnen am Adipositas-Zentrum Insula, Christina Schoosleitner und Claudia Vogl, hat Eingang in das Buch gefunden. Ihre Beratung hat unsere Arbeit an diesem Buch maßgeblich unterstützt.

Christina Schoosleitner arbeitet seit acht Jahren als Klinische und Gesundheitspsychologin am Adipositas-Zentrum und hat den größten Teil des Konzeptes «Therapie der Mediensucht» erstellt. Sie betreute außerdem die Untersuchungen der Häufigkeit von Internetabhängigkeit, Schulvermeidung und Obesitas durch den in der Insula mit Dr. Florian Rehbein (KFZ, Hannover) und Dr. Martin Knollmann (Universitätsklinik für Kinder und Jugendpsychiatrie, Essen) entwickelten ISO-Fragebogen gemeinsam mit Dr. biol. hum. Stephanie Brandt (Universitätsklinik für Kinder- und Jugendmedizin Ulm Universität Ulm). Claudia Vogl ist seit 24 Jahren im Adipositas-Zentrum Insula beschäftigt als Klinische Psychologin und Psychotherapeutin und Leitung der Abteilung Psychotherapie. Sie hat schwerpunktmäßig am Konzeptteil «Therapie des schulvermeidenden Verhaltens» am Adipositas-Zentrum Insula gearbeitet.

Einen besonderen Dank möchten wir auch Ulla Wanders aussprechen, die nicht nur durch ihre Expertise in der Elternberatung unterstützend zur Seite stand, sondern auch viel persönliches Engagement mit eingebracht hat. Auch Dr. Manuela Reisenberger stand stets unterstützend und beratend zur Seite und nahm sich viel Zeit für die Arbeit am Buchtext.

Prof. Dr. Peter Brenner, Dr. Marina Langfeldt, Roswita Müller, Heike Herbst, Erhard Riese, Gabi Fastnacht, Stephanie Hübner und Petra Ostertag standen uns mit großem Engagement und Rat zur Seite, herzlichen Dank dafür.

Danken möchten wir außerdem dem Diakoniewerk Hohenbrunn als Träger des Adipositas-Zentrums Insula und seinem Vorstand Heike Winkler für die große Geduld mit unseren Patienten.

Auch dem Kuratorium unserer Stiftung Adipositas und Mediensucht gebührt großer Dank, hat es doch schon umfangreiche Adipositas-Therapieforschung, Prävention und auch Härtefallfinanzierung ermöglicht, wenn Krankenkassen die Langzeittherapie der extremen Adipositas nicht finanzieren wollten.

Seit über 20 Jahren werden die Adipositas-Therapie der Insula, die Adipositas-Stiftung und deren wissenschaftliche Publikationen durch unseren wissenschaftlichen Beirat, Prof. Dr. Martin Wabitsch / Uni Ulm und Prof. Dr. Detlef Kunze / Uni München, kritisch und konstruktiv mit unermüdlichem Einsatz begleitet. In dieser Zusammenarbeit sind auch die Beschreibung und die Definition des ISO-Syndroms entstanden.

Nicht zuletzt bedanken wir uns bei unseren Patienten selbst, die durch ihre kritischen Rückmeldungen, aber auch durch die offene Mitteilung ihrer Lebensgeschichten mitgeholfen haben, unsere Therapie des ISO-Syndroms zu entwickeln, immer weiter anzupassen und für die Patienten selbst attraktiv zu machen.

Nachweise

1 Rumpf, H. J., Bischof, G., Bischof, A., Meyer, C., John, U. (2013): Prävalenz der Internetabhängigkeit – Diagnostik und Risikoprofile (PINTA-DIARI). Zugriff 15. 11. 2018 unter www.bundesgesundheitsministerium. de/fileadmin/Dateien/5_Publikationen/Drogen_und_Sucht/Berichte/ Abschlussbericht/PINTA-DIARI-2013-Kompaktbericht.pdf

2 Rehbein, F., Mößle, T., Arnaud, N. & Rumpf, H.-J. (2013): Definition Computerspiel- und Internetabhängigkeit. Entnommen aus: Vortrag Computerspiel- und Internetsucht, DGPPN (Deutsche Gesellschaft für Psychiatrie, Psychotherapie und Nervenheilkunde), Februar 2013. Zugriff 02. 05. 2018 unter http://www.gesundheit-nds.de/CMS/images/ stories/PDFs/Rehbein_Vortrag-3.pdf

3 DAK Gesundheit, forsa Politik- und Sozialforschung GmbH, Deutsches Zentrum für Suchtfragen (2019): Geld für Games – wenn Computerspiel zum Glücksspiel wird. DAK Studie. Zugriff 20. 03. 2019 unter www. dak.de/dak/download/computerspielsucht-2053906.pdf

4 Mäurer, D. K. (2019): Aufnahme in WHO-Katalog. Online-Spielsucht als Krankheit anerkannt. Zugriff 22. 05. 2019 unter www.tagesschau.de/ ausland/online-spielsucht-krankheit-101.html

5 American Psychatric Association / Falkai, P., Wittchen, H. U. (2015): Diagnostisches und statistisches Manual Psychischer Störungen DSM-5. Göttingen.

6 Mäurer, D. K. (2019): Aufnahme in WHO-Katalog. Online-Spielsucht als Krankheit anerkannt. Zugriff 22. 05. 2019 unter www.tagesschau.de/ ausland/online-spielsucht-krankheit-101.html

7 Rehbein, F., Baier, D., Kleimann, M., & Mößle, T. (2015): Computerspielabhängigkeitsskala (CSAS): Ein Verfahren zur Erfassung der Internet Gaming Disorder nach DSM 5. Göttingen.

8 van den Eijnden, R. J. J. M., Lemmens, J. S., & Valkenburg, P. M. (2016): The Social Media Disorder Scale. Computers in Human Behavior, 61, 478–487. DOI: 10 1016/j.chb.2016. 03. 038

9 Kunczik, M., Zipfel, A. (2010): Bundesministerium für Familie, Senioren,

Frauen und Jugend – Computerspielsucht – Befunde der Forschung von 2010. Zugriff 23.04.2018 unter www.bmfsfj.de/blob/93468/31f9f7a1a97 9a16ba477c50d66e4a779/computerspielsucht-befunde-der-forschung-langfassung-data.pdf

10 DAK Gesundheit, forsa Politik- und Sozialforschung GmbH, Deutsches Zentrum für Suchtfragen (2019): Geld für Games – wenn Computerspiel zum Glücksspiel wird. DAK Studie. Zugriff 20.03.2019 unter www.dak.de/dak/download/computerspielsucht-2053906.pdf

11 DAK Gesundheit, forsa Politik- und Sozialforschung GmbH, Deutsches Zentrum für Suchtfragen (2016): Game over: Wie abhängig machen Computerspiele? Zugriff 11.11.2018 unter www.dak.de/dak/download/grafiken-studie-game-over-1860848.pdf

12 DAK Gesundheit (2016): Jeder 12. Junge süchtig nach Computerspielen. Zugriff 11.12.2018 unter www.dak.de/dak/bundes-themen/jeder-12---junge-suechtig-nach-computerspielen-1860860.html

13 Verband der deutschen Games-Branche (2019): Deutscher Markt für Spiele-Apps 2018. Zugriff 23.05.2019 unter https://www.game.de/marktdaten/deutscher-markt-für-spiele-apps_2018/

14 Rumpf, H.J. (2017): Expertise «Suchtfördernde Faktoren von Computer- und Internetspielen». Zugriff 28.11.2018 unter www.drogenbeauftragte.de/fileadmin/dateien-dba/Drogenbeauftragte/2_Themen/2_Suchtstoffe_und_Abhaengigkeiten/5_Onlinespiele-_und_Computersucht/Downloads/Expertise_Suchtfoerdernde_Faktoren_von_Computer-und_Internetspielen_2017.pdf

15 DAK Gesundheit, forsa Politik- und Sozialforschung GmbH, Deutsches Zentrum für Suchtfragen (2019): Geld für Games – wenn Computerspiel zum Glücksspiel wird. DAK Studie. Zugriff 20.03.2019 unter www.dak.de/dak/download/computerspielsucht-2053906.pdf

16 Marktwächter (2018): Marktwächter mahnen hohe In-App-Käufe in Spiele-Apps für Kinder ab. Zugriff 13.12.2018 unter www.marktwaechter.de/pressemeldung/marktwaechter-mahnen-hohe-app-kaeufe-spiele-apps-fuer-kinder-ab

17 App-Geprüft (2017): SimCity BuildIt. Zugriff 15.12.2018 unter www.appgeprüft.net/app-detailseite/tx_news/simcity-buldit/

18 Schau hin (2018): Lootboxen: Kinder dürfen nicht ausgenutzt werden. Zugriff 26.12.2018 unter www.schau-hin.info/artikel/lootboxen-gefahr-fuer-kinder/

19 Gambling Commission (2018): Declaration of gambling regulators on their concerns related to the blurring of lines between gambling and gaming. Zugriff 26.12.2018 unter www.gamblingcommission.gov.uk/PDF/International gaming-and-gambling-declaration-2018.pdf

20 Unterhaltungssoftware Selbstkontrolle (2017): Lootboxen und Jugendschutz. Zugriff 26.12.2018 unter www.usk.de/service/lootboxen-und-jugendschutz/

21 Geens Minister van Justitie (2018): Loot boxen in drie videogames in strijd met kansspelwetgeving. Zugriff 26.12.2018 unter www.koengeens. be/news/2018/04/25/loot-boxen-in-drie-videogames-in-strijd-met-kansspelwetgeving

22 Nederlandse Omroep Stichting (2018): Populaire games overtreden gokregels. Zugriff 26.12.2018 unter https://nos.nl/artikel/2228041-populaire-games-overtreden-gokregels.html

23 Schmieder, J. (2019): Ein Tanz in digitaler und realer Welt zugleich. Zugriff 09.02.2019 unter https://www.sueddeutsche.de/kultur/fortnite-dj-marshmello-rekord-14317143

24 Rumpf, H. J. (2017): Expertise «Suchtfördernde Faktoren von Computer- und Internetspielen». Zugriff 28.11.2018 unter www.drogenbeauftragte. de/fileadmin/dateien-dba/Drogenbeauftragte/2_Themen/2_Suchtstoffe_und_Abhaengigkeiten/5_Onlinespiele-_und_Computersucht/Downloads/Expertise_Suchtfoerdernde_Faktoren_von_Computer-und_Internetspielen_2017.pdf

25 Junger, S. (2017): Tribe. Das verlorene Wissen um Gemeinschaft und Menschlichkeit. München.

26 Schnabel, U. (2018): Die Kraft der Großen Sache. DIE ZEIT, 27.12.2018, Seite 36. Hamburg.

27 Zelada, S. (2018): Fortnite – So viel verdient Rekord-Streamer Ninja im Monat. Zugriff 21.12.2018 unter www.gamestar.de/artikel/fortnite-so-viel-verdient-rekord-streamer-ninja-im-monat,3327542.html

28 Esports Charts (2018): League of Legends 2018 World Championship Viewers peak stats. Zugriff 20.12.2018 unter https://esc.watch/tournaments/lol/worlds-2018

29 Winkel, C. (2018): Schalke 04 zahlt acht Millionen Euro für sein Esports-Team. Zugriff 20.12.2018 unter www.waz.de/sport/lokalsport/gelsenkirchen-und-buer/schalke-04-zahlt-acht-millionen-euro-fuer-sein-E-Sports-team-id215844295.html (20.12.2018)

30 Lange, N. (2018): Team Özil – Das Spielertrio ist voll. Zugriff 20. 12. 2018 unter http://E-Sport.kicker.de/E-Sport/fifa/info/734074/artikel_team-oezil---das-spielertrio-ist-voll.html

31 Hollander, J. (2018): Es war laut. Es war rough. Es war Red Bull The Pit 2018. Zugriff 27. 12. 2018 unter https://www.redbull.com/de-de/red-bull-the-pit-2018-nachbericht

32 DAK Gesundheit, forsa Politik- und Sozialforschung GmbH, Deutsches Zentrum für Suchtfragen (2017): WhatsApp, Instagram und Co. – so süchtig macht Social Media. DAK-Studie. Zugriff 15. 05. 2018 unter https://dak.de/dak/download/dak-studie-social-media-nutzung-1968596.pdf

33 Te Wildt, B. (2015): Digital Junkies: Internetabhängigkeit und ihre Folgen für uns und unsere Kinder. München. Vgl. S. 64

34 Te Wildt, B. (2015): Digital Junkies: Internetabhängigkeit und ihre Folgen für uns und unsere Kinder. München. Vgl. S. 64 ff.

35 Feierabend, S., Plankenhorn, S., Rathgeb, T. (2017): JIM 2017 Jugend, Information, (Multi-) Media Basisstudie zum Medienumgang 12- bis 19-Jähriger in Deutschland. Zugriff 17. 06. 2018 unter www.mpfs.de/fileadmin/files/Studien/JIM/2017/JIM_2017.pdf

36 DAK Gesundheit, forsa Politik- und Sozialforschung GmbH, Deutsches Zentrum für Suchtfragen (2017): WhatsApp, Instagram und Co. – so süchtig macht Social Media. DAK-Studie. Zugriff 15. 05. 2018 unter https://dak.de/dak/download/dak-studie-social-media-nutzung-1968596.pdf

37 Wanders, T. (2018): Interne Bewohnerumfrage Mediennutzung / Mobbingerfahrungen im Adipositas-Zentrum. (nicht publiziert)

38 Wampfler, P. (2014): Generation ‹Social Media›: Wie digitale Kommunikation Leben, Beziehungen und Lernen Jugendlicher verändert. Göttingen. S. 103

39 Deters, F. G., Mehl, M. R. (2013): Does Posting Facebook Status Updates Increase or Decrease Loneliness? An Online Social Networking Experiment. Social Psychological and Personality Science, 4(5), S. 479–586. Vgl. S. 584

40 Te Wildt, B. (2015): Digital Junkies: Internetabhängigkeit und ihre Folgen für uns und unsere Kinder. München. Vgl. S. 66 ff.

41 Te Wildt, B. (2015): Digital Junkies: Internetabhängigkeit und ihre Folgen für uns und unsere Kinder. München. Vgl. S. 67

42 Fischer, T. (2019): Die traurige Seite von Instagram. Zugriff 25.05.2019 unter www.zeit.de/digital/internet/2019-02/selbstverletzungen-instagram-suizid-molly-russel-soziale-netzwerke/komplettansicht

43 Feierabend, S., Plankenhorn, S., Rathgeb, T. (2017): JIM 2017 Jugend, Information, (Multi-) Media Basisstudie zum Medienumgang 12- bis 19-Jähriger in Deutschland. Zugriff 17.06.2018 unter www.mpfs.de/fileadmin/files/Studien/JIM/2017/JIM_2017.pdf

44 Wampfler, P. (2014): Generation ‹Social Media›: Wie digitale Kommunikation Leben, Beziehungen und Lernen Jugendlicher verändert. Göttingen. S. 113

45 Lenhart, A. (2015): Teens, Technology and Friendships. Zugriff 15.12.2018 unter www.pewinternet.org/2015/08/06/teens-technology-and-friendships/

46 Graham, A. D., Carey, M., Clivillés, R. M., Cole, D. B., Wilson, E. D., Shebib, N. J., Gowie, A. (2018): Lyrics Drake Emotionless. Zugriff 10.12.2018 unter www.songfacts.com/lyrics/drake/emotionless

47 www.schau-hin.info. Freunde-System: Snapchat sorgt für sozialen Druck auf Kinder. Zugriff 25.05.2019 unter www.schau-hin.info/artikel/freunde-system-snapchat-sorgt-fuer-sozialen-druck-auf-kinder/

48 www.schau-hin.info. Freunde-System: Snapchat sorgt für sozialen Druck auf Kinder. Zugriff 25.05.2019 unter https://www.schau-hin.info/artikel/freunde-system-snapchat-sorgt-fuer-sozialen-druck-auf-kinder/

49 Wampfler, P. (2014): Generation ‹Social Media›: Wie digitale Kommunikation Leben, Beziehungen und Lernen Jugendlicher verändert. Göttingen. S. 111

50 Harris Interactive (2013): Online Survey FOMO mylife.com. Zugriff 17.12.2018 unter https://mashable.com/2013/07/09/fear-of-missing-out/?europe=true

51 Bayerische Staatskanzlei (2018): Bayerisches Gesetz über das Erziehungs- und Unterrichtswesen, Artikel 56 Rechte und Pflichten. Zugriff 12.12.2018 unter www.gesetze-bayern.de/Content/Document/BayEUG-56

52 Wampfler, P. (2014): Generation ‹Social Media›: Wie digitale Kommunikation Leben, Beziehungen und Lernen Jugendlicher verändert. Göttingen. S. 112

53 Wampfler, P. (2014): Generation ‹Social Media›: Wie digitale Kommunikation Leben, Beziehungen und Lernen Jugendlicher verändert. Göttingen. Vgl. S. 112

54 Feierabend, S., Plankenhorn, S., Rathgeb, T. (2017): JIM 2017 Jugend, Information, (Multi-) Media Basisstudie zum Medienumgang 12- bis

19-Jähriger in Deutschland. Zugriff 17.06.2018 unter www.mpfs.de/fileadmin/files/Studien/JIM/2017/JIM_2017.pdf

55 Feierabend, S., Plankenhorn, S., Rathgeb, T. (2017): JIM 2017 Jugend, Information, (Multi-) Media Basisstudie zum Medienumgang 12- bis 19-Jähriger in Deutschland. Zugriff 17.06.2018 unter www.mpfs.de/fileadmin/files/Studien/JIM/2017/JIM_2017.pdf

56 YouTube (2018): YouTube-Presseinhalte. Zugriff 23.12.2018 unter www.youtube.com/intl/de/yt/about/press/

57 Feierabend, S., Plankenhorn, S., Rathgeb, T. (2017): JIM 2017 Jugend, Information, (Multi-) Media Basisstudie zum Medienumgang 12- bis 19-Jähriger in Deutschland. Zugriff 17.06.2018 unter www.mpfs.de/fileadmin/files/Studien/JIM/2017/JIM_2017.pdf

58 Computerbild (2018): Wie viele Songs hat Spotify? Zugriff 10.01.2019 unter https://tipps.computerbild.de/unterhaltung/music/wie-viele-songs-hat-spotify-532179.html

59 Unofficial Netflix online Global Search (2018): County Details Germany. Zugriff 19.12.2018 unter http://unogs.com/countrydetail/

60 Amazon (2018): Über Prime Video in Deutschland und Österreich. Zugriff 19.12.2018 unter https://www.amazon.de/gp/help/customer/display.html/ref=hp_left_v4_sib?ie=UTF8&nodeId=201994480

61 YouTube (2018): YouTube-Presseinhalte. Zugriff 23.12.2018 unter https://www.youtube.com/intl/de/yt/about/press/

62 Feierabend, S., Plankenhorn, S., Rathgeb, T. (2017): JIM 2017 Jugend, Information, (Multi-) Media Basisstudie zum Medienumgang 12- bis 19-Jähriger in Deutschland. Zugriff 17.06.2018 unter https://www.mpfs.de/fileadmin/files/Studien/JIM/2017/JIM_2017.pdf

63 Telekom (2018): Tarife und Optionen SteamOn. Zugriff 17.12.2018 unter https://www.telekom.de/unterwegs/tarife-und-optionen/streamon

64 A1 Telekom Austria AG (2018): A1 Free Stream Unbegrenztes Datenvolumen für Video, Music, Chat und jetzt neu Social Media. Zugriff 23.12.2018 unter www.a1.net/free-stream

65 Statistisches Bundesamt (2019) Private Überschuldung: Starke Unterschiede zwischen Jung und Alt. Zugriff am 30.05.2019 unter www.destatis.de/DE/Presse/Pressemitteilungen/2019/05/PD19_199_635.html

66 Kranz, J. (2015): Binge Watching. Die neue Attraktivität von Serien im Internet. In: tv diskurs, Nr. 73/2015, S. 76–81, S. 77

67 Kranz, J. (2015): Binge Watching. Die neue Attraktivität von Serien im Internet. In: tv diskurs, Nr. 73/2015, S. 76–81, Vgl. S. 77

68 Zeit Online (2018): Netflix erstmals mit den meisten Emmy-Nominierungen. Zugriff 20.12.2018 unter www.zeit.de/kultur/film/2018-07/netflix-emmy-nominierungen-streaming-serien

69 Exelmans, L., Van den Bulck, J. (2017): Binge viewing, sleep, and the role of pre-sleep arousal. J Clin Sleep Med. 2017;13(8): 1001–1008.

70 Watzel, L. (2018) Studie zu Bingewatching. Warum die Serien-Sucht jeden treffen kann. Zugriff 16.12.2018 unter www.mdr.de/wissen/menschalltag/warum-binge-watching-sucht-jeden-treffen-kann-100.html

71 Harris Interactive (2013): Netflix Declares Binge Watching is the New Normal. Zugriff 17.12.2018 unter https://media.netflix.com/en/pressreleases/netflix-declares-binge-watching-is-the-new-normal-migration-1

72 Stern Online (2018): Netflix verrät, was wir dieses Jahr am meisten gebinged haben. Wir sind verwirrt. Zugriff 15.12.2018 unter www.stern.de/neon/feierabend/film-streaming/netflix-jahresrueckblick--welcheserien-haben-wir-2018-gebinged--8490162.html

73 Fügemann, F. (2018): Streaming: Serienhelden begünstigen TV-Sucht. Zugriff 16.12.2018 unter www.pressetext.com/news/20180823021

74 Fügemann, F. (2018): Streaming: Serienhelden begünstigen TV-Sucht. Zugriff 16.12.2018 unter www.pressetext.com/news/20180823021

75 Kranz, J. (2015): Binge Watching. Die neue Attraktivität von Serien im Internet. In: tv diskurs, Nr. 73/2015, S. 76–81, S. 78

76 Wadhawan, J. (2015): Mach, dass es aufhört: Vom Binge-Watching zum Purge-Watching. Zugriff 17.12.2018 unter https://meedia.de/2015/04/27/mach-dass-es-aufhoert-vom-binge-watching-zum-purgewatching/

77 Mortler, M. (2017): Ergebnisse der BLIKK Studie 2017 vorgestellt. Zugriff 12.05.2018 unter www.drogenbeauftragte.de/presse/pressekontaktund-mitteilungen/2017/2017-2-quartal/ergebnisse-der-blikk-studie-2017-vorgestellt.html

78 Feierabend, S., Plankenhorn, S., Rathgeb, T. (2017): JIM 2017 Jugend, Information, (Multi-) Media Basisstudie zum Medienumgang 12- bis 19-Jähriger in Deutschland. Zugriff 17.06.2018 unter https://www.mpfs.de/fileadmin/files/Studien/JIM/2017/JIM_2017.pdf

79 Albers- Heinemann, T., Friedrich, B. (2018): Das Elternbuch zu WhatsApp YouTube Instagram & Co. 2. Auflage. Heidelberg. Vgl. S. 253

80 Neutze, J., Osterheider, M. (2015): M i K A D O – Missbrauch von Kindern: Ätiologie, Dunkelfeld und Opfer. Zugriff 05.12.2018 unter

www.mikado-studie.de/tl_files/mikado/upload/MiKADO_Zusammen
fassung.pdf

81 Neutze, J., Osterheider, M. (2015): M i K A D O – Missbrauch von Kindern: Aetiologie, Dunkelfeld und Opfer. Zugriff 05.12.2018 unter www.
mikado-studie.de/tl_files/mikado/upload/MiKADO_Zusammenfas-
sung.pdf

82 Schau-hin.de. Wie viel ist gut für dich? Feste Medienzeiten gemeinsam
vereinbaren. Zugriff am 25.05.2019 unter www.schau-hin.info/artikel/
medienzeiten-fuer-kinder-vereinbaren/

83 Stiftung Kind und Jugend (2018): Pädiatrische Empfehlungen für Eltern
zum achtsamen Bildschirmmediengebrauch. Zugriff 25.12.2018 unter
www.stiftung-kind-und-jugend.de/fileadmin/pdf/Flyer-Bildschirm-
medien.pdf

84 Deutsches Zentrum für Suchtfragen des Kindes- und Jugendalters
(2015): Computertagebuch. Zugriff 19.12.2018 unter https://www.com-
putersuchthilfe.info/f%C3%BCr-jugendliche.html?file=files/down-
loads/Tagebuch.pdf

85 Deutsches Zentrum für Suchtfragen des Kindes- und Jugendalters (2015):
Broschüre Für Angehörige, Lehrer & Ausbilder. Zugriff 19.12.2018 unter
www.computersuchthilfe.info/files/downloads/Broschuere_Angehoeri-
ge.pdf. Vgl. S. 19 ff.

86 Steffes-enn, R. (2018): Deliktspiralen und Rückfallvermeidung. Ausbil-
dungsunterlagen der AAT© / CT©-Ausbildungsreihe 2017/2018, München.

87 Beaulieu, D. (2017): Impact-Techniken für die Psychotherapie. Carl-
Auer Verlag: Heidelberg. S.9

88 Thimm, K. (2006) Null Bock auf Schule – Wie entstehen Schulmüdigkeit
und Schulverweigerung? – Was kann man tun? Zugriff am 28.06.2019
unter www.familienhandbuch.de/kita/schule/probleme/NullBockauf-
Schule.php.

89 Knollmann, M., Knoll, S., Reissner, V., Metzelaars, J., Hebebrand, J
(2010): School avoidance from the point of view of child and adolescent psychiatry: symptomatology, development, course, and treatment.
Deutsches Ärzteblatt 2010 Jan; 107(4):43–9.

90 Lehmkuhl, U., Lehmkuhl, G. (2004): School truancy. A heterogeneous
disturbing picture]. Bundesgesundheitsblatt Gesundheitsforschung Gesundheitsschutz. 2004 Sep;47(9):890–5. Review. German.

284 ANHANG

91 Egger, HL., Costello, EJ., Angold, A. (2003): School refusal and psychiatric disorders: a community study. J Am Acad Child Adolesc Psychiatry. 2003 Jul;42(7):797–807.

92 Knollmann, M., Knoll, S., Reissner, V., Metzelaars, J., Hebebrand, J. (2003): School avoidance from the point of view of child and adolescent psychiatry: symptomatology, development, course, and treatment. Dtsch Arztebl Int. 2010 Jan;107(4):43–9.

93 Berufsverband der Kinder und Jugendärzte e. V. (2018) Experten warnen vor Stigmatisierung übergewichtiger Kinder. Zugriff am 28.06.2019 unter www.kinderaerzte-im-netz.de/news-archiv/meldung/article/experten-warnen-vor-stigmatisierung-von-uebergewichtigen-kindern-und-jugendlichen/

94 DAK Gesundheit, forsa Politik- und Sozialforschung GmbH, Deutsches Zentrum für Suchtfragen (2019): Geld für Games – wenn Computerspiel zum Glücksspiel wird. DAK Studie. Zugriff 20.03.2019 unter www.dak.de/dak/download/computerspielsucht-2053906.pdf

95 Mößle, T., Kleimann, M., Rehbein, F., Pfeiffer, C. (2010). Media Use and School Achievement – Boys at Risk? British Journal of Developmental Psychology, 28, 699–725; Mössle, T., Kleimann, M., Rehbein, F., Pfeiffer, C.: Influence of violent media on children and adolescents; Spitzer, M.: Lancet. 2005 Apr 16–22; 365(9468):1387-8. PMID: 15836884.

96 Rickling, H. (2003): Schulabsentismus als Forschungsgegenstand. Oldenburg.

97 Wagner, M., Dunkake, I., Weiß B. (2004): Schulverweigerung. Empirische Analysen zum abweichenden Verhalten von Schülern. Kölner Zeitschrift für Soziologie und Sozialpsychiatrie. 2004; 56:457–489.

98 Lehmkuhl, U., Lehmkuhl, G. (2004): School truancy. A heterogeneous disturbing picture. Bundesgesundheitsblatt Gesundheitsforschung Gesundheitsschutz. 2004 Sep; 47(9):890 – 5. Review. German.

99 Te Wildt B. (2012): Medialisation. Von der Medienabhängigkeit des Menschen. Göttingen.

100 Statista Research Department (2.5.2017) Statistiken zu Übergewicht und Fettleibigkeit. Zugriff am 28.06.2019 unter https://de.statista.com/themen/1468/uebergewicht-und-adipositas/.

101 Deutsche Gesellschaft für Ernährung e. V. (2017) So dick war Deutschland noch nie. Ergebnisse des 13. DGE-Ernährungsberichts zur Übergewichtsentwicklung. Zugriff am 28.06.2019 unter www.dge.de/presse/pm/so-dick-war-deutschland-noch-nie/.

102 Bundeszentrale für gesundheitliche Aufklärung, Essstörungen: Was geht in Betroffenen vor? Zugriff am 28.06.2019 unter www.bzga-essstoerungen.de/filme/#c1748.

103 Bhatti, JA., Nathens, AB., Thiruchelvam, D., Grantcharov, T., Goldstein, BI., Redelmeier, DA.(2016): Self-harm Emergencies After Bariatric Surgery: A Population-Based Cohort Study. JAMA Surg. 2016 March; 151(3): 226–32.

104 Siegfried, W., Siegfried, A., Rabenauer, M., Hebebrand, J. (1999): Snoring and sleep apnea in obese adolescents: effect of long-term weight loss-rehabilitation. Sleep and Breathing 1999; 3 (3):83–88.

105 Schnabel, S. (2016): Essen ist mehr als satt werden. Zugriff am 28.06.2019 unter www1.wdr.de/wissen/mensch/gemeinsam-essen-100.html.

106 Schnabel, S. (2016): Essen ist mehr als satt werden. Zugriff am 28.06.2019 unter www1.wdr.de/wissen/mensch/gemeinsam-essen-100.html.

107 Sjöström, L. (2013): Review of the key results from the Swedish Obese Subjects (SOS) trial – a prospective controlled intervention study of bariatric surgery. Journal of Internal Medicine 2013 March; 273 (3): 219–34.

108 Siegfried, W., Tobar, A., Vogl, C., Eder, A., Kunze, D. (2011): Treatment of extremely obese adolescents and young adults at the Insula Obesity Center in Bischofswiesen. In: Bundesgesundheitsblatt Gesundheitsforschung Gesundheitsschutz. 2011 May; 54 (5): 621–7.

109 Siegfried, W., Kromeyer-Hauschild, K., Zabel, G., Siegfried, A., Wabitsch, M., Holl, RW. (2006): Long-term inpatient treatment of extreme juvenile obesity: an 18-month catamnestic study. Münchner Medizinische Wochenschrift, Fortschritte der Medizin 148(35–36):39–41. Review. und Brandt, S., König, D., Lennerz, B., Schoosleitner, C., Schäfer, A., Siegfried, A., Siegfried, W., Wabitsch, M., (2016): Case series: BMI long courses in patients with extreme juvenile obesity. Short- and long-term success of long-term inpatient treatment. Münchner Medizinische Wochenschrift, Fortschritte der Medizin 158 Suppl 5:1–7.

110 Lennerz, BS., Wabitsch, M., Lippert, H., Wolff, S., Knoll, C., Weiner, R., Manger, T., Kiess, W., Stroh, C. (2014): Bariatric surgery in adolescents and young adults – safety and effectiveness in a cohort of 345 patients. International Journal of Obesity (London). 2014 March; 38(3): 334–40.

111 Ruban, A., Ashrafian, H., Teare, JP. (2018): The EndoBarrier: Duodenal-Jejunal Bypass Liner for Diabetes and Weight Loss. Gastroenterol Res Pract. 2018 Jul 26; 2018: 7 823 182.

112 Weiss, CR., Kathait., AS. (2017): Bariatric embolization: a new and effective option for the obese patient? Expert Rev Gastroenterol Hepatol. 2017 Apr;11(4):293–302 und Kipshidze, N., Archvadze, A., Bertog, S., Leon, MB., Sievert, H. (2015): Endovascular Bariatrics: First in Humans Study of Gastric Artery Embolization for Weight Loss. JACC Cardiovasc Interv. 2015 Oct;8(12):1641–4.

113 Walleczek, S. (2012): Schlank mit der Faustformel. München, und ders. (2007): Die Walleczek-Methode: Ohne Diät zum Wunschgewicht. Berlin.

114 Lenzen-Schulte, M. (2018): Gegen Diabetes und Adipositas. Dein Freund, der Ketonkörper, Deutsches Ärztebatt 2018; 115(41): A-1810/ B-1524/C-1510.

115 Wanders, T., Siegfried W. (2019): Interne Bewohnerumfrage Mediennutzung/Mobbingerfahrungen im Adipositas-Zentrum. (Publ. in Vorbereitung).

116 DAK Gesundheit, forsa Politik- und Sozialforschung GmbH (2016): XXL-Report. Meinungen und Einschätzungen zu Übergewicht und Fettleibigkeit. Zugriff am 13.09.2018 unter www.dak.de/dak/download/ forsa-studie-xxl-report-1846162.pdf.

117 Hübner, C., Baldofski, S., Crosby, R. D., Müller, A., de Zwaan, M., Hilbert, A. (2016): Weight-related teasing and non-normative eating behaviors as predictors of weight loss maintenance. A longitudinal mediation analysis. Appetite. 2016 Feb 11. pii: S0195–6663(16)30052–6.

118 Siegfried, W., Tobar, A., Vogl, C., Eder, A., Kunze, D. (2011): Treatment of extremely obese adolescents and young adults at the Insula Obesity Center in Bischofswiesen. In: Bundesgesundheitsblatt Gesundheitsforschung Gesundheitsschutz. 2011 May; 54 (5): 621 – 7.

119 Weitere fünf anonymisierte Patienteninterviews sind auf der Homepage der Stiftung Adipositas und Mediensucht am Diakoniewerk Hohenbrunn zu finden (www.adipositas-stiftung.de).

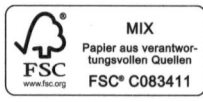